U0104443

经方扶阳三十年

金匮要略教程

赵杰 著

全国百佳图书出版单位

中国中医药出版社

·北京·

图书在版编目（CIP）数据

经方扶阳三十年：金匮要略教程 / 赵杰著 . —北京：中国中医药出版社，
2023.12
ISBN 978 – 7 – 5132 – 8154 – 6

Ⅰ . ①经⋯　Ⅱ . ①赵⋯　Ⅲ . ①《金匮要略方论》–教材　Ⅳ . ① R222.3

中国国家版本馆 CIP 数据核字（2023）第 091828 号

中国中医药出版社出版

北京经济技术开发区科创十三街 31 号院二区 8 号楼
邮政编码　100176
传真　010-64405721
保定市中画美凯印刷有限公司印刷
各地新华书店经销

开本 710×1000　1/16　印张 23.75　字数 336 千字
2023 年 12 月第 1 版　2023 年 12 月第 1 次印刷
书号　ISBN 978 – 7 – 5132 – 8154 – 6

定价　96.00 元
网址　www.cptcm.com

服 务 热 线　010-64405510
购 书 热 线　010-89535836
维 权 打 假　010-64405753

微信服务号　zgzyycbs
微商城网址　https://kdt.im/LIdUGr
官 方 微 博　http://e.weibo.com/cptcm
天猫旗舰店网址　https://zgzyycbs.tmall.com

如有印装质量问题请与本社出版部联系（010-64405510）

作者简介

　　赵杰教授，山西省名医，硕士研究生导师，第六、第七批全国老中医药专家学术经验继承工作指导老师，山西省五一劳动奖章、全国卫生计生系统先进工作者荣誉称号获得者。

　　赵杰教授创立经方扶阳法，创造性地引入"细胞间基质－纤维系统"理论，提出六经的结构观思想，从解剖学入手揭示六经本质之问题。他提出"扶阳气、助气化"是经方的核心观念，以六经结构观思想解读《伤寒论》与《金匮要略》，使二者成为有机的整体。系统梳理脉学对六经辨证与临证组方用药的指导作用，把经方的本质特征即扶助阳气、恢复机体的自愈机能的治疗观念贯穿到疾病治疗的全过程中去。同时经方扶阳法以西医学理论注释如阴阳、五脏、三焦、六淫、八纲等传统中医基本概念，形成了系统的经方扶阳理论体系。

　　论著及课程代表作：《经方扶阳三十年·伤寒论教程》《经方扶阳三十年·金匮要略教程》及《伤寒论》系列讲座（中医在线 www.tcmmooc.com 播出）等。

内容简介

　　本书作为"经方扶阳"实战教程之一，以经方扶阳法六经辨证之视角解读《金匮要略》，使《伤寒论》和《金匮要略》在理论体系上有机结合起来，打开以六经辨证解读《金匮要略》的方便之门。本书以六经辨证揭示疾病发展的一般规律，以辨病阐明疾病的特殊规律，辨证与辨病相结合，使《金匮要略》体系化地融入六经辨证之中。

　　同时，结合现代医学，本书探讨了《金匮要略》所载疾病的具体所指。在编排体例上，对单病专篇、合病合篇等编排方式依据进行了阐述，使读者可以更加清晰地认识到《金匮要略》篇章结构背后的逻辑，以期对经方体系有进一步的认识。

　　经方扶阳法主张经方的根本理念就是"扶阳"，本书以"扶阳"思想贯穿到对《金匮要略》的阐述中。在本书各篇中，作者以丰富的临证经验反复示例《金匮要略》所载之方如何在六经辨证体系中加减化裁应用，贴近实战，可供读者学习借鉴。

1986 年，我毕业于山西医学院（现为山西医科大学）中医大学班，毕业后选择扎根基层，回到山西省朔州市怀仁县中医院，在这里工作了四年（1986 ～ 1990 年）。当时的内科住院患者基本上都是急症、重症，慢性病患者一般不会选择住院治疗，所以我在担任住院医师的那段时间里接触到的大部分都是内科急症，例如消化道出血、支气管扩张引起的咯血、哮喘持续状态等一系列危急重症，这让我在此期间收获很大、进步很快。从那时起，在继续努力提升中医诊疗水平的同时，我又认认真真地学习了两年西医知识，系统整理和熟悉了常见的西医疾病以及如何规范化管理患者，同时中医和西医相融合的思想也已在心中悄悄埋下种子。

通过不断学习，我开始注意到中医各家的共性、优势和局限，最后再上溯的时候发现每个中医大家的思想来源可能都在《黄帝内经》，但用药的思路大都出自《伤寒杂病论》。同时我也发现，前期所学的诸多医家经验竟然可以有机地融于一个理论体系之中。由此，我的中医之路便逐渐步入正轨。

1990 年，我回到了山阴县中医医院。此时，我已经对急诊、普通内科及儿科有了比较成熟的诊治经验。1995 年，我考上了山西医科大学第一医院的一个全省基层医生的临床培训班，到那里进修西医，扎扎实实地学习了一年的西医内科，然后又在山西医科大学第二医院进修了半年。1997 年，我在朔州开了一家诊所，开启了从 1997 ～ 2010 年共计 13 年的诊所生涯，而其间新的临床挑战不断促使我学习。从 1997 年开始，面对门诊上大量的儿童发热患者，我开始大量使用经方，使用温热药退烧，用四逆汤作为底方退烧。同时也救治了很多病情危重的患者。例如麻疹合并肺炎患者，用中药加上西药，把烧退了，疹子出了，肺炎也治好了；再如，慢性心衰患者病情突然加重后，应用大量山茱萸，即参脉饮加山茱萸再加上四逆汤用以救治等，积累了扶阳法救治疾病的经验。

2003年年初，为了进一步查找差距，我动身去北京广安门医院进修学习，业余时间拜访北京各大名医，想看看大城市的中医师在做什么，同时对比一下自己还有什么不足之处。2007年，由于对心理学有着浓厚的兴趣，我来到北京师范大学发展心理研究所学习研究生心理学课程。2007～2009年的这段学习经历为我后来到太原的发展开启了一个新的方向，即提出了经方扶阳法治疗抑郁证的新思路。

2011年，我被调往山西省中西医结合医院工作。刚来到医院的我便开始思考，如何将传统的经方语言现代化，让更多医生能够感受到经方的魅力，掌握经方的法度，收获经方的疗效。经过多年在读书、思考、临证的过程中不断地进行理论的求真与创新，从理论到实践、从实践再到理论的反复不断修正，从而产生了经方扶阳理论，引入细胞间基质－纤维系统学说，提出"六经的结构观"思想，以西医学知识系统阐释六经的本质问题，并根据经方的本质特征，提出"经方扶阳法"。

经方扶阳法认为人体的基本机构单元是由循环系统、细胞、细胞间基质－纤维系统构成的，这一基本结构单元是构成机体各个组织、器官的基本单位。无论何系统之病种，归根到底皆可反映在这一基本结构单元的病理改变上。在病变性质上，这一基本机构单元的三个组成单位在不同的疾病中会呈现出亢奋与抑制的病理改变，即六经病。具体来说，循环系统、细胞、细胞间基质－纤维系统功能的亢奋与抑制分别为太阳病与少阴病、阳明病与太阴病、少阳病与厥阴病。经方扶阳法将病理代谢产物视作模块单元，可出现在六经病症中，非独某经病之单存，这些病理代谢产物可存在于六经中的任何一经。举例来说，气滞、水气、湿气、痰饮、悬饮、郁热、瘀血、痰核、积食等病变皆可存于六经病证之中。根据这种经方分类法进行分类，既拓宽了辨证的视野，又增强了组方的灵活度，为治疗疑难杂症奠定了基础。

有了以上经方扶阳法对人体与疾病的认识，《伤寒论》与《金匮要略》便可以有机统一起来，把辨证与辨病的优势结合起来，更加全面地认识疾病。

另外一方面，当了解了经方背后的原理，也可以扩展经方的应用。在《金匮要略》中，如治疗"产后，中风发热，面正赤，喘而头痛"的竹叶汤，其治疗的产后发热，由子宫宫腔内感染引起，感染后出现了表证，而根本原因还是在于子宫宫腔内的感染。虽然随着卫生条件的改善，产后感染性发热逐渐少见，但并不说明这个方子就没有用武之地了。我将该方应用于化脓性感染性疾病、长期慢性的感染，尤其是坏死性淋巴结炎，效果也非常好，原理就在于此方可以排脓、清热、解表，治疗化脓性感染的部位并不限于宫腔。在临证过程中，掌握了经方背后的原理，即可扩展经方的应用。又如有将《百合狐惑阴阳毒病脉证治》篇的思想用于辨治情感障碍类疾病、将《疟病脉证并治》篇的思想应用于不明原因发热的诊治上等，不断的临床、读书、思考使我对《金匮要略》的认识不断更新着，也被经方迅捷的疗效所震撼。

今日《经方扶阳三十年·金匮要略教程》即将付梓出版，使我有机会把三十余年应用《金匮要略》的感悟与同仁分享，期待广大读者和我一起走进"经方扶阳"的实战世界。

是为序。

赵　杰

2023 年 6 月 5 日　于山西中医药大学

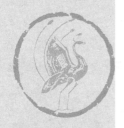

目录

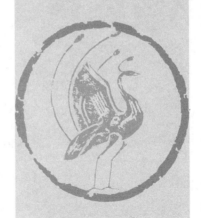

导论

东汉末年，战乱频仍，疫病流行，死亡枕藉，《伤寒杂病论》序中说："余宗族素多，向余二百。建安纪年以来，犹未十稔，其死亡者，三分有二，伤寒十居其七。感往昔之沦丧，伤横夭之莫救，乃勤求古训，博采众方，撰用《素问》《九卷》《八十一难》《阴阳大论》《胎胪药录》，并平脉辨证，为《伤寒杂病论》合十六卷。"

勤求古训即遍览古医经，博采众方即广求古方书，在中医历史上第一次用理论体系来指导方证的合理、灵活运用，开启了中医辨证论治的先河。《金匮要略》即为《伤寒杂病论》之杂病部分经后世收集整理而成的节略本，是我国现存最早的一部论述杂病诊治的专书。

现行本《金匮要略》在其序言中讲述了其之由来："张仲景为《伤寒卒病论》合十六卷，今世但传《伤寒论》十卷，杂病未见其书，或于诸家方中载其一二矣。翰林学士王洙在馆阁日，于蠹简中得仲景《金匮玉函要略方》三卷：上则辨伤寒，中则论杂病，下则载其方，并疗妇人。乃录而传之士流，才数家耳。尝以对方证对者，施之于人，其效若神。然而或有证而无方，或有方而无证，救疾治病其有未备。国家诏儒臣校正医书，臣奇先校定《伤寒论》，次校定《金匮玉函经》，今又校成此书，仍以逐方次于证候之下，使仓卒之际，便于检用也。又采散在诸家之方，附于逐篇之末，以广其法。以其伤寒文多节略，故断自杂病以下，终于饮食禁忌，凡二十五篇，除重复合二百六十二方，勒成上、中、下三卷，依旧名曰《金匮方论》。"序言中提到，除了编纂原书，还采集各家方书中转载仲景治疗杂病的医方及后世一些医家的良方，分类附在每篇之末，遂题名为《金匮要略方论》。后人将《金匮要略方论》简称为《金匮要略》或《金匮》。

《金匮要略》在内容上以论述杂病为主；在编排体例上，有单病专篇，也有合病合篇的编排方式；在篇名的命名规则上比较多元。有以病因来命名的，如《水气病脉证并治》《痰饮咳嗽病脉证并治》等篇；有以症状命名的，如《呕吐哕下利病脉证治》《奔豚气病脉证治》等篇；有以病机命名的，如《肺痿肺痈咳嗽上气病脉证治》；有以病位加病机命名的，如《血痹虚劳病脉证并治》篇中以血痹来说明病位病性，又如《胸痹心痛短气病脉证治》中以胸痹来说明病位病机；也有以疾病的症状特征来命名的，如《中风历节病脉证并治》等篇；还有以特殊时期病变命名的，如《妇人妊娠病脉证并治》《妇人产后病脉证治》等篇。

　　《金匮要略》共25篇，在《金匮要略》全书诸篇目的编排次序上，第一篇《脏腑经络先后病脉证》为总论，亦是全书的导读，为辨治杂病的原则性问题做了举例说明。第二篇《痉湿暍病脉证治》至第五篇《中风历节病脉证并治》，主要论述了一些特殊的外感，或可以表现为外感症状的疾病。第六篇《血痹虚劳病脉证并治》是全书承上启下的篇章，即论述外感之后的疾病善后，同时"虚劳"又可以是内伤杂病的发病基础。第七篇《肺痿肺痈咳嗽上气病脉证治》至第十七篇《呕吐哕下利病脉证治》主要论述内科病的证治，第十八篇《疮痈肠痈浸淫病脉证并治》论述外科病的证治，第十九篇《跌蹶手指臂肿转筋阴狐疝蛔虫病脉证治》论述跌蹶等5种不便归类病变的证治。第二十至二十二篇专论妇产科病的证治。最后三篇为杂疗方和食物禁忌。若单以篇名而论，则包括了40多种疾病。

　　诸病合篇是按照一定规则进行的，或者是相似的症状表现，或者是相似的病因、病机，或者是病变部位相近，以下举例说明。

　　《痉湿暍病脉证治》将痉病、湿病、暍病合而论述。宋臣林亿等为了突出六经病辨治的一般规律，则将特殊的表现为太阳病的外感性疾病进行单独讨论。

　　三者在发病症状上都可能有发热、恶寒、身疼痛等一种或几种太阳病的症状表现，但三者又与《伤寒论》六经病中太阳病所论述的疾病不同，是为特殊的外感性疾病或表现为外感症状的疾病。《伤寒论》六经病中太阳病症状描述为风寒束表所致，西医学中上呼吸道病毒感染多见此类症状。痉病则又突出身体痉挛这一症状，如西医学中脑炎、脑膜炎等感染性疾病多见此症。虽然二者感染病原微生物种类不同，但因为触发了机体对此类疾病的共同应答模式，都有太阳病的基本病机，有相类似的症状，即发热、恶寒、身疼痛等，但痉病筋膜系统发生拘挛的症状则更为强烈，此是二者不同之处，由于病位相近，病机类似，故痉病冠以太阳病之名。

另外一方面，在特定的情况下，湿也可以是痉的致病因素。《素问·至真要大论》云："诸痉项强，皆属于湿。"《素问·生气通天论》曰："因于湿，首如裹，湿热不攘，大筋软短，小筋弛长，软短为拘，弛长为痿。"经方扶阳法在治疗一些感染性疾病发热、痉挛时，如果患者舌苔厚腻，则要在化湿浊的基础上进行解表、解痉，解表以辛温还是辛凉之法，要看病症的脉证及症状情况，化湿浊则采用平胃散以及达原饮一类的处方。如果有里热积滞，则用承气类方，即条文"痉为病，胸满口噤，卧不着席，脚挛急，必齘齿，可与大承气汤"所描述之情况。总之，要分清表里寒热虚实。条文"病者，身热足寒，颈项强急，恶寒，时头热，面赤，目赤，独头动摇，卒口噤，背反张者，痉病也。若发其汗者，寒湿相得，其表益虚，即恶寒甚"，是其告诫。

太阳病，发热，脉沉而细者，名曰痉，为难治。

太阳病，关节痛而烦，脉沉细者，此为湿痹。湿痹之候，小便不利，大便反快，但当利其小便。

脉沉而细，可为少阴寒凝，营血不足，亦可为湿痹，湿邪亦可为痉病之致病因素。

痉病、湿病、暍病或可表现为相似的症状，如发热、恶寒、不汗或汗出、身痛、痉挛等症状，故可集于一篇而进行论述。

《百合狐惑阴阳毒病脉证治》篇将三种明显伴有情志异常的感染性疾病放置一篇进行了论述。《脉经·平阳毒阴毒百合狐惑脉证》中提道："阳毒为病，身重腰背痛，烦闷不安，狂言，或走，或见鬼，或吐血下痢，其脉浮大数，面赤斑斑如锦文，喉咽痛，唾脓血，五日可治，至七日不可治也。有伤寒一二日便成阳毒。或服药，吐、下后变成阳毒，升麻汤主之。阴毒为病，身重背强，腹中绞痛，咽喉不利，毒气攻心，心下坚强，短气不得息，呕逆，唇青面黑，四肢厥冷，其脉沉细紧数，身如被打，五六日可治，至七日不可治也。或伤寒初病一二日，便结成阴毒。或服药六七日以上至十日，变成阴毒，甘草汤主之。"

百合病与外感风寒不同，外感风寒束表，发汗解表而愈，而百合病发病即有血虚内热之病机，治法与伤寒迥异，治以百合地黄汤为主方，虚热上扰心神则神志异常。狐惑病以黏膜损伤伴神志异常为表现，主方用半夏泻心汤。本方有良好的抗黏膜溃疡作用，比如在痞证，西医学如胃溃疡、胃食管反流病中，都有广泛的应用。阴阳毒以神志异常、发斑等为特殊表现。

仲景观察到百合病、狐惑病、阴阳毒与一般的伤寒症状有所不同，为特殊的感染性疾病，皆伴有明显的神经系统症状，又各有特殊之处，故置三病为一篇进行讨论。

以西医学而言，百合狐惑阴阳毒或可为立克次体病毒感染。立克次体病毒引起的Q热，症状与百合病所描述颇为相似，恙虫感染与狐惑病所描述之症状颇为相似，斑疹伤寒与阴阳毒所描述之症状亦极为相似，三者皆为立克次体病毒感染之疾病。

仲景未能有西医学之知识储备，但仲景早已认识到，此三类感染性疾病与一般伤寒病不同，三者皆有神志异常的表现，又各有其独特的症状表现，故区别于伤寒的治疗而置三病于一篇进行论述。

《疟病脉证并治》主要论述了疟病的辨证论治，是与伤寒不同的特殊感染，西医学中的疟疾是指感染疟原虫所引起的虫媒传染病，热型通常表现为间歇热。然而在古代，疟病是对具有"间歇性发热"这一临床表现的所有疾病的统称，既包括西医学所讲的疟疾，也包括了急性肾盂肾炎、淋巴瘤、布鲁菌感染等以"间歇热"或"波浪热"等热型为临床表现的感染或非感染性疾病。包括疟疾在内的"间歇热"或"波浪热"等热型为临床表现的疾病的治疗可参考本篇。

在《中风历节病脉证并治》中，中风病和历节病都属于广义的风病范畴，二者在临床表现有风邪扰动、流动不居、善行数变等特点，故合为一篇进行论述。

《金匮要略》第二至第四篇论述了有别于伤寒的特殊的外感性疾病或表现为伤寒太阳病症状的一些疾病，《中风历节病脉证并治》对广义的风病，包括中风病、历节病等进行了讨论。以上诸篇在主要论述杂病证治的《金匮要略》中，可独立地看作一个单元，在《金匮要略》的编撰者看来，以上诸病症皆与外感有关，或者可用治疗外感的方法进行治疗，故根据其特点进行了合病分类辨治。

《血痹虚劳病脉证并治》紧接以上诸篇而下承杂病诸篇，血痹可以是虚劳的最终转归，血痹与虚劳的根本病机是相似的，故置于一篇。本篇对外感性疾病的善后根据辨治三阴虚劳而给出了处理办法，另外一方面，虚劳亦是诸多内伤杂病的发病基础，故本篇有承上启下的作用。

第七至十七篇论述内科病的证治，第十八篇论述外科病的证治，第十九篇论述跌蹶等五种不便归类病的证治，第二十至二十二篇专论妇产科病的证治，最后三篇为杂疗方和食物禁忌，这是《金匮要略》编写体例的基本概况。

《金匮要略》被赞誉为方书之祖、医方之经，是治疗杂病的典范。与仲景之前时代不同的是，仲景为法，有论有方，在勤求古训、博采众方的基础上，确立了中医辨证论治的法则。经方经过历代医家的发扬光大，已不局限于治疗仲景所述之疾病，广泛用以治疗各种疾病。在仲景之前，或有论无方，或有方无论，《金匮要略》以病统证，以证统方的思想完成了方与论的有机统一。而其中，仲景开创的辨证论治法则是其核心灵魂，在这一伟大思想光辉的指引下，引导后世医家不断前进。

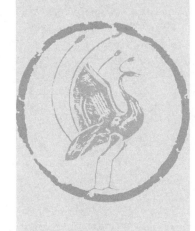

脏腑经络先后病脉证第一

《伤寒论·序》云："上古有神农、黄帝、岐伯、伯高、雷公、少俞、少师、仲文，中世有长桑、扁鹊，汉有公乘阳庆及仓公，下此以往，未之闻也。"昔在公乘阳庆时，家有先人所遗黄帝、扁鹊之《脉书》等，年过七十，将所藏《脉书》《上经》《下经》《五色诊》及方书等悉授予仓公淳于意，仓公改变了医术的传授方式，把原来十分神秘的医学传播方式变为公开的带徒教授方式，避免了医术的失传。至东汉时，仲景充分吸收、融合了各家学说，开创了中医学的新局面。

在治疗外感病方面，仲景有意用六经辨证理论来归纳、整理当时卓有成效的方证，从现有文献来看，仲景在中医史上第一次完成了方书的系统化工作。《伤寒论》以六经辨证的视角对外感病发生、传变规律进行了完整而细致的归纳、论述，使六经辨证在诊治外感病方面具有更加完善而清晰的认知，并且在后世经方家们的不断发展、修正、完善下，使这一辨证体系更加贴近临床，直到宋版《伤寒论》的成型，就是我们今天所看到的《伤寒论》的样子了。

据《汉书·艺文志·方技略》记载，当时记载经方的书籍尚有《五脏六腑痹十二病方》三十卷、《五脏六腑十六病方》四十卷、《五脏六腑瘅十二病方》四十卷、《客疾五脏狂癫病方》十七卷等共十一部经方书籍。在《黄帝内经》的成书年代，脏腑与经络的连接关系已基本完成，而从这些经方书籍的名称来看，西汉时期就存在脏腑经络辨证为主导思想的辨证方法，仲景则对已有的辨证方法进行了改革和完善，发展出了新的辨证方法，即六经辨证。而脏腑经络辨证方法的文献内容，则是《脏腑经络先后病脉证》篇的重要援引依据。本篇是否为仲景所为，已不可考，本文将重点放在对文本内容的解读上。

《脏腑经络先后病脉证》篇作为《金匮要略》的首篇，用举例的方式对治疗的原则性问题进行了阐释，用理论去承载经方，用系统去归纳、整理方证，是仲景的开创性贡献。本篇可视作《金匮要略》的导读，指示原则性问题，有指导、统摄后文诸病辨治之作用。

　　问曰：上工治未病，何也？师曰：夫治未病者，见肝之病，知肝传脾，当先实脾，四季脾旺不受邪，即勿补之。中工不晓相传，见肝之病，不解实脾，惟治肝也。（1）

　　本条主要论述已病防变的预防医学思想，即治未病思想。《灵枢·邪气脏腑病形》曰："上工十全九；行二者为中工，中工十全七；行一者为下工，下工十全六。"上工即高明的医生。此段文字引自《难经·七十七难》，言五行生克之理论。

　　见肝之病，知肝传脾，当先实脾。此时所述之肝，以论述肝脏的疏泄功能为主，肝主疏泄而助脾阳运化。肝的疏泄功能是指内脏神经系统产生和传导内脏感觉和运动信号，以支配内脏运动，并使人产生情绪体验的功能，情绪的异常可以通过神经系统等导致胃肠动力及激素分泌异常及免疫失调，即所谓肝木克伐脾土，故曰："见肝之病，知肝传脾，当先实脾。"在脏腑生克制化的相互关系上，强调已病防变之思想。

　　夫肝之病，补用酸，助用焦苦，益用甘味之药调之。（2）

　　举例肝虚治法，即补用酸，助用焦苦，益用甘味之药调之。要明确，《黄帝内经》所采用的思维是象思维，以取象比类为研究方法，研究《黄帝内经》绕不过取象比类的问题。"类"带有整体性，宇宙间的任何事物，只要它们之间具有相同或相似的特性，我们都可以把它们归属到同一类，对"类"的划分和选取，称为比类，"象"是对"类"共同属性的描述。

　　那么如何从这个角度切入来认识"酸入肝"的含义？

　　《五行大义》记载："《礼记·月令》云：'春之日，其味酸，其臭膻'，木之臭味也……木所以酸者，象东方万物之生，酸者，钻也。"在春天万物生发之际，树上生的果子尚未成熟，味道酸涩，古人从这个角度认为，酸味体现了一种生发之势。

然而在中药学中，大多数入肝的药物却是辛味与苦味。"辛味"药物主要功效为行气、散气，即通过行气、行血以调节气机、通畅血脉、疏通水道、破散结滞，从而起到通窍、化痰、祛湿、行津、润燥的作用。辛味之物，其最为符合肝木之性用。肝气郁滞，不能升发之时采取"味辛散，具有条达肝气之功"之药物，顺其性而生扶。

但五行中"酸入肝"一说并非不具有客观性，而是其成立需要满足一定的条件。当阳气以收敛、固涩、凝聚的形态聚集能量，便能够控制并推动"行、散"的力量。如经方扶阳法认为乌梅丸为升发肝阳第一要药，乌梅之酸，敛诸辛热之药性入肝，以助肝阳之升发。

具有酸甘收敛作用的药物以滋润摄纳、柔肝解郁、涵敛相火，从而使内部结构、功能之间形成平衡与制约，符合"酸入肝"及"滋水涵木"之意。

肝主藏血，是肝阳升发的必要条件，无论是以酸补之还是以辛补之，皆无误，二者存在对立、统一、互存、互用的辩证关系。

以酸味收敛、固涩、凝聚的性味聚集能量，便能够推动肝"升发、疏泄"的力量，为肝阳发挥作用做好物质基础的准备，可以用酸味，亦不止酸味，当归、白芍、川芎、熟地黄、柏子仁、酸枣仁、乌梅、山茱萸等品皆是同理，又各有所用。如左脉沉弦细弱，可用乌梅丸，为酸、焦苦、甘味药共用之法。肝虚，升发无力，郁而化热，升发是阳气的升发，故以五虎辛热之药温阳，乌梅收敛阳气以助肝经升发疏泄之用，肝虚不能升发条达气机，郁而化热，则主之以焦苦之味。所谓助用焦苦，炒焦入药，是防苦寒伤肝，同时保留其清热坚阴的作用。肝苦急，以气焦味苦之品清心火，以缓肝之急。热在上焦，则有焦栀子、黄连之辈，郁热在下焦，则有黄柏之属，若湿热下注，又可用二妙散等。益用甘味之药，是实脾之意，《素问·脏气法时论》云："肝苦急，急食甘以缓之。"急者缓之，亦是正治之法，以相反的力量使之归于平衡。其实不仅是甘味，还是健脾、调脾之意，如伴气滞、气逆等，皆需视情况而调之。

临床实践上，至于补肝用酸味还是辛味，实脾用理中、建中、橘枳姜汤还是芳香醒脾等办法，焦苦之味用清上焦、清下焦之药，还是用其他的苦寒、甘凉之品，宜视情况而权衡。这一条讲的是原则，是用肝虚治法来举例体现整体观念治疗的原则，至于临证实践，要权衡。

　　酸入肝，焦苦入心，甘入脾。脾能伤肾，肾气微弱，则水不行；水不行，则心火气盛，心火气盛，则伤肺；肺被伤，则金气不行；金气不行，则肝气盛。故实脾，则肝自愈。此治肝补脾之要妙也。肝虚则用此法，实则不在用之。经曰：虚虚实实，补不足，损有余，是其义也。余脏准此。（3）

　　此段当属衍文，或为后世医家注解之文，用甘味药并非去约束水气、金气而伤肾、伤肺，此是机械应用五行生克理论，临证要从实践中总结经验，不可机械推理，脱离实际。

　　宋代的《太平圣惠方》中对脏腑经络辨证有着较为完善的论述，其详于症状描述而略于脉证，在经方扶阳法脉证体系的视角下，可以完整体现出其脉证病治的体系，这是符合仲景思想的，可以帮助完善对疾病病因、病机的认识，并增强选方的证据性。

　　夫人禀五常，因风气而生长，风气虽能生万物，亦能害万物，如水能浮舟，亦能覆舟。若五脏元真通畅，人即安和。客气邪风，中人多死。千般疢难，不越三条；一者，经络受邪，入脏腑，为内所因也；二者，四肢九窍，血脉相传，壅塞不通，为外皮肤所中也；三者，房室、金刃、虫兽所伤。以此详之，病由都尽。（4）

　　千般疢难，不越三条，本段论述内容为病因学说，一者正气不足，经络受邪而入脏腑；二者六淫外客皮肤、四肢九窍，导致血脉相传，壅塞不通；三者为房室、金刃、虫兽所伤。此病机三条也为后世陈无择创立三因学说提供了思路。文中又提到了"若五脏元真通畅，人即安和"的治未病思想，与前文已病防变思想相呼应。

若人能养慎，不令邪风干忤经络，适中经络，未流传脏腑，即医治之，四肢才觉重滞，即导引、吐纳、针灸、膏摩，勿令九窍闭塞；更能无犯王法、禽兽灾伤，房室勿令竭乏，服食节其冷、热、苦、酸、辛、甘，不遗形体有衰，病则无由入其腠理。腠者，是三焦通会元真之处，为血气所注；理者，是皮肤脏腑之纹理也。（5）

承接上文，继续论述治未病思想。腠理为三焦主持诸气的内外通畅的重要区域，经方扶阳法此部分功能当属半表半里，在结构上为细胞间基质－纤维系统，在六经辨证属少阳与厥阴所主之区域。

问曰：病人有气色见于面部，愿闻其说。师曰：鼻头色青，腹中痛，苦冷者死（一云腹中冷，苦痛者死）。鼻头色微黑者，有水气；色黄者，胸上有寒；色白者，亡血也。设微赤，非时者死。其目正圆者，痉，不治。又色青为痛，色黑为劳，色赤为风，色黄者便难，色鲜明者有留饮。（6）

此举例四诊望诊之法，所视之部位为鼻部、印堂所在之区域。青色，可以表现为局部颜色发青，亦可为见青筋脉络或青色瘀斑，此为肝寒，可以表现为肝木克脾土而腹痛之症。经方扶阳法在诊治疾病过程中，见此象会酌情给予暖肝健脾之治法。色黑为水气，乃肾气虚弱，不能行水之故也。色黄，脾虚不能滋养肺金，则肺脾虚寒，治之以甘草干姜汤等法。色白亡血，当以恢复气血生化之源为要务。赤色为夏日主色，非其时则主病，目正圆者痉者在古代多属于危症。又色青为痛，色黑为劳，色赤为风，色黄者便难，色鲜明者有留饮。

师曰：病人语声寂然喜惊呼者，骨节间病；语声喑喑然不彻者，心膈间病；语声啾啾然细而长者，头中病（一作痛）。（7）

此示例闻诊之法。骨节间病，动则痛剧，故而惊呼，语声喑喑然不彻，上焦心肺之不足也。语声啾啾然细而长者，呻吟也，可见于头痛患者。

师曰：息摇肩者，心中坚；息引胸中，上气者，咳；息张口，短气者，肺痿唾沫。（8）

此望诊举例。息摇肩者，以增加胸腔体积，为心肺功能不足之表现，心中坚满，气无降路也。短气者，可见于肺痿患者，亦可见咳唾之症，肺气不足，痰浊作祟也。

师曰：吸而微数，其病在中焦，实也，当下之即愈，虚者不治。在上焦者，其吸促，在下焦者，其吸远，此皆难治。呼吸动摇振振者，不治。（9）

此亦示例望诊之法。吸而微数，其病在中焦，实也，当下之即愈，虚者不治，此必右关脉滑实，乃可下之，以减轻腹压，增强胸前之体积，缓解气促之症，此肺病治中焦之法，虚则补之，不在此例。其吸促，其吸远者，皆有肾不纳气之证，故为难治。呼吸动摇振振者，难治，因本虚而标实也。

师曰：寸口脉动者，因其旺时而动，假令肝旺色青，四时各随其色。肝色青而反白，非其时色脉，皆当病。（10）

此为诊法四诊合参举例。《素问·移精变气论》曰："色脉者，上帝之所贵也……夫色之变化，以应四时之脉，此上帝之所贵，以合于神明也，所以远死而近生，生道以长，命曰圣王。"

人体是恒温的，外部气温影响着外周血管的开放程度，此是寸口脉动者因其旺时而动的基本原理，色脉同理，非其时色脉，皆当病。

人体脉气与天地阴阳二气相感应，色合五行，脉合阴阳，色脉合阴阳五行。假如二者相互协调，就是相期；假如不符合，就是相失，表现为病态。

《素问·阴阳应象大论》中有一段文字，可以视为诊法大纲："善诊者，察色按脉，先别阴阳；审清浊，而知部分；视喘息，听音声，而知所苦；观权衡规矩，而知病所主；按尺寸，观浮沉滑涩，而知病所生；以治无过，以诊则不失矣。"

问曰：有未至而至，有至而不至，有至而不去，有至而太过，何谓也？师曰：冬至之后，甲子夜半少阳起，少阴之时，阳始生，天得温和。以未得甲子，天因温和，此为未至而至也；以得甲子，而天未温和，此为至而不至也；以得甲子，而天大寒不解，此为至而不去也；以得甲子，而天温如盛夏五六月时，此为至而太过也。（11）

此乃论述四种反常的气候致病因素。

师曰：病人脉浮者在前，其病在表；浮者在后，其病在里，腰痛背强不能行，必短气而极也。（12）

此四诊脉诊举例。寸在前主表，尺在后主里。病人脉浮者在前，其病在表，浮者在后，其病在里。背部筋膜痉挛导致其张力增大，反映在脉象上即尺脉浮，腰背部筋膜痉挛，导致胸腔活动范围受限，则可表现为短气。

问曰：经云"厥阳独行"，何谓也？师曰：此为有阳无阴，故称厥阳。（13）

此段论述病机。厥阳独行，可见于气血并走于上的薄厥之证，即西医学所指脑血管意外；亦可见于感染性休克，严重的感染导致的衰竭之症，都可以表现为厥阳独行之证。

师曰：寸脉沉大而滑，沉则为实，滑则为气，实气相搏，血气入脏即死，入腑即愈，此为卒厥，何谓也？师曰：唇口青，身冷，为入脏，即死；如身和，汗目出，为入腑，即愈。（14）

此段论述脉诊与预后。沉大而滑，热深厥亦深，唇口青，身冷，为入脏，即死，如身和，汗目出，为入腑，即愈，为感染性休克预后转归的判断依据。

问曰：脉脱，入脏即死，入腑即愈，何谓也？师曰：非为一病，

百病皆然。譬如浸淫疮，从口起，流向四肢者可治，从四肢流来入口者不可治；病在外者可治，入里者即死。（15）

脉脱，意即循环衰竭，承接上段作为转归、预后之依据。以浸淫疮为例，论述疾病之转归，里证出表为顺，表证入里为逆。

问曰：阳病十八何谓也？师曰：头痛，项、腰、脊、臂、脚掣痛。阴病十八，何谓也？师曰：咳、上气、喘、哕、咽、肠鸣、胀满、心痛、拘急。五脏病各有十八，合为九十病；人又有六微，微有十八病，合为一百八病；五劳、七伤、六极、妇人三十六病，不在其中。（16）

此论述疾病分类。头痛，项、腰、脊、臂、脚掣痛虽病位在阳，但三阳经脉皆经过上六部，咳、上气、喘、哕、咽、肠鸣、胀满、心痛、拘急，病位虽然在内，然三阴经脉皆有是症，概数也。

如经方扶阳法认为六经皆有表证，又如《素问·咳论》言"五脏六腑皆令人咳"，皆是整体观念与辨证论治的体现。

《金匮悬解》言："人又有六微，《难经》：心脉急甚者，肝邪干心也，心脉微急者，胆邪干小肠也。凡脏邪则甚，腑邪则微，故六腑之病，谓之六微。一腑之病，虚则六气乘我，实则我乘六气，合之本气自病，亦有六条，是为三六十八。六腑病各有十八，合为一百八病也。"本段在于提示医者应重视脏腑之间的关系，以脉证为切入点，详细诊察。

五劳，五脏之劳病；六极，六体（筋、脉、肉、气、骨、精）之极病；七伤，饮食、忧劳、饥饱、房室、经络、营卫、气血之损伤也。

虚劳者，三阴为本也，故仲景立《血痹虚劳病脉证并治》篇分论三阴虚劳。南北朝医家谢士泰在《删繁方》中对"五脏劳论"和"六极论"进行了详细的论述，其依藏象理论，将疾病按对应的五脏分为五脏劳热与五脏劳寒十类而创立五脏劳辨证法；再依藏象理论，将疾病按对应的六极（筋、脉、肉、气、骨、精）分为六极热与六极寒十二类而创造了六极辨证法，与仲景三阴虚劳之论交相呼应。

清邪居上，浊邪居下，大邪中表，小邪中里，䅽饪之邪，从口入者，宿食也。五邪中人，各有法度，风中于前，寒中于暮，湿伤于下，雾伤于上，风令脉浮，寒令脉急，雾伤皮肤，湿流关节，食伤脾胃，极寒伤经，极热伤络。（17）

此段以五邪中人法度举例论述病因病机。

问曰：病有急当救里救表者，何谓也？师曰：病，医下之，续得下利清谷不止，身体疼痛者，急当救里；后身体疼痛，清便自调者，急当救表也。夫病痼疾加以卒病，当先治其卒病，后乃治其痼疾也。（18）

此举例论述卒病与痼疾治病先后问题。

师曰：五脏病各有所得者愈，五脏病各有所恶，各随其所不喜者为病。病者素不应食，而反暴思之，必发热也。夫诸病在脏，欲攻之，当随其所得而攻之，如渴者，与猪苓汤。余皆仿此。（19）

此段举例论述调护与问诊之法。五脏病各有所得者愈，如肝虚得酸甘焦苦之味愈。"五脏病各有所恶，各随其所不喜者为病"，勿犯虚虚实实之戒。问诊病者"素不应食，而反暴思之"，轻则发热，劳复也，重则除中，阳气暴脱也。

诸病在脏，欲攻下之，当随其所应得而攻之。经方扶阳法将诸病理代谢产物作为单元模块，辨六经病位，别邪气种类，组合而用之。若欲攻下之，则必待中焦脾阳充足，方可攻。若在扶助中焦阳气、助其运化的治疗过程中，患者见腹泻之症，为腐秽当去之表现，当做好解释工作，不必过于担心。

《脏腑经络先后病脉证》主要从预防医学思想、病因病机、四诊举例、治疗原则与转归、预后等方面对《金匮要略》全书给出了指导性意见。仲景创造性地用理论去承载经方，使一张张方证有了活的灵魂，为中医学辨证论治打下了坚实的基础。王叔和云："仲景明审，亦候形证，一毫有疑，则考校以求验。"仲景治病，更在意追求原本，而非固守末学，坚持辨证论治的原则，重视脉证并治的证据，使一张张经方发挥出其特长。《金匮要略》作为我国第一部辨治杂病的专书，不仅仅是处方的编纂集合，更是具有理论指导的方书。《脏腑经络先后病脉证》作为《金匮要略》的首篇，其理论原则对全书有指导作用，也引导后世医家重视法度，非为"不念思求经旨，以演其所知，各承家技，终始顺旧，省疾问病，务在口给。相对斯须，便处汤药，按寸不及尺，握手不及足，人迎趺阳，三部不参，动数发息，不满五十，短期未知决诊，九候曾无仿佛，明堂阙庭，尽不见察"之医也。

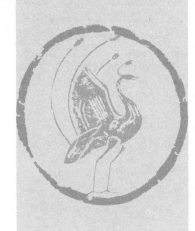

痉湿暍病脉证治第二

痉病是以项背强急，四肢抽搐，甚至口噤、角弓反张为主症的一类病证，见于西医学所讲的各种脑炎及各种原因引起的高热、惊厥、抽搐等病；湿病泛指因湿而引起的病症，湿为重浊黏腻之邪，留滞肌肤，会出现身重体酸，骨节疼痛，或见恶寒、发热、自汗等症状，本篇所讲的"湿家"即上述症状呈反复发作的态势，可见于西医学所讲的风湿热等病；暍病是以感受暑邪为病因，以发热、自汗、烦渴、溺赤、少气、脉虚等症状为表现的一类外感性疾病，可见于热射病、热衰竭等中暑类疾病。痉湿暍病的病因均与外感有关，或症状表现为"表证"——这是将三者合篇论述的重要依据。

一、痉病

太阳病，发热无汗，反恶寒者，名曰刚痉。（1）
太阳病，发热汗出，而不恶寒，名曰柔痉。（2）

以上两条论述了痉病的分类，即分为刚痉、柔痉两类。《伤寒论》中论述的是一般类型的发热，而此处痉病是表现为抽搐的特殊类型的发热疾病，有太阳表证的症状。刚痉和柔痉不是以抽搐的严重程度为区别点，而是和太阳伤寒病分类的方法是一样的，即发热无汗者叫刚痉，发热汗出而不恶寒者叫柔痉。刚痉类似于《伤寒论》中的麻黄汤证，柔痉类似于桂枝汤证。

太阳病，发热，脉沉而细者，名曰痉，为难治。（3）

此条论述了痉病中难治的情况。脉沉而细者是少阴脉，此时为太阳证而见少阴之脉，是邪胜正虚之象，故为难治。

太阳病，发汗太多，因致痉。（4）

此条论述了太阳病误汗后发为痉病。痉病的起病有两种情况，一种为一起病就发为痉病，还有一种是误治后发为痉病。第一种痉病为太阳病引起寒凝水液代谢不利而成，第二种发病是因为发汗过度伤津液、伤阳气，造成肌筋膜体系濡养不良而致。痉病见于很多传染性疾病（如结核、伤寒、菌痢）合并脑膜炎的发病过程中。此条文提示痉病有两种情况：一种是阳气运行受阻，即为实证；另一种是阳气运行不足，即为虚证。

夫风病，下之则痉，复发汗，必拘急。（5）

此条论述了太阳病误下及复发汗后发为痉病。风病，既为太阳病中风，也可以为所有中风的种类。下法后复汗法会伤阳气、伤津液，导致肌筋膜失于濡养而发为拘急。此处"拘急"是指全身肌肉抽搐、挛急的一种状态，没有达到痉的程度。

疮家，虽身疼痛，不可发汗，汗出则痉。（6）

此条论述了久患疮疡的患者误治后发为痉病。疮家，即久患疮疡的患者多有感染灶，虽然有身体疼痛的表证，但仍不可发汗解表。因为此患者存在感染灶，其产生的毒素会不断地进入血液系统，导致体内的阳气不断消耗来与之对抗。所以此时虽然合并有外感表证，但不可发汗，即不可用麻黄剂、桂枝剂的方法来发汗治疗。若发汗后，局部的毒素（即疮家的感染代谢产物、细菌代谢产物）会扩散波及脑膜，引起脑膜的并发症，出现痉挛的症状。

需要注意的是，儿童在感冒时容易出现发热、惊厥等症状，如小儿发热时若手脚冰凉、面色红，则提示容易出现惊厥，此时应想办法发汗。小儿的这种高热大多是因为肠道里有积食，导致肠道内毒素不断进入血液系统产生高热。西医的方法是从肛门注入水合氯醛，或者苯巴比妥，中医可用升降散方化裁，将方中蝉蜕量加大，片姜黄换成大黄，再加全蝎，制备好以后密封起来，服用时加少量米酒，效果较好。这种情况下，只要汗腺散热的机制开启，毒素就不会再刺激脑脊髓膜，也就不会继续发展引起惊厥。

病者，身热足寒，颈项强急，恶寒，时头热，面赤，目赤，独头动摇，卒口噤，背反张者，痉病也。若发其汗者，寒湿相得，其表益虚，即恶寒甚。（7）

此条首先论述了痉病的临床表现，即身热、足寒，其体内有循环的不利和肌筋膜的痉挛，从而引发痉病，导致颈项强急、恶寒、时头热、面赤、目赤、独头动摇等症状的出现，然后就出现了牙齿紧闭、背弓反张。这种急性热病导致的痉病与发热病中常见的脑炎、脑膜炎等一开始即发的脑炎，以及麻疹合并脑炎、腮腺炎合并脑炎等多种疾病治疗不当引发的脑炎症状类似，临床表现多为身体发热、手足逆冷，项背部有抵抗感，眼睛发红，眼睛白睛充血时，头摇、口噤，随着体温的升高发为角弓反张。

痉病的脉紧而有力，其脉不同于一般的伤寒表证，如葛根汤证的脉为浮紧。痉病发汗后，机体阳气得以疏通宣达，部分痉挛随即解除，角弓反张也随之缓解。

在临床上若手脚凉、脸红、体温高，则先予葛根汤发汗。汗后若转化成阳明病，则辨证治疗即可。若舌苔厚腻说明肠道里存在浊邪，可用葛根汤加平胃散，用苍术和草果破疠气治疗。

但若是局部感染引起身疼痛时不可用葛根汤加平胃散，如背疽，长疮后局部开始冷、疼，可用升降散加酒托毒治疗，局部会出现脓头，破溃后就会好转。若舌苔白有湿气，用苍术或白术加附子发脓；若有一过性的加重，红肿热痛，发脓可加金银花、连翘等。经方家治病是自里往外，解表时需要脾胃、肠道提供动力，若此时肠道里有积滞，需先把积滞去掉，再增加动力。一般用炙甘草、生姜、大枣增强胃肠道功能，脾胃虚弱时加党参，脾胃虚寒时加干姜，虚寒重时加附子。

发其汗已，其脉如蛇（一云其脉浛）。（8）

暴腹胀大者，为欲解，脉如故，反伏弦者，痉。(9)

8、9条应连在一起读，在身热足寒的情况下，发完汗，其脉如蛇，暴腹胀大者，为欲解也，为阳气来复之象，故欲解也。如果脉依然是紧脉或者变成沉弦了，就还会继续发为痉。概因阳气、津液不足，筋膜失于濡养而出现痉，此时的痉应用四逆汤来解决。

夫痉脉，按之紧如弦，直上下行（一作筑筑而弦，《脉经》云：痉家其脉伏坚，直上下）。(10)

此条论述了痉病刚痉的主脉。筋膜痉挛有热，同时引起血管痉挛，两个部位都痉挛时，脉象就变得直上直下。下面条文中给出了两个方剂，即葛根汤和栝楼桂枝汤。脉弦紧时用葛根汤，同时配伍一些直接解除筋膜痉挛的虫类药物，如僵蚕、蝉蜕、全蝎，缓解筋膜拘挛。

痉病有灸疮，难治。(11)

此条论述了痉病有灸疮的情况。灸疮，即瘢痕灸，说明原发病还没有治愈。在原发病没有痊愈的情况下，又感染痉病。"正气存内，邪不可干"，灸疮感染是因为机体正气极虚，灸疮会导致毒素扩散引起痉挛，毒素扩散刺激脑膜会引起痉挛，这肯定是不好治的！此时，故应当在灸的同时，配合中药黄芪方药（如黄芪四逆汤）治疗，这样就不会致痉，灸疮也不会感染。

太阳病，其证备，身体强，几几然，脉反沉迟，此为痉，栝楼桂枝汤主之。(12)

栝楼桂枝汤方

栝楼根二两　桂枝三两　芍药三两　甘草二两　生姜三两　大枣十二枚

上六味，以水九升，煮取三升，分温三服，取微汗。汗不出，食顷，啜热粥发之。

此条论述了柔痉的辨证论治。几几然，是一种自觉症状，只是觉得项背僵痛、拘挛，但僵硬并不是很厉害。脉反沉迟，脉本应当浮缓，但是筋膜的痉挛束缚了脉，导致了脉沉迟。若脉浮缓，说明此时机体散热机制已开启，皮下毛细血管的血运良好，筋膜得到濡养，就不会引起拘挛。

若仅仅有项背僵痛、汗出发热、脉浮，则用桂枝汤。外感病用桂枝汤的时候，多有汗出，为柔痉，此时需配伍一味生津液的天花粉。古人云，天花粉（栝楼根）生津液，性味甘凉，具有强壮作用，也可以增加胃肠道消化液的分泌。桂枝汤调和营卫、解血管痉挛，天花粉促进胃肠道分泌消化液，桂枝汤合用天花粉会使得消化液里的水和营养物质进入血液循环，改善了背部的血液循环，从而使痉挛解除。同理，在用柴胡桂枝干姜汤时配伍天花粉后，患者通常会腹泻。用药前患者但头汗出、面部涨红，服用柴胡桂枝干姜汤腹泻后，患者上焦郁热的情况就会解除。桂枝加天花粉汤也是这样的，因筋膜的痉挛引起血液循环障碍为本病的关键，故此时只需解除血液循环障碍，增加胃肠道分泌，补充血液循环的内容物即可治疗本病，此为桂枝加天花粉汤治疗柔痉的机理。

太阳病，无汗而小便反少，气上冲胸，口噤不得语，欲作刚痉，葛根汤主之。（13）

葛根汤方

葛根四两　麻黄四两（去节）　桂枝二两（去皮）　芍药二两　甘草二两（炙）生姜三两　大枣十二枚

上七味，㕮咀，以水七升，先煮麻黄、葛根，减二升，去沫，内诸药，煮取三升，温服一升，覆取微似汗，不须啜粥，余如桂枝汤法将息及禁忌。

此条论述了刚痉的辨证论治。刚痉为阳气受阻，引发水液不利所致。无汗而小便反少，无汗致热郁体内，同时小便难排，导致了大量的代谢产物在体内淤积，刺激脑膜。其上冲胸，提示腹部的筋膜也拘挛，引起腹压升高，这是因为我们身体上半部的血液循环较下半身丰富，所以拘挛时血液就会往上涌，人就会有气上冲的感觉。口噤不得语，提示咀嚼肌的肌筋膜也处于痉挛状态，运动不协调故说不出话来。欲作刚痉，说明即将形成角弓反张。刚痉是筋膜系统的炎症，在炎症刺激下，筋膜系统发生拘挛，背部的肌肉很丰厚，肌筋膜也很有力，所以尽管是全身肌筋膜的拘挛，但表现出来却是角弓反张。同时由于筋膜的痉挛导致血管、腺体收缩，所以此时需要用到麻黄、桂枝这类既解决血液循环问题又解决腺体分泌问题的药物。桂枝、芍药解决皮下毛细血管床－小血管的痉挛问题，此时还伴有大血管的痉挛，所以就要用到葛根。

葛根汤中葛根的用量是最大的，是在桂枝汤的基础上加葛根四两、麻黄二两而成。麻黄配伍桂枝解决汗腺的兴奋问题及汗腺周围血管的循环问题，葛根可改善背部、颈部大血管的痉挛，此时从肠道吸收的营养物质就会源源不断地进入血液循环，津液可升到背部和头部，所以葛根能升津液，可与上段条文中的天花粉进行区别，天花粉可增加消化道的分泌，所以能生津液。

若是细菌性痢疾、感冒、肺炎、脑脊髓膜炎等疾病表现出同样证候的时候，就可以用同样的方剂来治疗，这就是异病同治，同时需注意一些针对疾病的特效药。

痉为病（一本痉字上有刚字），胸满口噤，卧不着席，脚挛急，必龂齿，可与大承气汤。（14）

大承气汤方

大黄四两（酒洗）　厚朴半斤（炙，去皮）　枳实五枚（炙）　芒硝（三合）

上四味，以水一斗，先煮二物，取五升，去滓，内大黄，煮取二升，去滓，内芒硝，更上火微一二沸。分温再服，得下止服。

此条论述了实热痉病的辨证论治。此时出现了痉挛、角弓反张、卧不着席，且伴腹胀满等症状，同时舌苔厚腻，关部脉为实脉，尤以右关部脉实为主，因毒邪进入了筋膜系统，故左关部脉也是滑实脉，所以用大承气汤。先用大承气汤排实邪，若实邪排后出现了太阴证，说明疾病进入了恢复期，此时可慢慢用理中汤调理；若排实邪后出现了少阴证，说明疾病进

徐方阳三十年
金匮要略教程

入了急进期，还要继续发展，此时应治疗少阴病。

大承气汤方中大黄四两，即 60 克，厚朴八两，枳实五枚，芒硝三合。每隔几个小时给一次药，听到腹中雷鸣，然后就有矢气、燥屎排出，观察转归。若排出后患者依然腹胀、脉滑实，应继续排实邪，直到出现太阴证，即出现脉静、身凉，然后就用理中汤治疗。

痉病不仅仅是太阳病，也可能是三阳病、厥阴病、少阴病，痉病的治疗也并不局限于前面条文中提出的栝楼桂枝汤、葛根汤、大承气汤三个方子，条文中提供了许多治疗思路及办法，治疗时既要考虑到它的特殊问题，也要考虑到它的一般问题。它的一般问题为六经辨证，它的特殊问题就是要增加濡养经脉和生津液的药物。若太阴病出现痉挛，此时刺激脑膜的毒素较少，所以病情不会很严重。若脉沉细，则用麻黄附子细辛汤加葛根，或者用同类药物治疗。

痉病辨证清楚后，还可以用大柴胡汤、柴胡加芒硝汤、白虎加承气汤、升降散加全蝎及白虎汤加蝉蜕或承气类方治疗。

二、湿病

湿病是因外感而诱发加重了湿家的病。湿病是指风湿热，风湿热在抗生素出现之前只有缓解期没有愈合期，每一次链球菌感染后的一两周，就会引起风湿热的急性发作，所以疾病缓解了以后，依然有基础病在里面。"家"，顾名思义，指病程长，而且每次由外感引发同样的疾病，我们考察疾病谱后锁定湿病为风湿热。风湿热现在较少见，但在青霉素发明之前是常见病。西医学认为，风湿热是链球菌感染诱发的抗原抗体复合物沉积在关节、结缔组织上的风湿免疫性疾病，是免疫性疾病。

湿病中的湿可能为脾虚所生。所有的食物进入人体都需要消化系统将其转化成身体细胞能利用的物质，然后通过循环系统送往全身，细胞进行代谢、加工修复后把代谢产物排到静脉和淋巴，然后在肝脏中进行分解、解毒，从汗、大便、小便，或者从眼泪、鼻涕、口腔、耳道排出，这才完成了脾的功能，我们把这个过程就叫脾的运化。湿气即为这个过程中没有被充分利用、充分分解、充分代谢、充分排泄而堆积在体内的物质。结缔组织也会分泌的胶原、弹力蛋白、网状纤维等，其既包含不溶于水的蛋白纤维，也包含水溶性的蛋白多糖。

湿病中的湿也可能为水气，即很弥散的湿，看不到但能感受到，如我们经常说的"屋子里好潮好湿呀"，此处湿即为水气。若水多、蛋白纤维成分少，即为水饮。若水和蛋白的成分都有，就叫痰。如果蛋白的成分比水的成分还多，为痰浊。若水湿或痰浊被纤维组织一层一层包裹起来了，就是痰核。这都与脾有关。临床治疗时需运脾。脾的能量来自脾的运化，其余四脏异常对其亦有影响。

湿气，即为代谢产物的堆积，可能是营养物质无法被彻底利用，在体内堆积；可能是代谢出来的东西排不掉；也可能是某些细菌、病毒在体内产生的代谢产物。只要有代谢产物的堆积，就容易形成湿气，其总以胶质和水溶性等形式存在。

湿气流连到关节就叫风湿性关节炎。结缔组织分泌生物活性物质到细胞间隙，形成整张筋膜、骨骼、韧带、肌腱、关节，为其他所有细胞创造了结构基质，从而打造出将人体整合到一起的强壮、柔软、有韧性的"细胞间填充物"，起到散重力及运动应力，维持形态稳定的作用。

每一个功能脏器运转产生代谢产物会往结缔组织里传输，就容易出现免疫系统疾病。代谢产物堆积在结缔组织内引起结缔组织细胞变性，引起免疫因子和免疫细胞攻击就会产生炎症。如果发生在关节里面为痹症，发生在血管里面为脉痹，所以只要是痹，就与湿这一病理代谢的产物有关。在西医学中认为此病为自身免疫性疾病，但机体在发生自身免疫系统疾病之前，周围循环已经出现了障碍，结缔组织里已经堆积了大量的代谢产物，我们把这些代谢产物就叫湿。

太阳病，关节疼痛而烦，脉沉细（一作缓）者，此为湿痹（《玉函》云中湿）。湿痹之候，小便不利，大便反快，但当利其小便。（15）

此条论述了湿痹的证治原则。太阳病有发热、恶寒、身疼痛，太阳病本该脉浮，此时出现了脉沉而细，细为少阴病，脉沉，湿痹之候。体内有湿气，反映在脉象上是脉沉——阴证。患者本为阴证，在缓解期时就有抗原抗体复合物沉积在结缔组织，邪气留恋，故脉沉。中医理论讲就是湿邪为阴邪、寒邪，阻滞了阳气的运行，所以表现出沉脉，沉脉为关键。

此处之湿痹是以太阳病（发热、恶寒、身疼痛、骨节疼痛）为基础病，此时脉细沉，与风寒湿三气杂至合而为痹的痹症不同。湿痹在不发病时会进入稳定期、缓解期，一感染链球菌就会进入发作期。临床中我们可以用治疗风湿热的办法治疗各种各样的风湿性关节炎。

"小便不利，大便反快。"血液循环差，血管、筋膜痉挛，导致通过肾脏的血流减少，故出现小便不利的症状；水走后窍而下利，水谷不别，故会有大便反快。如果小便不利，大便也不快，又没有汗出，其人就肿胀。

解决此类问题不一定要通过利尿的方法，西医学是给予利尿剂治疗，而中医则是改变血管痉挛，血液循环好了，小便就利了。小便利后，汗即出，大便就正常了。

湿家之为病，一身尽疼（一云疼烦），发热，身色如熏黄也。（16）

此条论述了湿郁发黄的辨证。湿病的一种情况是以痹症的形式表现出来，还有另外一种情况是伴有皮肤的颜色发暗黄，是寒湿之外候。

湿家，其人但头汗出，背强，欲得被覆向火。若下之早则哕，或胸满，小便不利（一云利）。舌上如胎者，以丹田有热，胸上有寒，渴欲得饮而不能饮，则口燥烦也。（17）

此条论述了湿家误下后的变证。但头汗出，指出头上有汗，仿佛有热；背强，提示背部筋膜痉挛、血液循环差，汗腺关闭；欲得被覆，即想用被子捂住，而且靠着火，想通过较温暖的环境缓解痉挛及循环障碍；若下之早，则哕，或胸满，此处提示湿家脉沉，阳气不足，湿邪在身体里是弥散的而不是有形的。此时除了阳明实热可以用下法之外，三阴病早用下法易伤中气，导致胃中寒、脾阳虚寒，故哕、胸满。哕和胸满是两种不同的情况，若没有哕，腹胀会把膈肌抬高引起胸满。治疗哕时用温阳的药物，治疗胸满则要用半夏、厚朴、人参、干姜、甘草等药物。湿家之为病，小便不利则会加重湿病。舌上如胎者，实际上是舌上有厚苔，身体里的湿邪化热后引起心烦，故丹田有热，胸上有寒，提示腹部有邪。湿邪化热以后就想喝水，但是因为身体里湿气太重，一方面水气多，脾寒湿不想饮水，另一方面伤了脾阳，运化不好，产生不了津液，即有唾液腺、黏膜分泌障碍，故渴欲得饮而不能饮。

湿家和湿病是两个不同的概念。湿家是说患者的体质状态；而湿病讲的是具体的病，即有外感或感染了链球菌又治疗不合适时引起的一种疾病，有头痛、发热、恶寒、身疼痛、骨节烦疼等症状。此条文叙述了湿家在治疗时的禁忌证，即不能随便用泻法，尤其不能用承气法。

湿家下之，额上汗出，微喘，小便利（一云不利）者，死；若下利不止者亦死。（18）

此条论述了湿家误下后的死证。湿家误用下法亡了阳气，阳气伤后不能统摄小便和大便，故死。临床治疗湿气时可用理中平胃的温化方法，用大量的干姜、附子、苍术化湿邪运脾，然后通过胃肠道排出湿邪。此时要用温化法，而不能用六经治法里的泻法，如不能用葶苈大枣泻肺汤、承气汤、十枣汤等此类方剂。

治疗湿家主要用术类药物，如苍术、白术，可把溶解有病理代谢产物以及抗原抗体复合物的湿气分解、中和，然后用汗法或者利小便的办法将其排出体外。用温化法温阳后腠理通畅，或发汗或出现小便自利。如果有化热用薏苡仁，或麻黄加术汤、麻杏苡甘汤等。肾单位的解剖结构和汗腺的解剖结构非常类似，故利湿气时，肾单位里的血液循环恢复了，代谢产物被分解后能通过肾脏排出时小便就利。西医学用利尿剂来利小便，中医中则用温阳的办法来实现。

风湿相搏，一身尽疼痛，法当汗出而解，值天阴雨不止，医云此可发汗。汗之病不愈者，何也？盖发其汗，汗大出者，但风气去，湿气在，是故不愈也。若治风湿者，发其汗，但微微似欲出汗者，风湿俱去也。（19）

此条论述了风湿的治疗原则。祛风湿时一定要掌握出汗的度，微微似欲出汗，而不是大汗出。天阴雨不止的时候，我们的皮肤把外环境和内环境分隔开了。我们皮肤的神经感受器在感受到外界的风、寒、热、湿以后会自动对皮肤、腠理、汗腺以及皮下的毛细血管进行舒张、收缩等调控。当外界湿气重，或有寒气的时候，皮肤会进入关闭状态，以防止湿气、寒气进入体内。

发汗会使腠理全部打开，在外环境湿气重的情况下，当药效过后，皮肤腠理还处在开放状态，湿气就进入体内了。这就是在潮湿环境中，人容易得痹症的原因。当人体长期处于潮湿、冰冷的环境时，机体为了保证体温恒定就需要源源不断地产热。如果持续产热到再没有动力继续产热时，皮肤、汗腺、血管以及筋膜都会痉挛起来，日久即形成痹。所以阴雨天发汗时，要持续地保持微汗，直到身体里面的湿气排出后，闭合腠理。不能直接就用麻黄汤，患者服用后病情加重了，此为医之过也。

此时发汗可用平胃、理中法，实际上用的是温化的办法，身体会微微发汗。需要注意的是，风湿病的患者一定不能大汗出，要持续保持微汗。况且在风湿病——痹症的情况下，患者如果原来不发汗就很难会有大汗出。但不排除有特殊情况。外治法和内治法可同用，选择比较干燥、温热的外环境，从内向外吸附体内的湿气，同时服用汤药从里向外祛湿，这种情况下患者出汗会比较多，但需切记汗出后汗孔还没有完全闭合，不可马上外出，应等温度降下来，汗排出完全后再出去。此时汗出会伤阳气，因此治疗时还需同时配伍理中汤。

湿家病，身疼发热，面黄而喘，头痛鼻塞而烦，其脉大，自能饮食，腹中和无病，病在头中寒湿，故鼻塞，内药鼻中则愈。（20）

此条论述了头中寒湿的证治。湿家复感外邪，则会引起面黄而喘、身痛发热、头痛鼻塞而烦的症状。湿家之脉为沉而细，此时脉为大，提示有表证。自能饮食，腹中和无病，提示此时无太阴病，因为胃气充足，会很快产生免疫。可能此患者刚开始是甲型肝炎疾病，甲肝有自愈趋势，只有一部分患者会转为慢性肝炎，发病症状为感冒、发热伴皮肤发黄。风湿热可以累及肝细胞，影响胆红素的代谢，出现黄疸，此时可用麻黄连翘赤小豆汤。取嚏的办法很多，可以用细辛、辛夷放入鼻腔，也可以利用轻清解表的办法，如薄荷、浮萍、荆芥、甘草熬汤服用，使其微汗，轻祛其湿。

此条条文提示，此处为一种有自愈趋势的黄疸，黄疸不是只能用茵陈蒿汤治疗。茵陈蒿汤证可用于阳明病的黄疸，临床治疗时可依据辨证选择麻黄连翘赤小豆汤、茵陈五苓散等方剂。

目前很多临床工作者把茵陈蒿汤做成制剂来治疗小孩的新生儿黄疸，这其实是不科学的。在临床应用时应辨证治疗，如果新生儿母亲体内有湿热、身体强壮，怀孕时有大便干，小孩发育较快，出生后小孩体内也有湿热，此时新生儿黄疸为阳黄，故可用茵陈蒿汤；但如果母亲怀孕后很少出汗，平时嗜食生冷，此时孕妇脾胃较弱，小孩出生后出现的黄疸则为阴黄，应用茵陈理中汤治疗。此条文提示治疗黄疸时应整体、全面考虑，临床可根据辨证选择茵陈五苓散、茵陈理中汤、茵陈蒿汤、麻黄连翘赤小豆等方剂。

中医是科学的，它只是用文化层面、提炼过的语言讲科学，所以不容易被理解。中医是用科学的思维去治疗疾病，所以中医和科学并不矛盾。

湿家身烦疼，可与麻黄加术汤，发其汗为宜，慎不可以火攻之。（21）

麻黄加术汤方

麻黄三两（去节） 桂枝二两（去皮） 甘草一两（炙） 杏仁七十个（去皮尖）白术四两

上五味，以水九升，先煮麻黄，减二升，去上沫，内诸药，煮取二升半，去滓，温服八合，覆取微似汗。

此条论述了寒湿在表的证治。若机体阳气充足、津液未伤，可用麻黄发其汗。麻黄汤由三个方剂合成：麻黄甘草汤、桂枝甘草汤、麻黄杏仁甘草汤（三拗汤）。

麻黄甘草汤祛水气，无论何种情况、何处的水气，只要是汗腺出现了障碍，都可用麻黄、甘草治疗。我们认为人体的汗腺是由汗腺管及周围的毛细血管网构成的，在我们身体里有很多构造类似的腺体，如汗腺、肾小球、肺泡等，甚至在肝脏、子宫里都有腺体。有人用解表的办法治疗妇科病，用麻黄效果较好，此时用麻黄并非是表实证，而是解决腺体不通、分泌减少的情况，就是腺体周围的血液循环障碍，用麻黄配伍甘草解决腺体的问题。

桂枝甘草汤中桂枝、甘草通心阳、强心阳。心的阳气推动着脾中运化的水谷之气营养细胞，心阳要通达到细胞，细胞营养不足时心的阳气不足。桂枝、甘草合用可解决微循环——微毛细血管网通透问题。若水气阻滞了心阳的通行，则用茯苓甘草汤。全身微小动脉痉挛时用四逆汤，平滑肌痉挛、微循环有障碍则用芍药甘草附子汤，痉挛日久引起细胞功能低下、体液代谢异常时用茯苓四逆汤。

三拗汤中麻黄可能会引起心慌。麻黄还有宣肺作用，心阳足时肺寒引起的问题也可解决。肺寒时能量要从脾中调动，故用甘草干姜汤；若表寒束肺，则用麻黄甘草汤。麻黄甘草汤是从肝经调动阳气，所以会使人感到很欣快，抑郁症可以用麻黄治疗，如果有表闭、肝气郁结、老爱生闷气等情况，用麻黄后心情马上就会好转。杏仁有肃降肺气的作用，心阳上升后会扰动肺气，杏仁降肺气让麻黄扰动心阳的副作用减弱，即有降低麻黄副作用的效果。

麻黄加术汤中白术用量为四两，是方中药物用量最大的，既能健脾又能渗湿气，所以白术最正确的用法就是生用。苍术也可以生用，但生苍术太燥，容易引起口干、发汗、小便增多、大便增多且便干等症，故多炒用，可以看出此方设计之妙处。

如果汗出较多，说明汗腺功能较好，可以不用麻黄，用桂枝甘草汤就可以；如果湿气重、腹胀满时，可白术苍术一起用；如果脾胃虚寒很难恢复，则用理中汤；如果痰多可用半夏。

病者一身尽疼，发热，日晡所剧者，名风湿。此病伤于汗出当风，或久伤取冷所致也。可与麻黄杏仁薏苡甘草汤。（22）

麻黄杏仁薏苡甘草汤方

麻黄（去节）半两（汤泡）　甘草一两（炙）　薏苡仁半两　杏仁十个（去皮尖，炒）

上锉麻豆大，每服四钱匕，水盏半，煮八分，去滓，温服，有微汗，避风。

此条论述了风湿在表的证治，麻杏苡甘汤是三拗汤加薏苡仁，与麻杏石甘汤相似。麻杏石甘汤中配伍了石膏，石膏解阳明胃热，可解决消化道中因消化液不足而引起的口干。用汗法时，机体体液都会被调到体表，但此时津液不足，故用石膏，用麻黄、杏仁、甘草增强能量以调动体液。发汗时会把肠道的消化液调到体表，此时用石膏可关闭消化道里的肠道感受器，以预防汗出后口渴更甚的情况发生。

此处为风湿，体内有湿气，消化道黏膜黏附了较多代谢产物，用薏苡仁排出代谢产物。养生家提出每天喝薏苡仁赤小豆粥可以排出体内湿气，这对于工作不忙的白领来说是有效果的，可以通过肠道黏附、排出湿邪，但对于功能不足的人群则宜与理中汤合用，通过增强机能排出湿邪。薏苡仁有渗湿的功效，将湿气从大便排出，麻黄、杏仁可打开汗腺，将剩余的湿气从汗液排出体外。

病者一身尽疼，发热，日晡所剧者，名风湿。日晡时加剧，提示阳明经既有热又有湿，若只有热没有湿则用石膏，若既有湿又有热则选薏苡仁。日晡所发热时用白虎汤解阳明热，此处有湿邪化热，为风湿热。

除了薏苡仁还可以辨证选用白术、半夏、生姜、桂枝药物。麻杏苡甘汤和麻黄加术汤并非是对立的两个方剂，治疗时也可辨证合用。总而言之，治疗湿气，则用发汗、利小便的办法。

风湿，脉浮，身重，汗出，恶风者，防己黄芪汤主之。（23）

防风黄芪汤方

防己一两　甘草半两（炒）　白术七钱半　黄芪一两一分（去芦）

上锉麻豆大，每抄五钱匕，生姜四片，大枣一枚，水盏半，煎八分，去滓温服，良久再服。喘者加麻黄半两；胃中不和者加芍药三分；气上冲者加桂枝三分；下有陈寒者加细辛三分。服后当如虫行皮中，从腰下如冰，后坐被上，又以一被绕腰以下，温令微汗，差。

此条论述了风湿表虚的辨证论治，防己黄芪汤证的患者与桂枝汤证的类似，形体都较胖且常出虚汗的，身体沉重。脉浮则用黄芪，脉沉则用白术和附子。此时患者体内有湿气，故用白术排出组织、细胞间湿气，用防己排出血管周围水气，同时，防己还可利尿。

防己是偏寒凉的药物，不用桂枝是因为此时容易有局部关节的肿胀。而桂枝知母汤治疗的关节肿胀是因寒湿化热引起的红肿热痛，故不用桂枝、知母等药物，且桂枝加知母也容易引起炎性反应。此时为风湿表虚证，机体有寒、湿，又有气虚，气虚用黄芪，利湿气用白术。血管周围水肿、血管扩张充血，有热又有水气，所以用防己清热利水，同时防己可以抑制炎性反应。但是在选择防己时，一定要把木防己、汉防己搞清楚，正确选择使用。如果没有把握，就用桂枝和知母，尽管效果慢一点，但是也有效。桂枝温通心阳，会使血管扩张，红肿时不可用，但配伍知母即可缓解，虽然效果差得很多，但是也有效。

"喘者加麻黄半两，胃中不和者加芍药三分，气上冲者，加桂枝三分，下有陈寒者，加细辛三分。"此处为衍文，是错误的。

"服后当如虫行皮中状，从腰下如冰，后坐被上，又以一被绕腰以下，温令微汗，差。"提示服药后腰以下是凉的，这是因为黄芪激发起了上半身的阳气，导致上半身的血液循环比较好，而下半身的血液循环就处于代偿阶段，此时有尺部脉沉。防己黄芪汤中有增强机能的药物，上半身的机能容易被活化，气、血液都会上冲到上半身，故腰以下是冰凉的。其他都是衍文。实际上防己可解除血管周围的水气，此时血管受挤迫、受拘挛的状态就会缓解。此处主要是细胞周围的水肿严重，所以用黄芪和白术来解除。组织里的水气用白术、茯苓，血管周围的水气就用防己。

防己就像一个轮子，有放射状的花纹，将血管周围的湿气、浊气往外排，同时配伍黄芪将湿、浊气带到体表排出。黄芪补气，并非是增加生化之气，而是把里面、下面的气调动到外面、上面。脾胃是气血生化之源，上焦气血充足时脾胃的运化功能较强，此时机体代谢增强，病理代谢产物增多，故用防己将代谢产物从上半身排出。如果只用黄芪而不用防己，体内病理代谢产物则会增加而无法排出，会加重病情。

脉浮而濡时用防己效果最好，脉浮为劳、为风，有湿邪为濡。方中用生姜、甘草、大枣增强胃气，若严重时则可用附子理中汤、四逆汤代替生姜、甘草、大枣。

伤寒八九日，风湿相搏，身体疼烦，不能自转侧，不呕不渴，脉浮虚而涩者，桂枝附子汤主之，若大便坚，小便自利者，去桂加白术汤主之。（24）

桂枝附子汤方

桂枝四两（去皮）　生姜三两（切）　附子三枚（炮去皮，破八片）　甘草二两（炙）　大枣十二枚（擘）

上五味，以水六升，煮取二升，去滓，分温三服。

白术附子汤方

白术二两　附子一枚半（炮去皮）　甘草一两（炙）　生姜一两半（切）　大枣六枚

上五味，以水三升，煮取一升，去滓，分温三服。一服觉身痹，半日许再服，三服都尽，其人如冒状，勿怪，即是术、附并走皮中，逐水气，未得除故耳。

此条论述了风湿兼阳虚的证治。"伤寒八九日，风湿相搏，身体疼烦，不能自转侧"，提示疼痛特别厉害，有功能受限。"不呕不渴"，说明没有少阳、阳明病。伤寒八九日，没有少阳、阳明病、脉浮，提示有太阳病伴有湿气，故用桂枝汤的类方加术附散寒、去湿气。桂枝附子汤可散寒但不能去湿气，推测此方原本应有术，在临床上我们应用时会在此方里加术。单纯用桂枝去芍药加附子汤是用在恶风、汗出时，此时是单纯地伤了阳气的寒，不伴有湿气，阳虚表不固，故加炮附子。所以桂枝附子汤在作为一个去湿气、治疗湿邪病的方子时，没有术是不太可能的，故应该是桂枝加术附汤，而不是桂枝去芍药加附子汤。桂枝去芍药加附子汤里用炮附子宣达寒气，寒气去了，湿气还在留恋，故此方一定有白术。此时把桂枝去掉了，就是术附汤了。

"大便坚，小便自利者，去桂加术汤主之。""大便坚，小便自利"，是因为湿气之重超过寒性，把散寒气的药减一半，把去湿气的药加一半，此处去桂枝留术，用白术一味药通大便。方中附子用30克，如果上面的方子中白术用了二两，在下面的方子中可以用到四两，或者更多。我们在临床上经常用90克，15克是一两，60克就是四两，90克就是六两，用后大便就自通了，然后用炙甘草、生姜、大枣。

患者吃药后刚开始身体感觉是冷的，然后会感觉瞑眩，是"术附并走皮中逐水气，未得除故也"。术附把体内寒气、湿气从里向外排到表皮腠理，用生姜、炙甘草和大枣增强胃气向外宣发。临床中我们经常用吴茱萸、附子、枳实、白芍、熟大黄等入肝经的药物，肝阳一动脾阳就运，就会出现腹泻，但是肝阳一运、肝阳升发同时易有一过性的头晕目眩。

风湿相搏，骨节烦痛，掣痛不得屈伸，近之则痛剧，汗出短气，小便不利，恶风不欲去衣，或身微肿者，甘草附子汤主之。(25)

甘草附子汤方

甘草二两（炙）　白术二两　附子二枚（炮，去皮）　桂枝四两（去皮）

上四味，以水六升，煮取三升，去滓。温服一升，日三服，初服得微汗则解。能食，汗出复烦者，服五合。恐一升多者，取六七合为妙。

此条论述了风湿病阳虚证的辨证论治。我们在《伤寒论》太阳病桂枝汤的用法中见过这一条，即"掣痛不得屈伸，近之则痛剧，汗出短气，小便不利，恶风不欲去衣，或身微肿者，甘草附子汤主之"。甘草附子汤与桂枝加术汤两首方子互相印证，都有湿邪，有湿邪就要用术。此时痛已经留恋在关节了，故不需要炙甘草、生姜、大枣往外宣发，只用桂枝在筋骨行卫气就可以了。所以上一条文中用炙甘草、生姜、大枣和胃气，而此方中没有。

一定不要小看炙甘草、生姜、大枣。临床中常用炙甘草、生姜、大枣助胃气以向外宣发寒、湿。若脾胃有寒就加干姜；脾气不足就加党参、人参；脾胃精微不足、津不足加生山药等。

应注意对照学习甘草附子汤和乌头汤对痛痹的辨证治疗。乌头汤里有黄芪、麻黄及芍药而没有桂枝、白术。临床上常依靠脉象来辨证区别甘草附子汤和乌头汤。甘草附子汤证是右脉有问题，乌头汤证是左脉有问题。芍药的应用指征就是左脉的问题，即在左关部有拘挛之象，故用芍药解痉。若右关部脉不只有滑象，还有弱或者弦弱，此时可以加炙甘草、生姜、大枣增强胃气。左脉上得到的就是用乌头汤，右脉上得到的就是甘草附子汤。

乌头汤用麻黄散寒发汗，用黄芪益气固表，用乌头散寒邪。

甘草附子汤初服得微汗则解，能食，汗出多，出汗多后复烦者再喝。煮取三升、温服一升，一剂药喝三次。

三、暍病

接下来讲述的是暍病。暍病即热射病，也是外感暑邪，单纯的燥热之邪伤了津液所致的一种疾病。

太阳中暍，发热恶寒，身重而疼痛，其脉弦细芤迟。小便已，洒洒然毛耸，手足逆冷，小有劳，身即热，口开，前板齿燥。若发其汗，则恶寒甚；加温针，则发热甚；数下之，则淋甚。（26）

此条论述了中暍的证论特点。暍即中暑、热射病，暍病就用白虎加人参汤治疗。"恶寒，身重而疼痛，其脉弦细芤迟"，此处主要为芤脉，脉没有疢只有弦细迟是阳虚证。有疢脉的时候大部分情况下是不会有细脉的，因为体内水分都蒸发了，血管内容物变少了。"小便已，洒洒然毛耸"，血容量不足，小便后腹压降低，身体本能地在小便完以后打个寒战，有汗毛都耸立起来的感觉以防止晕厥。"手足逆冷，口开，前板齿燥。若发其汗，则恶寒甚；加温针，则发热甚；数下之，则淋甚"（"小有劳，身即热"，私揣应为衍文），提示大量汗出后，机体血管里的内容物减少，但在高温状态下还要继续散热，所以血管仍处于扩张状态，故也会有发热以散热，然后出现了如口开、前板齿燥的症状，故此时不可按桂枝汤治疗。患者处于马上脱水的状态，此处提出再跑一跑就身热了的说法是有争议的，所以"小有劳，身即热"应是衍文。"手足逆冷"，提示手脚凉、血液循环不好。总而言之提出上述病症是因血液循环差导致的，所以这个时候不可以发汗，发汗会使小便更加不利，汗法、温针、下法都应慎用，此时应保护身体，让身体的反应性降低。

太阳中热者，暍是也。汗出恶寒，身热而渴，白虎加人参汤主之。（27）

白虎加人参汤方

知母六两　　石膏一斤（碎）　甘草二两　粳米六合　　人参三两

上五味，以水一斗，煮米熟汤成，去滓，温服一升，日三服。

此条论述了中暍的证治。外环境既干燥又热，身体散热增加，大量的汗液排出，患者很快就出现了口渴的症状。汗蒸发后，身体出现了从太阳病到阳明病的病理变化。血管进行调节，血流增快、细胞兴奋，使产热增加水分进一步丢失。但是此处和太阳、阳明病皆不一样，阳明病是口大渴、身大热，而此时还有怕冷的情况。

中暑西医用补液、降温方法治疗，而中医就用白虎汤。尽管出现"汗出恶寒，身热而渴"的症状时也还要用白虎加人参汤治疗，因为此时的身热恶寒是外界温度较高了，机体内外温差大引起的。

疢脉，在课本上讲到应用益气养阴、填补阴液治疗，但此时病证较轻，治疗原则为降低身体的反应及细胞的反应性，所以用白虎加人参汤治疗。

　　此时用白虎加人参汤降低身体的反应，避免机体进行过度调节。临床上应注意区分桂枝汤证与白虎加人参汤证。身体丢失体液后会感觉疲乏，用人参既能益气又能生津，益气和生津并不矛盾，益气增加机能，机能增加会使分泌增加而产生津液。若身体里还存在其他情况，也可以通过辨证用竹叶石膏汤等治疗。在标准状态下是白虎加人参汤，如果身体里面原本就有湿气，汗出后湿气留下变成浊气，而浊邪化热时用竹叶石膏汤。

　　太阳中暍，身热疼重，而脉微弱，此以夏月伤冷水，水行皮中所致也。一物瓜蒂汤主之。（28）

一物瓜蒂汤方

瓜蒂二十个

上锉，以水一升，煮取五合，去滓，顿服。

　　此条论述了暍病夹湿的证治。"太阳中暍，身热疼重，而脉微弱，此以夏月伤冷水，水行皮中所致也"，提示外环境热导致血管、皮肤开始扩张，细胞开始兴奋，身体发热，然后饮食生冷或受冷，导致体表的毛细血管网收缩，最终导致了机体外热内寒，引起了皮肤的蚁行感。细胞兴奋增强应当用白虎汤，胃肠道有寒时用生姜、甘草、大枣，体表的毛血管收缩需用桂枝，故治疗应当选用白虎汤加桂枝汤。此处张仲景索性用一个办法，即刺激呕吐。用呕吐的方法把胃里的寒饮排出，而呕吐的同时也可以引起发汗反应，可把体表痉挛的毛细血管打开。所以张仲景比我们想象的更有智慧，他将复杂的问题用最简单的办法即吐法来解决。

　　瓜蒂散可解决好多问题。张仲景用药出神入化，既有章法，也有奇思妙想。用药总能出乎我们的意料之外，但又在情理之中。我们在平常学习工作当中，也要有这种想法，包括一个团队里面工作、与人交往，应方圆之间，进退有章。

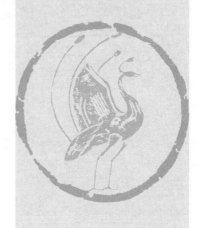

百合狐惑阴阳毒病脉证治第三

百合病是以长期精神恍惚不定、口苦、小便赤、脉微数为特征的一类病症,"百脉一宗,悉致其病"为其病机,在西医学中 Q 热病多有此表现。狐惑病常表现出以咽喉、二阴溃烂,后期见目赤为主症,伴见精神恍惚等症状,主要由虫毒所致,如恙虫病。阴阳毒由疫毒感染引起,以咽痛、发斑为主症,伴有精神异常,如出血热、鼠疫等疾病在症状上多有此病之表现。三病均属热性病范畴,且三者在症状上都有变幻无常的神志方面的症状,在病理改变上都与毛细血管的炎症有关,故置于一篇讨论。

一、百合病

论曰:百合病者,百脉一宗,悉致其病也。意欲食,复不能食,常默默,欲卧不能卧,欲行不能行,欲饮食,或有美时,或有不用闻食臭时,如寒无寒,如热无热,口苦,小便赤,诸药不能治,得药则剧吐利,如有神灵者,身形如和,其脉微数。每溺时头痛者,六十日乃愈;若溺时头不痛,淅然者,四十日愈;若溺快然,但头眩者,二十日愈。其证或未病而预见,或病四五日而出,或病二十日,或一月微见者,各随证治之。(1)

"百合狐惑阴阳毒"依然讨论的是特殊的外感发热性疾病。这三个病放在一起。百合病的表现特别多,但有一条,它是个发热类疾病,它的热可能是高热,也可能不是高热,它如寒无寒,如热无热。它的热程很长,病程偏长,会达到 60 天以上,也就是发烧到两个月以上。它的临床表现复杂多变,它的热程相对较长,这个病的预后较好,不会是死证。百合病的预后较好,考察一下,符合这三个条件的外感发热病,我们把它锁定到 Q 热。与百合病相类似,在抗生素发明之前,Q 热的热程就是比较长,急性发病的会烧3周，3周后身体强壮的人身体自身产生免疫，产生抗体后就会进入康复期。如果是迁延，会烧1～2个月，慢性病甚而会烧到3个月，所以把这个病定位在Q热。但这个病大部分在疾病的过程中，身体会产生抗体，有自愈趋势，不会转为危重。但是它临床表现复杂，不好辨证，治疗也很复杂，用吐法、下法、汗法，也可能会加重，在古代没有抗生素的条件下，得把这个患者维护到自愈为止。怎么维护呢？不要让他的机能过于衰竭，这是其治疗特点。所以在发病开始的时候，依然要考虑六经辨证，因为这是一个长程发病，时时考虑保护胃气，保护阳气，这是其普遍规律，但是它有自身特殊性，张仲景提出来两个办法，一类是以百合类方进行治疗，一类是以天花粉和牡蛎的组合即栝楼牡蛎散进行治疗。为什么这么用呢？是因为这种病，我们除了用柴胡类方、乌梅类方调节应激反应，走少阳厥阴调节应激，还可以解决迷走神经和副交感神经这个系统，就是通过肺主治节来进行治疗。用百合洗方，以百合为主，同时用地黄时降低交感神经的反应性。第一个方子给出百合鸡子黄汤，鸡子黄是营养物质，增加水谷精微的，发热是个消耗性疾病，百合里面有营养物质，又能对抗交感神经的兴奋性，这就是很好的镇静类营养药物。栝楼根呢，生津液、濡养经脉，牡蛎收敛正气，用降低能量代谢的办法，为我们后世治疗焦虑提供了很好的范式。有的广泛性焦虑患者可以找到焦虑的最原始病灶和诱因，有的就找不着。发病过程中，由一个局部的病灶诱发全身一系列的应激反应，牵扯进来的脏器越来越多，我们把它叫作广泛性焦虑。广泛性焦虑有时候很难治疗，很难找到切入点，与这个百合病有症状和机理上类似的地方。百合病发病后引起感染，引发的长程发热，会使很多器官参与进来，产生非常多的症状表现。广泛性焦虑和Q热有相类似的地方，它们的预后好，不会太差，所以我们用张仲景的思路去治疗广泛性焦虑，可以用前人治疗Q热的经验来治疗广泛性焦虑。

此条论述了百合病的病因、病机、症状和预后。百脉一宗，指出身体的循环系统，即动静脉系统实际上是循环无端的，局部病变可以引发全身疾病，故曰百脉一宗。"意欲食，复不能食，常默默，欲卧不能卧，欲行不能行，欲饮食，或有美时，或有不用闻食臭时，如寒无寒，如热无热，口苦，小便赤，诸药不能治，得药则剧吐利，如有神灵者，身形如和，其脉微数。"提出百合病的具体症状为：想吃饭又不能吃，常常自言自语、嘟嘟囔囔不知道在说什么；想睡觉又不能睡，想走路却走不了；服药后胃肠道反应增加；身形很正常；表现出似是而非、恍惚去来、变幻不定等症状。口苦、小便赤、脉微数，指出了百合病客观存在的症状，反映出体内阴虚内热之证。"每溺时头痛者，六十日乃愈；若溺时头不痛，淅然者，四十日愈；若溺快然，但头眩者，二十日愈"，指出了百合病的预后。若小便时头痛者，疾病会持续六十天痊愈，提示患者病情较重，病程较长；若小便时头不痛，仅有恶风（寒）者，疾病持续四十天痊愈；若小便畅快，仅有头目眩晕者，疾病则持续二十天痊愈，提示患者病情轻，病程短。有的患者会出现排尿性晕厥，或排尿后寒战，这是因为膀胱充盈时腹压增高，身体压力中枢会对血管、肌筋膜的张力进行调节，而小便后腹压突然降低，压力中枢调节不及时，就会出现晕厥。小便时头痛者，也是因肌筋膜压力中枢调节障碍引起的。

百合病用攻法治疗时会导致腹泻，用吐法治疗时会使胃肠道功能更加紊乱。临床治疗百合病时很多医生会用柴胡类方，实际上是不对症的。

"但头眩者，二十日愈。其证或未病而预见，或病四五日而出，或病二十日，或一月微见者，各随证治之"，提示在遇到这种情况的时候，治疗时可等同于百合病。如果遇到排尿性晕厥反复发作的患者，其病机也是身体的调节中枢不能随时迅速地对机体变化做出反应，所以可以用百合；若交感神经的兴奋张力比较高，或迷走神经和副交感神经张力弱，也可以用百合来解决。

百合病，发汗后者，百合知母汤主之。（2）

百合知母汤方

百合七枚（擘）　知母三两（切）

上先以水洗百合，渍一宿，当白沫出，去其水，更以泉水二升，煎取一升，去滓；别以泉水二升，煎知母，取一升，去滓，后合和，煎取一升五合，分温再服。

此条论述了百合病误用汗法后的证治。条文指出有的百合病是因患者用汗法治疗原发病后引起的，如患者原发有发热、恶寒、身疼痛症状，用麻黄汤、葛根汤或桂枝汤等汗法治疗后，原发病治愈，但病情没有按照六经的转归进入恢复期，而是出现了百合病，此时用百合知母汤治疗。百合病症状复杂多变，一些症状与西医学中的神经官能症或者轻度焦虑症状类似，脉诊后左脉较平和，右脉寸部浮弱、关部脉微滑，此时即用百合知母汤治疗。

知母有滋阴清热的作用。汗液多来源于消化道中的津液，发汗会减少消化道津液，用知母可起到滋阴的作用。有虚热者用知母；若右关部脉浮滑而弱者，亦可用知母。

百合知母汤中百合量较大，即七枚，小量效果不佳，我在临床一般用50克。百合有药食同源的作用。百合要洗，因为百合是百合科的，像葱头一样有鳞状的叶片，不用水泡的时候很难掰开，用水泡后鳞片里的小芽就会开始生长，水上面就会出现白沫，就容易掰开了。很多人认为百合有毒，其实没有很大的毒，生吃后会感觉特别甘凉，但吃多了容易不消化，胃里会有沉闷感。百合知母汤中的百合和知母需要分开煮，然后再和起来一起吃。

百合病，下之后者，滑石代赭石汤主之。（3）

滑石代赭汤方

百合七枚（擘） 滑石三两（碎，绵裹） 代赭石如弹丸大一枚（碎，绵裹）

上先以水洗百合，渍一宿，当白沫出，去其水，更以泉水二升，煎取一升，去滓；别以泉水二升煎滑石、代赭，取一升，去滓；后合和重煎，取一升五合，分温服。

此条论述了百合病误用下法的治法。百合病用下法治疗后导致中焦正气不足，邪气相乘，继而出现胃气上逆症状，此时用旋覆代赭汤治疗。伤寒中很多疾病用下法后都会出现胃气上逆的情况，这种情况下都可以用旋覆代赭汤。

经方扶阳三十年
金匮要略教程

此处为滑石代赭汤，含百合、滑石、代赭石三味药。滑石和知母有清热的作用，同时滑石还可以利湿气，代赭石有降胃气作用。此条文中张仲景提出了一个治疗思路，即在降胃气的同时清利湿热。如果出现胃气虚弱的症状，则辨证加入人参、生姜、甘草、大枣治疗。

另外，滑石代赭汤还可以治疗头面部虚火引起的牙痛。气逆时会有代谢的异常以及代谢产物的堆积，体现出虚火的症状，此时不需要清火，用代赭石降胃气治疗根本。此方用于治疗疲劳以后的虚火牙痛非常有效，患者牙痛较轻，仅有胃气上逆、上冲的情况，此时就用旋覆代赭汤治疗，如果尺部脉上冲，可加磁石。

此类百合病患者因气上逆，故临床中寒药、热药均不能吃。胃肠功能紊乱是因为迷走神经功能紊乱引起的，用百合解决迷走神经功能紊乱问题，用滑石、代赭石、磁石降气机，胃脘气机上逆的情况缓解，消化功能恢复，精神正常。服用滑石代赭石汤治疗后可以给予与百合地黄汤相对应方子辨证治疗，可以用百合加甘麦大枣汤，因为甘可以缓。用百合加甘麦大枣可以治疗轻中度焦虑伴抑郁，如老年人、更年期妇女出现神神叨叨、坐卧不安、焦虑、悲伤想哭的症状时就可以用这个方子，应注意百合用量约为50克才有效果。

百合病，吐之后者，用后方主之。（4）

百合鸡子汤方

百合七枚（擘）　鸡子黄一枚

上先以水洗百合，渍一宿，当白沫出，去其水，更以泉水二升，煎取一升，去滓，内鸡子黄，搅匀，煎五分，温服。

此条论述了百合病误用吐法后的治法。百合病误用吐法后会使胃黏膜上的黏液、保护层都充血受损，用药后会刺激，故用鸡子黄减少药物对胃黏膜的黏液及保护层的刺激，也可以用牛奶代替鸡子黄。在治疗百合病的时候，应注意通过脉诊辨病辨证。

百合鸡子黄汤方，鸡子黄是营养物质，可增加水谷精微，百合病的发热是消耗性疾病，百合里既含有营养物质，又能对抗交感神经的兴奋性，即为很好的镇静类营养药物。

百合病，不经吐、下、发汗，病形如初者，百合地黄汤主之。(5)

百合地黄汤方

百合七枚（擘）　生地黄汁一升

上以水洗百合，渍一宿，当白沫出，去其水，更以泉水二升，煎取一升，去滓，内地黄汁，煎取一升五合，分温再服。中病，勿更取。大便当如漆。

此条论述了百合病的正治法。

百合地黄汤方，地黄清肝滋肝，清即降低交感神经的兴奋性，滋肝可降低大脑皮层－下丘脑－脑垂体－肾上腺的兴奋；百合降肺气，降肺解决迷走神经张力低下的问题，让虚性兴奋也得到抑制，迷走神经的功能也得到增强。地黄可解决左脉的热证，生地黄解决左脉的热，熟地黄解决左脉的虚。此处用生地黄降低肾上腺轴的虚性反应。先将生地黄绞出汁，百合熬好后倒入生地黄汁服用。现代药理学研究显示，百合可以促进支气管分泌，让黏腻的痰变得稀薄。因此，肺燥时可以用百合治疗。另外，百合可以对抗交感神经兴奋性的增强，对抗应激性损伤。百合还有一定的降糖作用，对于上消疾病，如口干、咽燥、想喝水、血糖增高等症状有很好的改善作用。而且糖尿病与应激、肾上腺轴有关，百合对抗肾上腺轴兴奋，也可使血糖下降。

临床中可以通过治肝来治疗情感障碍方面的疾病，还可以从肺和脾胃入手治疗，还可以通过暖肾治疗。肾气充足，应激反应就强，能够较容易地对抗负性事件。有实验研究巴戟天寡糖治疗轻中度抑郁疾病，就是在这个机制背景下研究的。抑郁症的治疗可以通过抑制其反应，也可以通过增强应急能力，所以用温阳的办法来治疗抑郁症。治疗焦虑通过脉诊辨证等也可选用百合，百合地黄汤的脉象为右寸上浮而弱，左脉弱、关部数细，则用地黄来滋；肺气不降，右关上浮而弱上鱼际，则用百合降肺气。

百合病一月不解，变成渴者，百合洗方主之。（6）

百合洗方

上以百合一升，以水一斗，渍之一宿，以洗身。洗已，食煮饼，勿以盐豉也。

此条论述了百合病病久变成渴者的治法。若只是口渴症状，可单独用百合一升治疗。条文中"洗身"有争议，此处认为是洗百合，洗完百合后熬成汤药服用，而并不是用来清洗身体。

百合病，渴不差者，用后方主之。（7）

栝楼牡蛎散方

栝楼根　牡蛎（熬）等分

上为细末，饮服方寸匕，日三服。

此条论述了百合病口渴不愈的治法。百合病口渴用百合治疗不愈时，可用栝楼牡蛎散方治疗。方中栝楼根既可生津液又有强壮功效，牡蛎可敛神。此时病证并非肺气不降，而是胃中有虚热，因此用栝楼根清阳明经虚热。此时脉诊为右脉浮、大、弱，寸部脉浮而弱，关部脉浮、弱、滑，尺部脉浮而弱。

百合病，变发热者（一作发寒热），百合滑石散主之。（8）

百合滑石散方

百合一两（炙）　滑石三两

上为散，饮服方寸匕，日三服。当微利者，止服，热则除。

此条论述了百合病发热的治法。百合病出现发热症状时，用百合、滑石治疗。发热提示有湿气，此时不用汗、吐、下法治疗，而用淡渗利湿的方法利湿气，即用滑石清热利湿，使湿气从小便排走。若脾虚有湿气时可用苍术化湿气，配伍百合敛肺气。也可辨证使用百合和佩兰，或者百合和白蔻，甚至用百合和藿香正气散。

百合滑石散方中滑石和百合的用量比例是 3∶1，百合滑石散对应的脉象是寸部脉浮而弱或浮而滑，滑石有清热利湿的功效。六一散，又叫天一散，方中甘草和滑石的用量比例是 6：1，通过利湿以生水，即将胃中水气、浊气排出后，消化道分泌消化液的功能恢复，可治疗口干症状，也可根据不同情况选用知母、天花粉、滑石、白术、苍术、佩兰、藿香、白蔻仁等药物辨证治疗。用淡渗利湿的方法利体内湿气时，若有热象则用滑石，若有寒象则用苍术。

百合病，见于阴者，以阳法救之；见于阳者，以阴法救之。见阳攻阴，复发其汗，此为逆；见阴攻阳，乃复下之，此亦为逆。（9）

此条论述了百合病的治疗原则。即百合病见了阴者与阳法，见了阳者与阴法。只要右脉不收，就可以统称百合病，可按六经来治疗。

百合病虽然临床表现复杂多变，但都有发热的症状，可能是高热，也可能不是高热，如寒无寒，如热无热，热程、病程均偏长，约两个月以上。百合病的预后较好，不会是死证，也不会发展为慢性迁延性、亚急性发病。三阴病中，太阴病是正气损伤，脾胃功能受损，会表现为慢性发病；少阴病是急性危重，会危及生命；厥阴病则会迁延成亚急性发病，而百合病的预后较好。西医学中的 Q 热与百合病相类似，在抗生素发明之前，Q 热的热程比较长，约为 3 周，3 周后身体强壮的患者自身会产生免疫、抗体，然后进入康复期。如果病情迁延，则会发烧 1～2 个月，慢性病甚而会发烧 3 个月，此时为百日热。Q 热和百合病在疾病发展过程中，身体会产生抗体，有自愈的趋势，不会转为危重。但是临床表现复杂，很难准确地辨证治疗，用吐法、下法、汗法治疗，也可能会加重病情，故在用抗生素之前，不要让患者的机能过于衰竭，把患者维护到自愈为止。所以在发病开始的时候，依然要考虑六经辨证，因为它是长程发病，应时时考虑保护胃气，保护阳气，百合病有普遍规律，也有特殊性。

二、狐惑病

狐惑病是以咽喉、口腔、眼及外阴溃烂为主证，并见精神恍惚不安等为主要表现的一种疾病。其总体病机是内为阴寒，局部有湿热。与西医学中的感染恙虫病或白塞综合征（眼、口、生殖器三联综合征）类似。白塞综合征是毛细血管自体免疫性的炎症，被认为是机体免疫系统疾病，可以侵蚀黏膜，也可以侵蚀血管壁，病情轻者反应在口腔、眼睛、生殖器的黏膜上，严重者就会因大脑白质的病变而出现精神病变。

狐惑之为病，状如伤寒，默默欲眠，目不得闭，卧起不安，蚀于喉为惑，蚀于阴为狐，不欲饮食，恶闻食臭，其面目乍赤、乍黑、乍白。蚀于上部则喝，甘草泻心汤主之。（10）

甘草泻心汤方

甘草四两　黄芩三两　人参三两　干姜三两　黄连一两　大枣十二枚　半夏半斤

上七味，水一斗，煮取六升，去滓再煎，温服一升，日三服。

此条论述了狐惑病的证治，甘草泻心汤可作为治疗狐惑病的总方。狐惑病患者机体内有浊气，有湿，有热，有阳气不足的情况，用泻心汤类方治疗此类疾病见效很快，可作为治疗溃疡的一个思路。

在具体治疗时，应辨证选择用药，灵活使用甘草泻心汤。若正在发病，有溃疡时用黄连、黄芩；若在缓解期要去除弥漫的湿邪时，可用滑石、苍术；若患者体内有痰浊时，可用生半夏、胆星、白芥子，还可以用牵牛子。

甘草泻心汤方的药物组成为甘草、黄连、黄芩、半夏、人参、干姜、大枣，其中甘草的用量最大，为四两，黄芩、黄连用量一共为四两，干姜量为三两，以避免免疫反应增强。大量的甘草会有类似类皮质激素样的作用，可缓解免疫反应，降低免疫反应性，加快溃疡的愈合。若有血管痉挛的情况，则加附子；若有血管炎症情况，可用牡丹皮，也可用芍药配伍治疗。在急性发作期用大量温热的药会使机体免疫反应增强，用少量或中量的附子都会使患者上火，导致溃疡难以愈合，但在极端的情况下用大量的附子则会降低机体免疫反应性，病情会快速恢复，所以这种疾病要用温阳的办法来治疗。

但是也不要一味地用温阳的办法治疗，因为疾病的病因比较复杂，机体内有浊气、热、湿气等邪气，所以此病在早期用甘草泻心汤的效果较好，而在疾病晚期则效果不佳，但可以改善症状。

蚀于下部则咽干，苦参汤洗之。（11）

苦参汤方

苦参一升

以水一斗，煎取七升，去滓，熏洗，日三服。

此条论述了狐惑病蚀于前阴的治法。狐惑病出现外阴溃疡时用苦参汤清洗，则可改善症状。

蚀于肛者，雄黄熏之。（12）

雄黄

上一味为末，筒瓦二枚合之，烧，向肛熏之。

此条论述了狐惑病蚀于肛门的治法。狐惑病出现肛门反复溃疡时，则用雄黄熏。

狐惑病最轻的病症为口腔溃疡，病因是以寒为主的寒热错杂，治疗后效果较好，内有久寒的患者可以加吴茱萸，但用量需大，约30克以上，吴茱萸用量小时会增加溃疡的发生。

治疗单纯性的口腔溃疡，在辨证准确的情况下我们可以把一些反药辨证配伍使用，如半夏、白及、白蔹配伍附子。附子性散，走行血管、微循环，可以将湿气、浊气通过微循环排出。使用干姜、附子时，为避免其过度外散，要配伍甘草同用以缓其散。半夏、瓜蒌、白及、白蔹等药物分别针对不同的邪气类型，如半夏针对比较稀薄、无形的湿浊；瓜蒌针对浊邪，即不能流动且比较有形的湿气，在痰黏、痰不利时使用；若脉诊后发现有形、无形的湿浊都有，则瓜蒌、半夏同时使用；使用半夏时，为避免过于燥，可配伍偏润的贝母；白及对黏膜有保护作用，有很好生肌长疮的效果。脉诊后通过辨别浊邪的程度选择用药，如果有弥散的湿气则用茯苓，如果偏浊则用白术，如果浊邪黏度偏高则用半夏，如果浊邪黏度较高、浊邪不利时则用瓜蒌，如果浊邪不利较严重则用贝母，如果浊邪黏度很高时则用蜀漆。

病者，脉数，无热，微烦，默默但欲寐，汗出，初得之三四日，目赤如鸠眼；七八日，目四眦（一本此有黄字）黑。若能食者，脓已成也，赤豆当归散主之。（13）

赤豆当归散方

赤小豆三升（浸令芽出，曝干）　当归三两

上二味，杵为散，浆水服方寸匕，日三服。

此条论述了狐惑病湿热毒结成脓的治法。"默默但欲卧"提示为少阴病。"目四眦黑"，即目内眦、外眦全变黑了，提示一方面有阳气的消耗，另一方面有湿浊。"已然能食者，脓已成也"，脓没成时有湿热，正邪交争，所以不想吃东西。治疗脓时，若脓比较表浅则用赤小豆当归散，脓未成时用术附汤，脓成后用桔梗排脓治疗。赤豆当归散方中的赤小豆要先发芽，发芽后表示有生发之气，能把肠道中的湿气排出，此时的脓较表浅，从肠道易排出。

用赤小豆当归散治疗表浅的脓，当归带着赤小豆进入血液循环系统，从循环系统把血管中的湿气排出，如果身体很虚弱时可配伍黄芪使用；如果脓比较深时，则用炮附子和白术或苍术治疗；如果脓更深时，则用阳和汤。

三、阴阳毒病

阳毒之为病，面赤斑斑如锦文，咽喉痛，唾脓血，五日可治，七日不可治，升麻鳖甲汤主之；阴毒之为病，面目青，身痛如被杖，咽喉痛，五日可治，七日不可治，升麻鳖甲汤去雄黄、蜀椒主之。（14）

升麻鳖甲汤方

升麻二两　当归一两　蜀椒一两（炒去汗）　甘草二两　雄黄半两（研）　鳖甲手指大一片（炙）

上六味，以水四升，煮取一升，顿服之，老小再服，取汗。

此条论述了阴阳毒的病证、治疗及预后。"面赤斑斑如锦文"，即面部充血、咽喉痛、唾脓血，这些症状在西医学急性传染病里的鼠疫和出血热中有。在临床上，用升麻麻黄汤、升麻鳖甲汤等办法可治疗斑疹伤寒、猩红热、丹毒等。

升麻鳖甲汤方中主要的药物是升麻。在临床治疗时鳖甲用量多为30克左右，鳖甲和当归和升麻配伍，当归和升麻用量都较大，因此，鳖甲用手指甲大一片量太小，效果不佳。

疾病若为阴证，则用升麻鳖甲汤去雄黄和蜀椒治疗。黄连、黄芩、黄柏、大黄等都可解毒，但最好的解毒药是升麻和雄黄，两味药配伍可以治疗烈性传染病。烈性传染病患者上半身多为热性表现，其上半身血液供应较旺，上半身的免疫反应也特别严重，而升麻是辛凉清热解毒的，可降低上半身的热性反应，同时可以中和上半身血液中充斥的毒素，使毒素反应减低，所以用升麻解毒。

升麻的解毒机制并非是杀灭体内的微生物，而是将体内的毒性反应降低，减轻机体对疾病的刺激，从而缓解疾病的发展。等机体产生免疫反应时，一方面机体自身会产生抗体杀灭微生物，另一方面机体内微生物繁殖的条件被破坏，导致微生物失活且不再繁殖，达到解毒的效果。相较于西医学解毒药物来说，减少了药物对机体的损害。中医治疗此类烈性传染病用升麻，但临床上一般用量为60克以上，才可达到治疗的效果。

升麻鳖甲汤方中雄黄也起到解毒的作用。雄黄重坠，性热而趋下，而升麻趋上，两药配伍通过上下两端解除全身的毒素，这是一个治疗烈性传染病的终极处方。此处说明烈性传染病的传播特性和六经传播的特性不一样。"阴毒之为病，面目青，身痛如被杖"，提示寒在血管，体表的血管收缩则说明病证在深部。故治疗时去雄黄和蜀椒，用鳖甲将药物带到深部治疗。方中用当归说明阳毒和阴毒都是血管的病变，病在血分。

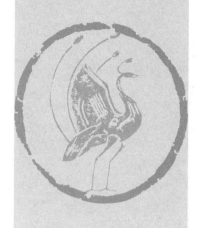

疟病脉证并治第四

西医学中的疟疾是由疟原虫感染导致的一类疾病，通常有间歇热的症状表现。然而在古代，中医学所讲之疟病，却是对有"间歇性发热"这一临床表现的所有疾病的统称，既包括了我们现代所讲的疟疾，也包括了急性肾盂肾炎、淋巴瘤、布鲁氏菌病等以"间歇热"为临床表现的感染或非感染性疾病。

我们以疟疾为例进行说明，疟疾是一种虫媒传染病，是经雌性按蚊叮咬或输入带有处于感染阶段疟原虫血液，感染疟原虫所致。现感染人类的疟原虫主要有四种，即间日疟原虫、恶性疟原虫、三日疟原虫和卵形疟原虫，我国主要是间日疟原虫和恶性疟原虫。传播疟疾最重要的是中华按蚊，为平原区间日疟传播的主要媒介，有一定的地域性，我国古人在夏天时会移居高山上，以躲避中华按蚊。

中华按蚊携带有疟原虫，多次叮咬人体后疟原虫进入体内，寄生在红细胞内进行繁殖，释放出大量的裂殖子破坏红细胞，同时引起红细胞破裂，大量的裂殖子与疟原虫的代谢产物一同进入血浆，引起了疟疾的病理变化。

首先会刺激机体发热，发热反应有间日疟和三日疟，即隔一天引起一次发烧或三日发烧一次。因疟原虫裂殖子成熟及释放的时间不同，所以疟疾的发作时间也随之而异，即没有明显的发热规律。

其次疟原虫大量繁殖会引起红细胞的破裂，脾脏有清除血中的异物、抗原及衰老的血细胞的作用，大量衰老的红细胞加重了脾脏的负担，引起脾肿大。另外，肝脏是一个丰富的血窦，血液中有大量的裂殖子在运行，最终会在肝脏停留，进入到肝血窦，肝血窦中红细胞不断地繁殖、破裂，裂殖子进入血液当中，引起血浆成分的改变，同时刺激肝血窦引起一系列的炎性反应，导致肝脏肿大，炎症时间过久会形成肝硬化，所以疟疾的并发症有肝脾大。

从中医辨证认为疟疾是半表半里证，从血管层面来讲，红细胞为里，血浆是红细胞的外部生存环境，为半表半里，这个时候刺激了半表半里，引起寒战和发热交替出现，即少阳发热，所以我们在治疗上要对因治疗和辨证治疗。对因治疗，我们目前没有对应的药物，仅仅提到了青蒿素。但是在辨证治疗上我们有很多的方剂可以选择使用，如《伤寒论》里的柴胡类方、乌梅丸、当归四逆汤等。

半表半里有很多由黏蛋白组成的组织，组织发生病变后，一些黏蛋白就变性了。较轻时会形成黏液性水肿，这时用泽泻散治疗，较严重时会有痰浊胶固，如半表半里的淋巴瘤，即霍奇金或者非霍奇金淋巴瘤，这时临床上通过半表半里的办法来治疗，效果都很好。这是对疟疾的概论。

师曰：疟脉自弦，弦数者多热，弦迟者多寒。弦小紧者下之差，弦迟者可温之，弦紧者可发汗、针灸也，浮大者可吐之，弦数者风发也，以饮食消息止之。（1）

此条论述了疟病的脉证及治法。"疟脉自弦"，提示疟病的脉，都有一个共同的特征就是弦脉，病在半表半里即为弦脉。"弦数者多热，弦迟者多寒"，提示脉弦数多为少阳病，弦迟多为少阳和太阴的合病；"弦小紧者下之差"，这里的下法需要注意，脉小紧者，提示体内郁热太盛，也可能脉不紧，而是脉微细但欲寐，可以用麻黄附子细辛汤、乌梅丸加吴茱萸等辨证治疗，用温化的办法，把半表半里的机能激发起来，让其自然出现腹泻，而非用硝黄之类的泻下药；"弦迟者可温之"，迟则为阳气虚，此时要用温药；"弦紧者可发汗针灸也"，提示脉为紧脉时，除了可以用柴胡附子细辛汤或者麻黄附子细辛汤等温化的办法治疗外，也可以用针灸发汗治疗。"浮大者可吐之"，因为祛病只有三条路，汗、吐、下法，用麻黄剂可以引起发汗也会引起吐，向外向上发出去，故浮大者用吐法。"弦数者风发也"，提示脉弦数有两种情况，一种是少阳经有热，还有一种情况是少阳与阳明同病，阳明经有热，可以用大柴胡汤治疗。"以饮食消息止之"，指出疟病治疗时应重视胃气，根据患者饮食情况、胃气的情况，以及兼夹病症，辨证选择治疗方法。

在《肘后备急方》中用青蒿治疗疟病，此为对因治疗。而《金匮要略》中治疗疟病是通过辨证用药改善身体内环境，祛除疟原虫适宜的生存环境，使机体不再发病，此为辨证治疗。若对因治疗与辨证治疗结合使用，可能效果会更好。

病疟，以月一日发，当以十五日愈，设不差，当月尽解。如其不差，当云何？师曰：此结为癥瘕，名曰疟母，急治之，宜鳖甲煎丸。（2）

鳖甲煎丸方

鳖甲十二分（炙）　乌扇三分（烧）　黄芩三分　柴胡六分　鼠妇三分（熬）干姜三分　大黄三分　芍药五分　桂枝三分　葶苈一分（熬）　石韦三分（去毛）厚朴三分　牡丹五分（去心）　瞿麦二分　紫葳三分　半夏一分　人参一分　䗪虫五分（熬）　阿胶三分（炙）　蜂巢四分（炙）　赤硝十二分　蜣螂六分（熬）　桃仁二分

上二十三味，为末，取煅灶下灰一斗，清酒一斛五斗，浸灰，候酒尽一半，着鳖甲于中，煮令泛烂如胶漆，绞取汁，内诸药，煎为丸，如梧子大，空心服七丸，日三服。（《千金方》用鳖甲十二片，又有海藻三分，大戟一分，䗪虫五分，无鼠妇、赤硝二味，以鳖甲煎和诸药为丸）

如果没有治愈，连续治疗一个月就控制住了。如果一个月后仍未治愈，此时就形成了疟母，即癥瘕，此时疾病病位就不完全在血液循环系统了。疾病此时进入亚急性或者慢性期，而肝脏血液循环较好，疟母可以长时间存活，即引起了肝脾肿大，治疗较困难。如果在红细胞破裂很少的时候及时治疗，则不会引起肝脾肿大的症状。

此处提出疟母宜用鳖甲煎丸治疗，此方对肝脾肿大尤其是早期的肝脾肿大效果很好。鳖甲煎丸为柴胡桂枝干姜汤再配伍软坚、活血、利湿的药物，在临床上对于肝硬化、肝癌、肿瘤的治疗有很好的指导意义。鳖甲煎丸方中药物组成为：鳖甲、乌扇、黄芩、柴胡、鼠妇、干姜、大黄、芍药、桂枝、葶苈、石韦、厚朴、牡丹、瞿麦、紫葳、半夏、人参、䗪虫、阿胶、蜂巢、赤硝、蜣螂、桃仁。方中用较多的虫类药物以活血利水，如鼠妇有很好的利湿气作用，鼠妇、蜣螂走行血分、络脉，将瘀血、湿毒、湿邪从微循环排出体外。同时配伍瞿麦、石韦以利小便，大黄、赤硝以利大便。此方是在柴胡桂枝理中汤的基础上配伍利大便、利小便、活血化瘀的药物，因此是临床治疗肝脾肿大很好的方剂。

鳖甲煎丸的做法为先用清酒熬鳖甲，待熬出鳖甲胶后把其他的药物放入再继续熬，使其浓缩直到做成丸药。临床上可以用此方治疗肝硬化。因为肝硬化有肝细胞变性，有结缔组织、纤维组织的增生，纤维组织增生就会有半表半里的痰浊，同时内部气化不足，故用鳖甲煎丸治疗。在我们身体中所有的增生、结节的病理变化都与此类似，所以此方经过具体辨证加减后治疗增生、结节也非常有效。

师曰：阴气孤绝，阳气独发，则热而少气烦冤，手足热而欲呕，名曰瘅疟。若但热不寒者，邪气内藏于心，外舍分肉之间，令人消铄脱肉。（3）

此条论述了瘅疟的病机和证候，此条文应为《黄帝内经》的体例。"阴气孤绝，阳气独发"，提示寒邪凝于内、阳气浮于外；"则热而少气烦冤"，此处热是虚阳于外、阳气浮越导致的，同时阴寒内结则引起少气。此处为内寒外热，"若但热不寒者，邪气内藏于心，外舍分肉之间，令人消铄脱肉"提示还有一种情况，即邪气实际是阴寒内结，外舍分肉之间，故但热不寒。

温疟者，其脉如平，身无寒但热，骨节疼烦，时呕，白虎加桂枝汤主之。（4）

白虎加桂枝汤方

知母六两　甘草二两（炙）　石膏一斤　粳米二合　桂（去皮）三两

上锉，每五钱，水一盏半，煎至八分，去滓，温服，汗出愈。

此条论述了温疟的证治。疟疾既有普遍性也有特殊性，普遍性即为半表半里证，可以用八个柴胡的方剂、乌梅丸、当归四逆汤等辨证治疗。同时疟疾也有特殊性，即为温疟。疟疾本身的症状是寒热往来，机体体温从正常升高的过程中会出现寒战，体温升高后继而出现发热，但疟原虫反复感染，每一次的裂殖子释放叠加，所以只出现发热而不出现寒战症状。而且机体寒战产热时，散热体系关闭，产热体系增加，导致持续高热，达到一定程度时会降低或杀死裂殖子的活性，然后出现烧退的情况。当下一次裂殖子释放时又会引起机体寒战、高烧、烧退，如果两次裂殖子释放间隔时间较短，这时机体不需要通过寒战让体温往高升，而是直接使裂殖子刺激产生高热，因此此时不会出现恶寒与高热交替出现的情况，而是发热弛张，此即为温疟，用白虎加桂枝汤治疗。即用白虎汤清胃热，用桂枝甘草汤通心阳，临床治疗痹症时也可用白虎加桂枝汤。

"骨节烦疼"，提示此证为表证；"身上但热无寒"，说明此时不仅仅是少阳病，而是疟疾病情发展出现了阳明病的表现，即出现了持续发热的情况，表现出口大渴、身大热、汗大出等症状，此时用白虎加桂枝汤治疗。

疟多寒者，名曰牝疟，蜀漆散主之。(5)

蜀漆散方

蜀漆（洗去腥）　云母（烧二日夜）　龙骨等分

上三味，杵为散，未发前以浆水服半钱。温疟加蜀漆半分，临发时服一钱匕。（一方"云母"作"云实"）

此条论述了牝疟的证治。多热者为温疟，而多寒者为牝疟。牝疟为寒证，表现出寒战多、发热少的症状。其病理机制为体内结缔组织产生的较多黏蛋白，即黏痰阻遏和耗损体内的阳气，导致机体没有多余的阳气来对抗疟疾的发热反应，引起寒战多、发热少的症状出现。因此，此时把阴寒的痰排出体外是解决疾病的关键，故用蜀漆散来治疗。临床治疗牝疟时常会用两个化痰的药物，即云母、蜀漆。蜀漆是很好的祛痰药，较黏且难祛除的痰就用蜀漆，服用蜀漆后消化道的黏膜分泌增多，黏痰从上吐出或从下排出。蜀漆药味特别腥，沾到皮肤很容易过敏，引起充血发痒，故服用后胃肠道的反应会特别重，很多患者难以接受。目前多数药房没有蜀漆，在使用蜀漆时需要先把蜀漆里的挥发成分烤干，服用后反应会减轻。

附《外台秘要》方

牡蛎汤　治牡疟。

牡蛎四两（熬）　麻黄四两（去节）　甘草二两　蜀漆三两

上四味，以水八升，先煮蜀漆、麻黄，去上沫，得六升内诸药，煮取二升，温服一升，若吐，则勿更服。

柴胡去半夏加栝楼汤　治疟病发渴者，亦治劳疟。

柴胡八两　人参三两　黄芩三两　甘草三两　栝楼根四两　生姜二两大枣十二枚

上七味，以水一斗二升，煮取六升，去滓，再煎取三升，温服一升，日二服。

柴胡姜桂汤　治疟寒多微有热，或但寒不热。（服一剂如神）

柴胡半斤　桂枝三两（去皮）　干姜二两　黄芩三两　栝楼根四两　牡蛎三两（熬）　甘草二两（炙）

上七味，以水一斗二升，煮取六升，去滓，再煎取三升，温服一升，日三服，初服微烦，复服汗出便愈。

此附方提出了牡疟、劳疟的治疗方剂。牡蛎汤和蜀漆散类似，都用于治疗牡疟，即患者表现出近有寒战而无发热的症状，此处提示我们很多阴寒证有怕冷的表现并非是因为阳气不足，而是因为有顽痰在体内，故在治疗表闭、寒凝的情况时可用蜀漆散、牡蛎汤等化顽痰的方药配伍汗法的方药辨证治疗。

柴胡去半夏加栝楼汤可治疟病发渴者。生半夏会伤津液，故方中去半夏，加栝楼根增加消化道的分泌，解决口渴的症状，同时还可以通过消化道的分泌排出体内的痰浊。在临床上如果小柴胡汤证的患者兼夹有口渴症状时，可用去半夏治疗。

柴胡去半夏加栝楼汤也可治疗劳疟。劳疟为虚劳的疟疾，即一边发热一边疲劳无力，发热与疲劳同时存在，在余邪未尽时用竹叶石膏汤，在寒热往来余邪未尽时可以用栝楼根。当腺体分泌不足出现疲劳时，可以考虑使用栝楼根，若脉象为左脉关细弱时也可以使用乌梅丸增加腺体的分泌，若脉象为右寸浮滑、关上浮滑，且有疲劳口干症状时，可用栝楼根。另外栝楼根加桂枝汤可以治疗柔痉，柔痉的表现为肩背部的肌张力特别高，而津液又不足。

疟疾的本质为半表半里证，半表半里首先要解决组织间郁热。柴胡姜桂汤方中的柴胡散热、解热，黄芩解痉、解毒，二者合用解决组织间的郁热。因为疟原虫的生存周期决定了疟疾的发病比外感发病时间长，导致机体能量的分解代谢增强，一方面引起阴液的不足，另一方面引起阳气的不足，故方中用甘草、干姜增加阳气，用桂枝通心阳来解决血管痉挛的问题，然后用栝楼根增加消化液，通过生津液增加机体阳气的化生之源。另外，发热会耗散阳气，配伍牡蛎可起到镇静、收敛、软坚散结的作用。临床上用柴胡桂枝干姜汤解决大部分疲劳综合征，其效果较好。

总结：温疟时用白虎加桂枝汤治疗；有表证时加麻黄、天花粉、甘草等药物；半表半里证时用柴胡去半夏加栝楼汤；多寒用牡蛎汤，即用牡蛎、麻黄、蜀漆、炙甘草；有寒结时可用鳖甲、附子等药物治疗。寒气内结的前提是半表半里，浊气停留局部，淋巴瘤、肝脾肿大时有浊气停留，此时若干结多痰则用蜀漆、常山；若痰湿比较重时用赤小豆加薏苡仁治疗。

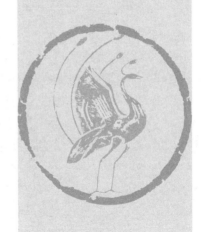

中风历节病脉证并治第五

中风病以口眼㖞斜、半身不遂、言语不利甚或突然昏倒、不省人事为主要临床表现，常与西医学中的面神经麻痹、脑梗死、脑出血疾病相联系。历节病是以关节剧烈疼痛，逐渐遍历多个关节，甚或骨节变形肿大，疼痛不能屈伸为证候特点的病证，相当于西医学中类风湿关节炎、痛风性关节炎疾病。中风病和历节病都属于广义风病的范畴，都与素体气血不足、感受风邪有关，故合为一篇讨论。

一、中风病

夫风之为病，当半身不遂，或但臂不遂者，此为痹。脉微而数，中风使然。（1）

此条论述了中风病的辨证。在中风的分类上，如《备急千金要方·诸风》云："岐伯谓中风大法有四：一曰偏枯，半身不遂；二曰风痱，于身无痛，四肢不收；三曰风懿，奄忽不知人；四曰风痹，诸痹类风状。"此处的中风是指偏侧、横断面的半身不遂。但臂不遂，实际上是指脑血管的病变，包括神经系统病变、脊髓神经的炎症（它有节段性的病变）、格林巴利综合征等，都与外感风邪有关，都是血管神经的病变。

血管神经的病变，如脑梗死、脑出血，发病比较急，且经常有受风的病史，古人认为是突发的疾病。风善行而数变，受风后易引起血管神经的病变，其机理为机体感受风邪后，局部血管会痉挛收缩，进而引起其他血管的扩张，过度扩张的血管就会破裂，引起出血。西医学在治疗此类疾病时只关注到局部血管的破裂，并未注意到外周血管受风后收缩的过程。血管神经疾病的发生有季节性，多发于冬季或每年的三四月份，古人认为这种季节性发病的疾病与风有关，所以在治疗偏瘫急性发作期时，使用的方剂和治疗一般外感、脑炎使用的方剂是一样的，即都符合因风而起的发病机理，在辨证治疗上也都符合风的病证，治疗时可选择镇肝熄风汤、续命汤类方、风引汤等。

西医学在治疗脑梗死、脑出血等血管神经疾病时，关注到了血管内壁的毛糙，粥样斑块的形成、硬化，血流动力学的改变，血液黏稠度的改变等情况，而中医学关注此类疾病发病的诱因，如发病前情绪、风寒外邪等的刺激。在辨证治疗时，中医学认为脑梗死、脑出血等疾病最根本的病因是机体感受风邪后引起了局部血管痉挛，导致了血管的梗塞和出血。

脑梗死随着病情的发展，一旦血栓形成就会在周围脑组织造成坏死，形成水肿，西医学的治疗是在黄金时间窗内进行溶栓，控制水肿，保护脑细胞，中医学认为此病理机制与荨麻疹病机相同，都是血管的痉挛、高渗，因此治疗时同荨麻疹的治疗原则相同，可选择越婢汤辨证治疗。

脑出血血管破裂后，血管内张力释放，破裂的血管回弹、收缩，一定程度上阻止了出血，同时流出血管外的血液对脑神经造成压迫，导致部分脑神经死亡、部分脑神经水肿。西医学的治疗是脱水降颅压，古人用祛风的药物使颅内水肿吸收，同西医学的脱水治疗原则一致，临床可辨证选用麻桂法使水肿更好地吸收，而同时不会导致其他地方脱水，这是用祛风药比用利水药物更高明的地方。

如果是外周神经的病变，不管是外周感染引起的神经鞘膜病变还是自体免疫性的脱髓鞘的病变，西医学是用免疫球蛋白加利尿剂、神经营养剂治疗，而中医可辨证选用麻桂剂、祛风药进行治疗。如治疗末梢神经炎时，可辨证选用黄芪桂枝五物汤、麻桂法加当归黄芪治疗。

凡是中风都存在微循环的障碍，脑梗死、脑出血、外周神经等疾病，虽然在西医学中的病名不同，但在中医学中都与微循环有关，都与风邪相关。外风是受到风邪后引起的变化，和脑中风引起的变化在病理层面上是一样的，所以都叫中风。

寸口脉浮而紧，紧则为寒，浮则为虚，寒虚相搏，邪在皮肤。浮者血虚，络脉空虚，贼邪不泻，或左或右，邪气反缓，正气即急，正气引邪，喎僻不遂。邪在于络，肌肤不仁；邪在于经，即重不胜；邪入于腑，即不识人；邪入于脏，舌即难言，口吐涎。（2）

此条论述了中风病的病因病机及辨证方法。"寸口脉浮而紧，紧则为寒，浮则为虚，寒虚相搏，邪在皮肤。"脉浮而紧，说明有血管的扩张以迅速建立侧支循环。所以会出现一瞬间的脉微而数后紧接着出现脉浮而紧。浮脉看上去是阳脉，但实际上有不足，是复合脉，即本为寒、标为热。此时治疗应辨证论治，若只有热盛，则用滋阴清热、息风止痉的药物治疗；若辨证有风、寒、虚，则用续命汤类方治疗。中风病本质为寒，治疗时可以四逆汤为基础方，辨证配伍祛风、清热、清痰浊等药物。

《备急千金要方》中收集了八首续命汤类方，是解决中风最基本的方剂，方中都包含有药物麻黄、桂枝、川芎、当归、人参、干姜、石膏。麻黄增强腺体的功能，桂枝、芍药、附子、干姜改善微循环障碍及微循环机能低下，人参改善细胞机能低下，黄芩、石膏通过清热清除堆积的病理代谢产物，当归、川芎改善血液循环、解决血管内容物匮乏的问题，药物合用可改善病变组织的血液循环、清除病变组织的代谢产物，治疗机体微循环障碍。临床应在此基础上辨证治疗，若热邪偏盛，则多用阳明类方剂，如承气汤、白虎汤等；若湿毒较盛，则用泻心汤类方；若血管内容物比较少，即左脉表现为沉、细、弱脉，则可用阿胶、当归、熟地黄，或黄连阿胶汤、炙甘草汤方；若有虚性的亢奋则可用大量熟地黄；若上热下寒表现明显，则用引火汤治疗。

"邪在于络，肌肤不仁；邪在于经，即重不胜；邪入于腑，即不识人；邪入于脏，舌即难言，口吐涎。"此处指出了中风中经络与中脏腑的区别，中风的治疗还应辨内闭和外脱，其中内闭是本，治疗时应先考虑。上热下寒的本质为寒，内寒外热的本质为寒，寒热错杂的本质也为寒，治疗时应求本，寒得到治疗后热也就清了。如高血压病即以寒凝为本，治疗时宜辨证选择四逆汤或四逆加吴茱萸汤。条文中"紧则为寒，浮则为虚"，即说明了中风病的本为寒，标为热，若只用清热或降逆镇肝的药物治疗，则只能短暂改善症状，不会治愈疾病。

中医治疗疾病时不应排斥西医学，在辨证治疗中风病时可以先做核磁检查，通过收集病灶的部位和性质等信息来更精准地治疗疾病。中风病不论是梗死、出血，还是周围水肿，都是因缺血缺氧造成的。治疗时可以先消除水肿，以恢复部分缺血灶，尽可能多地保护脑细胞。中风病的治疗，不论是中医还是西医，都是先解决缺血和水肿的情况。西医一般用甘露醇治疗，中医一般用续命汤方治疗，通过用桂枝、麻黄、芍药、当归、川芎等药物改善微循环来解决水肿的问题。临床多用续命汤治疗急性中风及其引起的淋巴水肿、周围水肿，包括面瘫，此多为阳证，若为阴证，则用四逆汤改善微循环以治疗水肿病证。

风是指循环的障碍，机体汗液会通过微循环渗透于皮肤，再通过体表毛孔排出体外，在机体紧张时，微循环痉挛、腠理紧张，然后会造成血管紧张，导致神经没有营养供应，引起神经麻痹、肢体麻木，中医就用祛风的药物治疗。

祛风的药物既能改善微循环，也能改善肌筋膜的痉挛，两个问题都解决了，神经痉挛的问题也就改善了。我们并没有使用神经营养的药物，而是从表、半表半里、里的角度来解决问题。此即为风，即机体发生与受到风邪刺激后相同的病理变化就是"风"，再如荨麻疹，表面是腺体不通畅，进而引起皮肤的水肿，此时若为阳证，则用越婢汤、续命汤、麻黄甘草汤、大小青龙汤、柴胡桂枝干姜汤，甚者麻黄连翘赤小豆汤辨证治疗，若为阴证，则用理中汤、茯苓四逆汤、四逆汤治疗。

西医学通过 CT、核磁影像检查诊断中风病病位在脑，治疗时要选用营养神经的药物，而中医在治疗时多选择温阳散寒、祛风、祛湿药物。其病理机制是"风"引起了微循环和肌筋膜的痉挛，造成了缺血性水肿，变化在微毛细血管的就叫"风"，变化在大血管的就叫"寒"，病理代谢产物的堆积即为"热"，渗出增多时即为"湿气"。

侯氏黑散　治大风，四肢烦重，心中恶寒不足者。(《外台》治风癫)（3）

菊花四十分　白术十分　细辛三分　茯苓三分　牡蛎三分　桔梗八分　防风十分　人参三分　矾石三分　黄芩五分　当归三分　干姜三分　芎䓖三分　桂枝三分

上十四味，杵为散，酒服方寸匕，日一服，初服二十日，温酒调服，禁一切鱼肉大蒜，常宜冷食，六十日止，即药积在腹中不下也，热食即下矣，冷食自能助药力。

此方论述了中风夹寒的治疗，侯氏黑散与续命汤方有很多相似的地方，若把菊花换成麻黄，就类似于续命汤方。"四肢烦重，心中恶寒不足者。"侯氏黑散是治疗肝经有热、情绪波动的方剂，续命汤是祛邪扶正的方剂。侯氏黑散治疗中风，此处中风是有外邪、有情绪波动。

临床上也可以用侯氏黑散治疗眩晕，赵明锐老师写的《经方发挥》中提到，可以用菊花清上焦的热，可以把矾石换成石膏。有浊痰、黏痰时可用矾石排痰，特别黏的痰可以用蜀漆治疗。中风时，吐泻法治疗容易导致血管的破裂，所以可以用矾石收敛痰后从肠道排出体外，同时用川芎、当归携带防风、桔梗、菊花、细辛药物从血分走以降痰，用茯苓、黄芩、矾石从内往外排痰。若上焦偏热则把麻黄换成菊花，若偏寒、皮肤颜色发黑粗糙不出汗则用麻黄。如果患者用麻黄后易出现交感神经兴奋，即心慌、躁动等症状，则可以将麻黄换成桑叶、菊花，也可把麻黄打成散服用或者使用免煎颗粒。如果患者不容易出现亢奋的情况，则可以使用麻黄。

寸口脉迟而缓，迟则为寒，缓则为虚，营缓则为亡血，卫缓则为中风。邪气中经则身痒而瘾疹，心气不足，邪气入中，则胸满而短气。（4）

此条论述了瘾疹和胸满两种风病的辨证，疹也为风证。"荣缓则为亡血，卫缓则为中风"，中医讲血虚受风，寸口脉迟而缓，迟为阳虚有寒气，缓为血管内流动的有效内容物减少或不足而引起的血流缓慢。缓即为虚。如果营脉，即左关部脉迟缓，则为血虚；如果左寸部脉迟缓则是表虚。营和卫，上和下，表和里，内和外，心的阳气不足，邪气入里，就会引起胸满而短气，身痒而发瘾疹。可以用养血祛风的办法治疗，如四物汤加麻黄甘草汤，或者四物汤加桂枝汤，桂枝四物汤，用养血的药物配伍祛风药物就能解决此类问题。

风引汤　除热瘫痫。（5）

大黄四两　干姜四两　龙骨四两　桂枝三两　甘草二两　牡蛎二两　寒水石六两　滑石六两　赤石脂六两　白石脂六两　紫石英六两　石膏六两

上十二味，杵，粗筛；以韦囊盛之，取三指撮，井花水三升，煮三沸，温服一升。（治大人风引，少小惊痫瘛疭，日数十发，医所不疗，除热方。巢氏云：脚气宜风引汤）

此方论述了风邪内进、火热内生，五脏阳亢病风的辨证论治。我们知道在临床上风引汤能治疗很多疾病，此处风引汤用来治疗面瘫和癫痫。我们对此方进行分析后发现，风引汤中用了很多石头类、矿物类、贝壳类的药物，如寒水石、滑石、赤石脂、白石脂、紫石英、石膏。石膏清热，紫石英镇心，白石脂化痰，赤石脂敛下焦之元气，滑石清郁热、祛湿。方中还用了大黄，因怕过多寒凉药物伤胃气、中气，所以配伍使用了干姜。如果患者中焦脾气较弱，可以把方中的干姜替换成理中汤；也可以根据具体辨证，将方中的滑石用三仁汤替代；赤石脂用肉桂替代。全方有潜镇、固涩和收敛的作用。

热瘫，即化热后，有形的热用大黄清除；无形的热，即机能的亢进，则用寒水石和石膏解决；湿热则用滑石清除；需要固涩时则用赤石脂、白石脂、紫石英。

风会使脉浮，若脉浮而弱时则无法用发散的方法，此时要先收回阳气，然后再把风及代谢产物排出体外，这个过程是风自行排出体外的过程。因此，临床治疗风的疾病，可以用发散的办法，也可以用收引的办法让风自行散出。风之所以能够致病，是因为风邪扰动阳气，使阳气外泄，此时通过收敛阳气，同时把影响阳气收敛的代谢产物排出体外后，风与阳气则无纠结，风无所依存后就自散。排出影响阳气收敛的代谢产物可以用大黄，如果代谢产物是水气则可以用茯苓、泽泻，如果代谢产物是痰浊，则可用化痰的药物。

临床上很多肿瘤患者在进行手术及放化疗治疗后阳气较虚，若用扶阳气的办法治疗则容易使阳气耗散，若不用扶阳气的办法治疗则患者很快就会衰竭，临床治疗较困难。而风引汤在临床上使用效果较好，治疗时可以用风引汤收敛固护阳气，用大建中汤建立中焦阳气，然后辨证配伍去除病理代谢产物的药物或方剂，如大黄、小陷胸汤、苓桂术甘汤等，通过建立固护阳气、去除机体炎性因子、去除体内病理代谢产物后风气自散，病情就会好转。

此方亦可与白虎加桂枝汤一起使用，白虎汤中的石膏、知母清阳明之热。此方中有石膏和大黄，说明此时身体内阳明经腑都有热，方中用到了寒水石、滑石，说明机体除了阳明经腑的热以外，还有一些用大黄和石膏也难以清除的热。

治"风引，惊痫瘈疭，日数十发"，此为频发的癫痫，每次的发作都伴有肌筋膜痉挛，肌筋膜的痉挛会引起血管的痉挛，此为寒。痉挛时会有一部分细胞被挤压，还有一部分细胞机能兴奋，机能兴奋的细胞产热用石膏清热，同时肌筋膜不断挛缩，导致病理代谢产物无法顺利排出体外而堆积化热，此时用滑石、大黄、寒水石清热。故此病是以寒为主，寒热错杂。

局灶性的癫痫是由局部反射引起大脑病灶的异常放电，从而引起全身的痉挛。由点及面，这就是癫痫的发病机理。临床治疗癫痫的时候，有很多医家会首选祛风祛痰的药物，其实可以先用风引汤治疗。

古人把具有这种善行数变特点疾病的病机都叫"风"。我们身体中每一个器官、脏器都对应着大脑中的一个点，癫痫的发病总是由机体中的某一个点触发的。有些幼儿的癫痫是由于积食或受寒引起的，比如胃肠性的癫痫，每次的发作都与胃肠道的不适有关。胃肠不适会引起机能障碍，而机能障碍会把异常信号反射给大脑的局部，大脑皮层的局部和胃肠都是病态的点。西医学通过看脑电图来诊断癫痫，古代中医认为癫痫的病灶在大脑，其实不仅仅是在大脑，而是大脑外周受到刺激后将信息反馈给大脑，引起大脑病灶处的异常放电。中医学一般认为大脑异常的活跃及异常放电是热，而异常的低下则是寒。

我们机体内有一个抑制系统（即肺主治节）来决定我们是否会兴奋，是否会做出相应的反应。一般情况下，对于通常接触到的很多信息我们都不会做出反应，而是把它存放在潜意识中。癫痫发病的原因，一方面是升发之力过强，另一方面是治节之力较弱，二者是或然关系，所以在此方中重用了收敛药物，即龙骨、牡蛎、赤石脂、紫石英来治疗。在有风的情况下，可以用麦门冬汤与百合配伍收敛镇静的药物来增强机体治节之力。

防己地黄汤　治病如狂状，妄行，独语不休，无寒热，其脉浮。（6）

防己一分　桂枝三分　防风三分　甘草二分

上四味，以酒一杯，浸之一宿，绞取汁。生地黄二斤，㕮咀，蒸之如斗米饭久，以铜器盛其汁，更绞地黄汁，和分再服。

此方论述了血虚火盛风病的辨证论治。此处防己地黄汤治疗受风后如狂状，妄行，独语不休，无明显的寒热，脉为浮脉。脉浮者为风，脉浮者为劳，此处患者不是虚劳而致的浮脉。如果患者虚劳，则不会独语不休而是安静淡漠，故此处的浮脉为风。风善行而数变，情绪的快速波动我们也认为是风，此处用防己地黄汤治疗。

防己地黄汤方中防己散血管壁周围的水气；桂枝、甘草通心阳以改善微循环助防己利水；防风散风气，风能胜湿亦可利水。此方也是桂枝汤类方的化裁，将桂枝汤中的芍药替换为地黄，用大量的地黄降低疾病的反应性；因麻黄易引起狂躁，故将麻黄替换为防风；因酒的发散作用较生姜、大枣强，故用黄酒代替生姜、大枣。

地黄滋腻伤胃，所以在临床使用地黄时应注意。一些医家在使用大量地黄时会配伍陈皮、砂仁等药物，但都不得其要义。使用地黄时应先增强胃气功能，如炙甘草汤中地黄的用量较大，配伍桂枝或者生姜来增强胃气以化地黄。甲状腺功能亢进时一般左脉偏细，如果此时感冒，则用炙甘草汤原方治疗，效果较好。地黄还可以排瘀，将血分中的瘀滞排出体外，临床中患者服用大剂量的地黄后会拉出油漆样的大便，但便完后很爽快，并无腻胃之感。

防己地黄汤方中的酒既有生姜、甘草、大枣的作用，即防风发汗之力较麻黄弱，故用酒代替以增强防风发散之力，酒又可以化大量的地黄以防滋腻伤胃。

此方药物配伍精妙，用防己治疗血管壁周围的水气，若组织间有水气、细胞有水肿则用白术、茯苓。只要把握使用指征，防己地黄汤在治疗狂状、独语不休的临床效果较好。

头风摩散（7）

大附子一枚（炮）　盐等分

上二味为散，沐了，以方寸匕，已摩疾上，令药力行。

此方论述了头风的外治法。感觉到头部怕风时，洗完澡后体表的血管扩张，可以先用盐刺激皮肤，以引起皮下血液循环的兴奋，然后用炮附子在头上摩擦以祛风；如果感觉背冷时，也可以用炮附子在背上摩擦，在脚心摩擦时也可以配伍肉桂、吴茱萸使用。头风摩散可作为散寒气的保健方，临床可辨证加减使用，效果较好。

二、历节病

历节病为痹症，节为关节，历为遍历全身，即每个关节都可能经历一次疼痛，此为历节病。所有的历节病，除了个别在急性发作期局部有红肿热痛不能用热敷外，很多历节病都能得热而缓解。历节病本质上是在全身广泛性毛细血管痉挛的基础上发病的，机体既有微循环的障碍，又有局部的炎症，故治疗以解决微循环障碍为主。

寸口脉沉而弱，沉即主骨，弱即主筋，沉即为肾，弱即为肝，汗出入水中，如水伤心，历节黄汗出，故曰历节。（8）

此条论述了历节病的病因病机和脉证。此处提出历节痛的病因，即出汗后皮肤腠理打开，皮下循环开放，又入水中后机体同时受到了寒和湿的刺激，受到寒的刺激后，皮下的毛细血管网、汗腺、皮脂腺等腺体都会收缩，如果受寒较重，肌肉也会收缩、痉挛以减少散热来调节正常体温。如果反复出汗后受凉，就会先造成表浅汗腺的收缩、开放，然后是皮下毛细血管网的收缩与开放，最后引起肌肉肌筋膜的收缩、舒张。肌筋膜的舒张过程一是为了散热，二是为了排出体内代谢产物，而每一次收缩的结果是热量和代谢产物都难以排出体外，代谢产物在身体内聚集时就造成了免疫因子对其的标定和攻击，引起自体免疫性炎症，即引起历节病。

中医学认为，如果患者发热和痉挛交替出现时，病情即为加重。西医学把此病叫类风湿关节炎，病位在结缔组织、关节，关节的变形是由结缔组织痉挛引起的。机体关节周围的供血较差，肌筋膜痉挛会引起供血更差，导致代谢产物难以排出、营养成分难以输送，就形成了历节痛。风湿免疫类疾病是全身病的局部表现，它广泛存在于全身的结缔组织中，其中包含有很多疾病，如强直性脊柱炎、红斑狼疮等。治疗原则为先检查免疫因子是否正常，然后检查免疫因子攻击机体的部位，以对症治疗。其实两种医学并不冲突，引起免疫系统紊乱自我攻击的机理与寒湿的反复刺激有关，此即为历节病的发病机理。

"历节黄汗出"，指出历节痛的时候容易有黄汗出，黄汗可以有遍身发黄，也可以腋下发黄。临床曾有一个出黄汗的患者，是牧羊人，工作很辛苦，出汗后淋雨，久而久之就得了此病，其汗是发绿色的，肝功能检查正常。此患者的关节明显变形，但不感觉疼痛，此为湿气郁积在半表半里的黄汗。

历节病本质上是厥阴与少阴同病，少阴是血管的衰竭性变化，即机能低下的变化；厥阴是肌筋膜的衰竭性变化。久病入络脉，经方扶阳学派认为"络"是肌筋膜，即包裹在细胞周围的组织。"络"是物质交换的场所，而给"络"提供营养物质和传递代谢物质的叫"脉"，即微循环。治疗久病入络有时候用虫类的药物，有时候用活血的药物，虫类的药物治疗肌筋膜中蛋白纤维成分的不平衡，活血的药物可解决微循环的障碍。

"寸口脉沉而弱，沉即主骨，弱即主筋。"此处"弱"是血管中的内容物成分发生了变化，不能支撑血管的运动，故见脉弱。"沉即为肾，弱即为肝"，指出疾病病位在骨、在筋、在肾、在肝，若五脏辨证则为肝肾；若按器官辨证则为筋骨；按六经辨证则为少阴和厥阴。

跌阳脉浮而滑，滑则谷气实，浮则汗自出。（9）

此条论述了胃有湿热、易感寒湿的历节病机。滑则为热，谷气实说明既有湿气又有汗出，湿气留恋到关节中发为历节病。痹症之轻者为汗出湿去，用麻黄加术汤、麻黄薏甘汤治疗，随着解表发汗湿气排出体外，而历节是痹症之重者。有一种疼痛叫痹症，病情较轻，只要用热药进行辨证治疗便能缓解，还有一种为历节痛，虽然和湿病都有关节疼痛的症状，但属两个不同的疾病，湿病的每次发病都由一个外感介导引起。

医圣张仲景目光很独特，能分清风湿和类风湿。病情轻者用麻桂术附汤治疗，风湿病急性期缓解后成为了湿家，因此要治疗湿家。历节病病情较重，用轻微的药物治疗效果不佳。"跌阳脉浮而滑"，说明此处是太阳与阳明合病，滑非热，而是湿气，因此不是大青龙汤证；浮而滑说明疾病非实证，而是三阴为本，三阳为标的病证。

少阴脉浮而弱，弱则血不足，浮则为风，风血相搏，即疼痛如掣。（10）

此条论述了血气虚弱，风邪外侵的历节病机。"少阴脉浮而弱"，说明气不足，气血不足又受风邪，引起了疼痛。此处提示历节病的本质是虚寒证。

浮为太阳表虚，滑为阳明有热。历节病本脉为沉而弱，但是在化热后，就会出现浮滑脉。出现这个情况的时候，可以用桂枝芍药知母汤治疗。如果出现沉而弱脉则用乌头汤治疗，临床也可以将两个方子辨证联合使用。

盛人脉涩小，短气，自汗出，历节疼，不可屈伸，此皆饮酒汗出当风所致。（11）

此条论述了阳虚风湿历节病的病机。一般类风湿关节炎的患者会因肌筋膜的拘挛而导致形体偏瘦，此处指出历节病还有另外一种情况的患者，即盛人，此类患者很强壮，但脉涩小，短气自汗，关节不可屈伸，这是因为饮酒汗出当风引起的历节病。饮酒能给身体提供很多热量，导致谷气盛实，一方面会导致体内湿气增多，另一方面会扩张血管导致汗出，汗出当风后体内湿气难以随汗排出，而停聚于身体中，堆积到半表半里形成很多脂肪组织，所以此类患者看起来很强壮，但其实肝肾已损伤，为虚证。此条条文提示历节病本质为虚证，不论患者有无红肿热痛、关节不得屈伸、汗不出或汗自出等症状，治疗时除了考虑用桂枝白虎汤、麻黄和石膏等药物外，还应考虑配伍治疗虚证的药物。

诸肢节疼痛，身体尪羸，脚肿如脱，头眩短气，温温欲吐，桂枝芍药知母汤主之。（12）

桂枝芍药知母汤方

桂枝四两　芍药三两　甘草二两　麻黄二两　生姜五两　白术五两　知母四两　防风四两　附子二枚（炮）

上九味，以水七升，煮取二升，温服七合，日三服。

此条论述了风湿历节的辨证论治。此处指出患者四肢肿胀，尤其是以双脚肿胀为特征时，不论是太阴体质者，还是盛人，出现脉浮而弱者，都可以用桂枝芍药知母汤治疗。出现脚肿如脱，肿胀、红肿热痛特别厉害的时候，不应只考虑到用清热利湿、蠲痹的药物，而应考虑到历节病三阴为本、气血不足的本质，故可选用桂枝芍药知母汤治疗。

桂枝芍药知母汤由桂枝白虎汤、麻黄加术汤、术附汤合方化裁而成。临床治疗时如果出现上肢肿，则桂枝的用量应大于芍药的用量；如果出现下肢肿，则芍药的量应大于桂枝的量。附子要用炮附子增强药效。白术、知母、防风的用量是四两，其中白术一定要根据情况增减用量。知母用量为 60 克，如果有红肿热痛的症状时，知母的用量一定要够，一般 50 克也可起效。

桂枝芍药知母汤可以直接用来治疗痛风，方中可以用炮附子，也可以用炮姜、生姜，如果寒凝比较严重，则用炮附子和炮姜。炮姜宣达寒气，如果散寒、止痛时，可以将炮姜、生姜一起用。此病证本质为寒证，局部有热，用知母清除局部的红肿热痛。此处为太阴、阳明合病，阳明有热出现红肿，或出现汗大出、身大热、脉洪大、口大渴的症状，红肿一旦有渗出后，张力会下降，导致红肿症状减轻，此时要用化痰的药物治疗。出现口渴时用石膏，出现肿胀严重有积液时则用知母治疗。桂枝芍药知母汤临床用来治疗痛风、类风湿关节炎，以红肿为特征的急性发作期，效果很好，一剂见效。

临床曾治疗一类风湿关节肿的患者，两手的关节、踝关节、肘关节都肿得特别厉害，用此方治疗效果很好。由于整体是寒证，用生附子、炮附子、苍术、白术、干姜、生姜等热药，而局部的热用知母和石膏清除。治疗时先温里，把中焦的寒散开，然后用炮附子、生姜往外散，散到表时用麻黄、桂枝、芍药，同时配伍白术、苍术，服用药后患者觉得红肿热痛的地方在往外发汗，最后肘关节、腕关节、膝关节的肿都消了。

有一个方子是隐藏在桂枝芍药知母汤中的，即白虎加术汤去石膏。白虎加术汤是治疗热痹时的常用方。所有的痹症，在急性发作期时会化热形成热痹，热痹是一个局部性的、阶段性的过程，而寒证本质是伴随着整个疾病过程的。所以在用白虎加术汤治疗痹症时，要认真地审时度势，辨证配伍温里的药物进行治疗。

四神煎与桂枝芍药知母汤相对，桂枝芍药知母汤证以阳虚为主，四神煎治疗气阴不足、痰邪凝聚。四神煎方中用金银花治疗局部的热毒，此处金银花也可替换为知母或石膏；石斛有益脾胃、强筋骨的作用，可以补充胃中津液，其强筋骨的作用实际上能与牛膝互为补充。痰邪停留患处，用牛膝蠲痰，远志化痰，用黄芪外托，同时石斛既能补肾又能养胃阴，增加消化道的津液，诸药合用，稀释痰核并不断排出体外。此方用药量较大，远志一般用90克，黄芪根据病情一般用150克以上。

临床可以将桂枝芍药知母汤和四神煎辨证化裁使用，如果没有红肿热痛则不用金银花一类的清热药物；气不足有痰时，既要用稀释痰液的药物，也要用补气的药物如黄芪；局部有脓难消时，也可用黄芪向外排脓。辨证使用准确时，患者服用后全身会出黏汗，会感觉很舒服，疾病就会痊愈。

味酸则伤筋，筋伤则缓，名曰泄。咸则伤骨，骨伤则痿，名曰枯。枯泄相搏，名曰断泄。荣气不通，卫不独行，荣卫俱微，三焦无所御，四属断绝，身体羸瘦，独足肿大，黄汗出，胫冷。假令发热，便为历节也。（13）

此条论述了过食酸咸，内伤肝肾所致的历节病。此条条文指出历节病病情进展深入后，会伤骨伤筋，此时治疗时不是补肝肾，而是要更进一步散寒蠲痹，为补肝肾提供前提和条件，否则会越补越伤，故用以温通为主的桂枝芍药知母汤，再配伍寒热并进的药物进行治疗。

在临床中罹患历节病的患者较多，其原因或为误治所致，或过度运用清热解毒、清热凉血、滋阴、清热散风等药物所致，或过度使用抗生素和解热镇痛药所致，或现代人活动较少使得细胞机能处于低下状态所致，这些都是目前类风湿关节炎等结缔组织病增多的重要因素。

病历节不可屈伸，疼痛，乌头汤主之。（14）

乌头汤方 治脚气疼痛，不可屈伸。

麻黄三两　芍药三两　黄芪三两　甘草二两（炙）　川乌五枚（㕮咀，以蜜二升，煎取一升，即出乌头）

上五味，㕮咀四味，以水三升，煮取一升，去滓，内蜜煎中，更煎之，服七合。不知，尽服之。

此条论述了寒湿历节的辨证论治，前面条文中提出病久后要伤肝肾，如果有化热，则用桂枝芍药知母汤治疗；如果没有化热，则用乌头汤主之。

乌头汤需要记住原方中无桂枝，而是用芍药配乌头，芍药酸收，可以带着乌头走里，从而把乌头的热收敛入里。此处历节痛不可屈伸，说明有痉挛，乌头配芍药可以解痉挛，但本质上还需要用麻黄把体内寒气散发出来，而且此疾病是机能下降类的疾病，所以要用黄芪来振奋机能，减缓患者的衰弱，此为乌头汤的药物配伍特征。临床治疗久病的类风湿关节炎时，要用乌头和沉静的阴药搭配治疗，可以选择鳖甲、龟甲、熟地黄等药物。如果胃脘部不适，则应减少芍药的用量或用相近的药物替换。治疗疾病药物向内收敛时要避免用桂枝，而骨中寒气要往外透达时则用麻黄、桂枝增强透达之力，如阳和汤。若需配伍补肝肾的方药，在血痹虚劳篇中指出可以服用薯蓣丸。

我们知道，凡是风都是微循环障碍，微循环的痉挛用麻黄、附子、甘草、芍药等药物治疗；血管流动的内容物较少时用地黄、阿胶治疗；血管壁的治疗用川芎、防己、远志，川芎解决血管壁的通透性，防己解决血管壁的水气，远志解决血管壁的痰浊。血管、血管壁、血管内容物的问题，都叫少阴。

矾石汤　治脚气冲心。（15）

矾石二两

上一味，以浆水一斗五升，煎三五沸，浸脚良。

此条论述了痹症治疗的外用法。曹颖甫讲的矾石汤是用枯矾加硫黄外洗，痹症患者经常会到有硫黄味的温泉里面泡澡来治疗痹症。枯矾是收敛剂，会附着到皮肤上进行收涩，相当于把体内湿气从内往外拔出，相当于从里开表，同样的道理，麻黄是内服后将湿气从里往外散。临床可以给患者开方枯矾和硫黄，煮后用桶熏之。

《古今录验》续命汤　治中风痱，身体不能自收持，口不能言，冒昧不知痛处，或拘急，不得转侧。（姚云与大续命同，并治妇人产后去血者及老人小儿）（16）

麻黄三两　桂枝三两　当归三两　人参三两　石膏三两　干姜三两　甘草三两　芎䓖一两　杏仁四十枚

上九味，以水一斗，煮取四升，温服一升，当小汗，薄覆脊，凭几坐，汗出则愈，不汗更服，无所禁，勿当风。并治但伏不得卧，咳逆上气，面目浮肿。

《千金》三黄汤　治中风手足拘急，百节疼痛，烦热心乱，恶寒，经日不欲饮食。（17）

麻黄五分　独活四分　细辛二分　黄芪二分　黄芩三分

上五味，以水六升，煮取二升，分温三服，一服小汗，二服大汗。心热加大黄二分，腹满加枳实一枚，气逆加人参三分，悸加牡蛎三分，渴加栝楼根三分，先有寒，加附子一枚。

此方实际为麻黄附子细辛汤的化裁，即把方中的附子替换为黄芪。脉沉紧时用附子，而此时脉浮弱。把机体机能激发起来后代谢产物增多，因此用黄芩解毒，用生麻黄通过汗法将代谢产物排出体外。

《近效方》术附汤　治风虚头重眩，苦极，不知食味，暖肌补中，益精气。（18）

白术二两　附子一枚半（炮去皮）　甘草一两（炙）

上三味锉，每七钱匕，姜五片，枣一枚，水盏半，煎七分，去滓温服。

"风虚头重"，提示体内有湿气，白术和附子配伍可将湿气排出，亦可用来排出深部的脓。术附汤是一个非常好的方子，可以把它看成健脾、祛湿、通痹的基础方，很多方剂如附子理中汤、肾着汤都和它有联系。肾着汤方中药物为茯苓、白术、干姜、甘草，若有寒则加附子。治疗寒湿痹的主方是术附汤，治疗湿热痹的主方是白虎加术汤。

崔氏八味丸　治脚气上入，少腹不仁。（19）

干地黄八两　山茱萸四两　薯蓣四两　泽泻三两　茯苓三两　牡丹皮三两　桂枝一两　附子（炮）一两

上八味，末之，炼蜜和丸，梧子大，酒下十五丸。日再服。

崔氏八味丸，是出现少腹不仁时使用。当脚气冲心的时候要用桂枝加桂汤加茯苓、甘草、生姜。而此方主要是治疗少腹不仁，即少腹部有拘急、空虚感，病位在下焦，故用崔氏八味丸治疗。此方可利下焦的水气又可暖下焦。

《千金方》越婢加术汤　治肉极，热则身体津脱，腠理开，汗大泄，历节风，下焦脚弱。

麻黄六两　石膏半斤　生姜三两　甘草二两　白术四两　大枣十五枚

上六味，以水六升，先煮麻黄，去上沫，内诸药，煮取三升，分温三服。恶风加附子一枚炮。

此方收录于《千金方》，即在越婢汤的基础上加白术。如果治疗痹症，我们一般用术附汤加越婢汤，用麻黄散风、石膏清热。此处病证为术附汤证化热，故配伍使用越婢汤治疗。

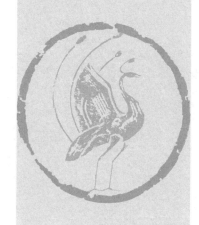

血痹虚劳病脉证并治第六

血痹，即血行痹阻类疾病，如发生在肢端的血管性疾病，多由四肢末端动脉发生阵发性痉挛，使皮肤因缺血而成苍白色或局部缺氧而有发绀的表现。虚劳是以五脏虚证为主要临床表现的多种慢性虚弱证候的总称。现代社会认为的虚劳证多指疲乏、劳累等亚健康病证，和古人认知的虚劳证不同，古人认为慢性传染病也是一种虚劳病。如慢性结核感染疾病，罹患此疾病的患者多为虚劳体质人群，同时此疾病也会让患者变为虚劳体质，患有结核病时间久后就会引起血痹，出现血行闭阻，导致女性干血痨，即闭经。

血痹和虚劳两种疾病有内在的联系，即虚劳日久最终都会造成血痹，其病理机制为：虚劳时身体要进行代偿，会让机体一部分的血液循环开放，血流速度加快，同时让另一部分的血液循环关闭，血流速度减缓，血流量减少。一方面血液循环关闭部分会引起血管痉挛且难以恢复正常，导致机体寒凝，甚至改变机体血液成分，使血液凝聚成栓，造成血痹；同时长期慢性的结核病灶会有空洞、坏死、干酪样变，而周围血管与组织则会产生以血液循环障碍为特征的长期慢性炎症，最终也会导致血痹。另一方面血液循环开放部分的脉管扩张，以容纳多量的血液流动来供应烦劳引起细胞兴奋所需的能量，最终会导致体力的过分透支，扩张的血管无法回弹恢复，故脉为大脉。因此认为，虚劳病的外证为虚证，而内部的解剖学改变则为血痹，即虚劳可以导致血痹，血痹也有可能产生虚劳证候群。

血痹和虚劳都是虚证，两种疾病的关系是一个问题的两个方面，或者是一个问题的初级反应和终极反应，两者可以合病也可以并病，在病理解剖学上有一定的联系，故合为一篇讨论。

问曰：血痹病从何得之？师曰：夫尊荣人，骨弱肌肤盛，重因疲

劳汗出，卧不时动摇，加被微风，遂得之。但以脉自微涩，在寸口、关上小紧，宜针引阳气，令脉和，紧去则愈。（1）

此条论述了血痹病的病因、病机与治疗方法。"尊荣人"，指尊贵、有地位的人，其活动量较少，故看上去身体强健，但没力气，容易疲劳、出汗。"卧不时动摇，加被微风，遂得之。"此处有的注解认为劳为房劳，即房劳出汗后受风得之，其实不然。一般人栉风沐雨后罹患血痹，而这类人群脾中湿气堆积、运化较差，腹满而食欲中枢兴奋，且腠理较弱，容易劳累汗出、阳气亏虚，此时血脉扩张，受风后血脉即闭阻，引起血痹。"但以脉自微涩，在寸口、关上小紧，宜针引阳气，令脉和，紧去则愈。"此类人群因活动量较少，血流速度较慢，故脉自微而涩，且体内湿气重、阳气虚，故受风后会出现关上小紧的脉，说明体内有寒凝、血瘀。此处提出此病是因血脉闭阻引起血流不畅而导致的，治疗时适宜用针刺法引阳气，去除紧脉，让脉变得平和，则疾病愈。

血痹，阴阳俱微，寸口关上微，尺中小紧，外证身体不仁，如风痹状，黄芪桂枝五物汤主之。（2）

黄芪桂枝五物汤方
黄芪三两　芍药三两　桂枝三两　生姜六两　大枣十二枚
上五味，以水六升，煮取二升，温服七合，日三服。（一方有人参）

此条论述了血痹病的辨证论治。此处提出用黄芪桂枝五物汤治疗血痹，外证为身体麻木不仁，感觉异常，如风痹状。风痹即麻风，此处症状像风邪痹阻引起的身体麻木，但并非是风痹，风痹若为太阳证，脉象应为紧脉或浮缓脉，若为少阳证则脉象为左关部弦滑脉，若为少阴病则为微细脉，此处脉象为"阴阳俱微，寸口关上微，尺中小紧"，即此处为微弱脉，表示脉管充盈度不够，脉管中可流动的物质不足。因血脉的调节功能差和血脉里可流动的物质缺乏而引起的身体不仁为血痹，故此处没有用祛风散寒、活血等药物治疗，而是用了调节营卫的药物进行治疗。

此段条文论述了血痹最表浅的形式，古人认为是血脉受寒收缩闭阻、流通不畅，导致了血痹。用西医学的观点则认为是体表神经感受器的炎症，即末梢神经炎。因末梢神经所需的营养来源于微循环，当微循环闭阻以后，末梢神经营养缺乏，代谢物质堆积，就出现了末梢神经的病理改变，引起末梢神经炎，其本质是出现了供应神经末梢的血液循环障碍。此处认为末梢神经炎是由皮下毛细血管网的动静脉血流比例失调引起的，而这种失调是虚损性的比例失调，是机能下降性的失调，西医学用营养神经的药物进行治疗。除了虚损性的比例失调，末梢神经炎也可能是由非虚损性的比例失调引起的，可以用麻黄法、桂枝法进行治疗。末梢神经炎如果是实证，可以用续命汤方辨证治疗；如果是虚证，则可用黄芪桂枝五物汤辨证治疗。

黄芪桂枝五物汤是调节血管壁及血管内容物流动性的基本方，方中黄芪走表，先用生姜、大枣把黄芪固表的药性推出来，然后再用桂枝、芍药和黄芪配伍使用，解决以气虚为特征的微循环动静脉比例失调导致末梢神经炎。黄芪桂枝五物汤是桂枝汤去甘草加黄芪化裁而成。此处脉微弱，提示机体阳不足，炙甘草的甘味和黄芪的甘味都可以走脾胃，但是炙甘草没有补气、增强机能、增强气化的作用，而黄芪有走表、固表、增强机能的作用，而且黄芪甘缓的作用较甘草更强，黄芪有甘草不可替代的作用，故此处用黄芪代替甘草。黄芪桂枝五物汤中黄芪用量不宜过大，生姜用量为60克，大枣10枚。因黄芪桂枝五物汤治疗表虚证，体内有风邪需外排，应先排风邪再固表，故生姜的用量要大于其他的用量，是此方用量的关键。若手脚凉则用四逆类方，手脚麻木则用当归四逆汤和黄芪桂枝五物汤合方加当归、细辛治疗。

此段条文提示了虚劳血痹的一种特殊类型，即在身体虚劳的情况下会有身体麻木不仁的表现，治疗时应与太阳、少阳、少阴病的治疗相鉴别。

夫男子平人，脉大为劳，极虚亦为劳。（3）

此条论述了虚劳病的阴阳两种病情。"男子平人"，即平时看起来很正常的人，若脉特别大或者脉特别微弱，则为虚劳病的前兆。脉大是因细胞机能下降，血管调节功能过度，血管一直处于扩张状态，企图将较多的营养物质和氧气输送给细胞，但是此时细胞的机能极微弱，已经不能接受充足的营养物质和氧气了，所以大脉是虚劳的一个表现。另外一方面，虚劳时细胞机能下降，细胞不能容纳正常量的营养物质和氧气，从而导致了微弱脉。此时细胞处于静息、疲惫状态，其机能无力增强。还有一种情况是身体虚劳状态只能打开体表的血液循环，深层次的血液循环依然处于痉挛状态，而我们身体中的有效血容量是一定的，故体表会有浮而宽大的脉象。这就是男子虚劳脉的意义所在。

此处细胞机能低下引起了血管扩张以输送较多的营养物质和氧气，表现出浮脉，指出此处细胞机能的低下是因气虚引起，故可用黄芪治疗，但若细胞机能低下是因血管痉挛引起，则要用附子、干姜等药物治疗，用桂枝、生姜、大枣增强胃气。

这类人群还有一个典型症状，即性功能差，伴有焦虑、容易疲乏、注意力不集中等症状，此时不能用补肾的药物治疗。此时可用桂枝加龙骨牡蛎汤改善血液循环，降低大脑皮层的兴奋性，改善症状。

男子面色薄者，主渴及亡血，卒喘悸，脉浮者，里虚也。（4）

此条论述了虚劳病的辨证。"男子面色薄"，面部的颜色若为沉重则为厚，若为肤浅则为薄。这类人群容易口渴，提示身体代谢频繁，需要较多的溶液，说明机体血管调节能力较差，只能满足一部分细胞不断运行，而其他细胞不参与工作，导致工作的细胞处于疲劳的状态，引起代谢产物增多，营养物质的需求也增多，所以需要较多的溶液进行代谢，故会口渴。"亡血"，指有效血液循环量不足，贫血的人其面色都为薄。"卒喘悸，脉浮者，里虚也。"突然出现喘促和心悸，脉象应为紧、促、数，若因风寒外袭和体表的腺体血管收缩导致换气、通气功能障碍而出现了喘证，此时脉象应为紧；若因突然受到惊吓，导致机体处于应激战斗状态，气血涌向上焦，同时一部分肌肉、血管处于痉挛的状态，此时脉象应为促而数；但本条文中脉象为浮，说明患者自身的血管调节机能较差，为虚劳，此处为后面论述虚劳和血痹之间的联系埋下了伏笔。

男子脉虚沉弦，无寒热，短气里急，小便不利，面色白，时目瞑，兼衄，少腹满，此为劳使之然。（5）

此条论述了阴阳两虚的虚劳病。"男子脉虚沉弦"，提示弱脉，机体有阴寒，有虚，虚脉为太阴脉，沉弦为少阴脉，太阴与少阴同病；"无寒热"，没有寒热往来；"短气里急"，即小腹有拘急感；"小便不利"，提示下焦寒；"面色白"，主亡血及渴，为虚劳；"时目瞑，兼衄"；上述都为虚劳的表现，是因下焦虚寒、房劳过度而引起的表现。

总体机能不足时，首先出现生殖系统的供血减弱，然后是消化系统的供血减弱，其目的是减弱这两处的供血，以让较多的血流分布到那些机能增强的器官中。而消化系统是提供营养物质的场所，如果机体长期处于这种状态，营养物质则难以得到补充，生殖系统、消化系统则会长时间处于缺血状态。所以虚劳会引起消化系统的机能障碍，导致里急少腹满、小便不利等症状。

健康的人小腹部是扁平紧致的，女性因小腹部经常处于周期性的充血状态，故若小腹满时多为血瘀引起的水气不利，此时可用大黄甘遂汤辨证治疗；若男性小腹部膨隆，则可用金匮肾气丸配伍大黄甘遂汤化裁治疗。若病情持续发展，则会出现"面色白，时目瞑"的症状。

劳之为病，其脉浮大，手足烦，春夏剧，秋冬瘥，阴寒精自出，酸削不能行。（6）

此条论述了虚劳与四时气候的关系。

脉象浮大，手脚烦热，春夏病重，秋冬病情好转，其下焦寒，男子常遗精，女人有清白带，腿酸困，不能长远走路，此即为劳病。

这种情况除了检查化验指标未见异常的亚健康状态以外，还与结核有关。慢性感染的结核，古人找不到病灶，找不到原因，故称为痨病。痨病患者身体内常有一个病灶在不断消耗，其中有炎性病灶，炎性病灶产热消耗机体，同时炎性代谢产物又会刺激血管，使微血管痉挛、体表血管浮大以散热，故患者的手脚会烦热。患者身体虚弱而手脚烦热，夏天阳气外张时病情就会严重，到了秋冬季节，阳气回收，外浮的阳气回收后病情会好转。

经方治疗痨病是从阳虚论治，时方治疗痨病是从阴虚论治，两者都有道理。阳虚论治的理论基础是痨病的本质为血管调节机能的下降，故用桂枝类法、附子干姜类法等治疗以恢复血管调节机能，进而恢复细胞机能、恢复免疫机能。阴虚论治则是通过滋阴降低毒性反应、降低炎性反应，从而改善症状。所以滋阴法和扶阳法各有其所长，但要从治其本来说扶阳法比滋阴法的治疗更深入。

男子脉浮弱而涩，为无子，精气清冷（一作泠）。（7）

此条论述了肾阳不足的虚劳病。浮弱脉为劳脉；涩脉提示机体下焦有瘀滞，表明患者可能有结核，也可能有下焦精索静脉曲张，会导致产生精子的能力下降而表现为无子、精气清冷。虚劳的病因一个是过劳，即过度的体力劳动；一个是过度的脑力劳动；还有一个过度的房劳，即失精家。

临床治疗前列腺疾病，若脉涩，提示机体有痰、湿、瘀，此时多用抵当丸治疗，而不完全用补肾法治疗。即上焦用桂枝降通逆、通心阳，中焦用理中法运化，下焦配伍活血祛瘀、祛湿气的药物，如水蛭、桃仁、大黄等。全方配伍治疗以改善血液循环，达到治疗疾病的目的。

虚劳和血痹机理相同。血痹即血脉痹阻，微循环障碍，机能下降，引起末梢神经炎；治疗虚劳也是从微循环入手，通过解决血管的问题来治疗虚劳。

夫失精家，少腹弦急，阴头寒，目眩（一作目眶痛），发落，脉极虚芤迟，为清谷、亡血、失精。脉得诸芤动微紧，男子失精，女子梦交，桂枝加龙骨牡蛎汤主之。（8）

桂枝加龙骨牡蛎汤方 （《小品》云：虚弱浮热汗出者，除桂，加

徐方阳三十年 金匮要略教程

白薇、附子各三分，故曰二加龙骨汤）

桂枝三两　芍药三两　生姜三两　甘草二两　大枣十二枚　龙骨三两　牡蛎三两

上七味，以水七升，煮取三升，分温三服。

此条论述了阴阳两虚的辨证论治。房劳过度导致少腹拘急、阴头寒、目眩发落，此为主症。其可能是因慢性前列腺炎及性器官机能的衰退而导致下焦循环下降，继而出现了一系列虚劳症状。"失精家"不仅指经常遗精的人，因精血同源，"失精家"还指亡血、经常腹泻的人。脉象为极度的虚弱、芤迟；"清谷"即拉肚子、腹泻，是太阴病，一般用温下焦的方法治疗，如用四神丸、桃花汤等；"亡血"为大量的失血、失精。脉象极度的"虚""芤"时，此处不用人参治疗，而是用桂枝加龙骨牡蛎汤治疗。"男子失精""女子梦交"都是指神经官能症。神经一方面感受机体细胞的运动，另一方面传递机体细胞的运动并对机体细胞的运动做出调节。但此时机体细胞运动产生的都是虚性兴奋的信号，故用桂枝加龙骨牡蛎汤治疗。方中用桂枝、芍药、炙甘草、生姜、大枣调和营卫，使动静脉血液循环的比例趋于正常，然后用龙骨、牡蛎敛神、降低大脑皮层的虚性兴奋，使其不要过度浮跃以耗散更多的体力。占机体2%体重的大脑正常情况下要消耗身体20%的能量，机体有20%的葡萄糖是用来满足大脑供应的，因此通过敛神以降低大脑的耗能，以增加机体能量，此时细胞就可以进入自我调节、自我修复状态，使动静脉血流比例恢复平衡。

桂枝加龙骨牡蛎汤是非常好的方子。黄芪桂枝五物汤可以治疗血痹，也可以治疗虚劳。方中如果加大芍药的用量，再配伍饴糖，则为小建中汤、黄芪建中汤加龙骨、牡蛎；有里急腹中痛时，可增加芍药的用量；有寒凝时，可用小建中汤配伍附子治疗；如果有脾胃虚弱，则用桂枝加芍药、生姜各一两，人参三两新加汤治疗。

天雄散方

天雄三两（炮）　白术八两　桂枝六两　龙骨三两

上四味，杵为散，酒服半钱匕，日三服，不知，稍增之。

此条论述了虚劳病的治法。此处治疗虚劳病不是只用填精补肾的方法治疗，而是通过暖下焦，改善血液循环后再用补肾的方法治疗疾病，此处指出用天雄散方。天雄散方中天雄用量较大，为三两，且需炮制，通过炮制使乌头碱的超微结构发生变化，以精准地和疾病组织结合。在临床上，用天雄散合柴胡桂枝干姜汤、祛瘀血汤等治疗因性焦虑、性恐惧而衍发成的广泛性焦虑症及虚劳证，效果良好。

男子平人，脉虚弱细微者，善盗汗也。（9）

此条论述了阴阳气血俱虚的脉象和盗汗之证。男子平人脉象虚弱、细微，且容易盗汗。汗为血之液，经常盗汗容易将血液成分通过汗液丢失，使有效血容量减少，故出现细弱脉。此时不应用补虚的方法治疗，而是用调和营卫法治疗，通过降低反应性以达到治疗疾病的目的，脉象细微弱时可以用大建中汤加黄芪与金匮肾气丸的合方治疗。

人年五六十，其病脉大者，痹侠背行，若肠鸣、马刀、侠瘿者，皆为劳得之。（10）

此条论述了三种虚劳病的辨证。人到五六十岁时，精气开始不足，其脉不能太过浮大升散，如果此时脉大，则为劳且有痹。“痹侠背行”，即腰背部疼痛；“马刀、侠瘿”，瘿主要是指锁骨以上的淋巴结肿大，马刀是指腋下和腹股沟的淋巴结肿大。因古人骑马带刀时，短刀会夹到腋下，就像枪套一样，拔刀的时候迅速拔出来；长刀则会夹在胯下，用大腿压住，马刀平常挂在胯外，打仗的时候用大腿和马肚子把马刀夹住，一只手掌控马，一只手拔刀，用马鞍把刀鞘压住，就好拔出马刀。此种情况经常时间久后，皮下组织就会增厚，或生茧，或磨破，也会有局部的淋巴结的肿大，故称为马刀病，现代认为是淋巴结、淋巴瘤。“肠鸣”表明腹部的淋巴结也有肿大，影响到了肠管的运动引起肠鸣；或者小肠的功能长期处于虚劳状态，极易受到感染引起淋巴结发炎，严重者会引起肿瘤化。

此段条文给出了治疗长期慢性淋巴炎、淋巴瘤的方向性的提示。即如果淋巴结的炎症和肿瘤化长期不愈合时，应该从虚劳而治，即通过调和营卫治疗，可辨证选用小建中汤、黄芪建中汤等化裁；若为虚寒急症则用大建中汤，若内有阴寒久者加吴茱萸，若寒更甚者加附子。

脉沉小迟，名脱气，其人疾行则喘喝，手足逆寒，腹满，甚则溏泄，食不消化也。（11）

此条论述了脾肾阳气亏损的虚劳证。虚劳过度就会脱气，其人疾行则喘喝，即走路稍快就会气短、口干，指出机体阳气不足，不能化津液。此类患者要用温阳法治疗，可用四逆汤加大建中汤，再配伍赤石脂、补骨脂、四神丸等之类的药物来治疗。脉沉小迟，用附子理中汤；走路稍快时喘满、气上逆，加桂枝；配伍赤石脂固元气。

脉弦而大，弦则为减，大则为芤，减则为寒，芤则为虚，虚寒相搏，此名为革。妇人则半产漏下，男子则亡血失精。（12）

此条论述了芤革脉主亡血失精。此处脉弦而大，应与脉浮而弦做鉴别，脉浮而弦是麻黄证，而此时脉弦而大是虚劳脉中有弦脉。弦则为减，指出血脉中的内容物如蛋白在丢失，血浆内容物减少，此时血管要进行调节，正常调节后脉象为微细，但此时是虚劳脉，虚劳时血管调节能力下降，血管难以完全收缩，故脉象依然是大脉，同时伴有弦脉，即脉大而弦，此时并非是受寒导致的脉象，而是机体自身的一种调节而出现的脉象。"革"是古人提出的一个病名和证候名，即女子为半产漏下，男子为亡血失精。半产漏下是指子宫里还有残存的东西，造成一直出血、失血，治疗时用生新祛瘀法，可先用小建中汤，然后再用祛瘀血汤，或在小建中汤的基础上配伍当归、黄芪，再加祛瘀血汤进行治疗。若要加强祛瘀的力量，可以加泽兰、益母草等妇科常用药物。男子则是打仗亡血和房劳失精，可以用桂枝加龙骨牡蛎汤，加天雄散、金匮肾气丸辨证治疗，失精者可用天雄散，亡血者可以先用小建中汤，让小建中汤中的饴糖迅速进入血管内以增加能量。

虚劳里急，悸，衄，腹中痛，梦失精，四肢酸疼，手足烦热，咽干口燥，小建中汤主之。（13）

小建中汤方

桂枝三两（去皮）　甘草三两（炙）　大枣十二枚　芍药六两　生姜三两　胶饴一升

上六味，以水七升，煮取三升，去滓，内胶饴，更上微火消解，温服一升，日三服。（呕家不可用建中汤，以甜故也）

此条论述了脾胃阴阳两虚的辨证论治。"里急"指腹中一直有拘紧的感觉，拘紧为寒，可以用芍药甘草附子汤治疗。"手足烦热"可以是阴虚证，也可以是腹中有阴寒凝聚，此处是因腹中阴寒凝聚引起。小建中汤是治疗虚劳里急的最基本方。

临床上胃溃疡、十二指肠球部溃疡，也可用小建中汤辨证治疗。溃疡的成因一方面是因为肠管拘急胃排空不通畅、食物停留过久、胃酸分泌过多，导致胃黏膜灼伤后引起溃疡；另一方面是因为应激导致肠管缺血引起。小建中汤可以改善肠管的缺血状态，即解决了胃溃疡、十二指肠溃疡的根本病机。此处症状多在上焦，但是通过中焦治疗。

"呕家不可用小建中，以甜故也。"呕家多通过吐法进行治疗，故不用小建中汤，可以用大建中汤合小半夏汤化裁治疗。

虚劳里急，诸不足，黄芪建中汤主之。（于小建中汤内加黄芪一两半，余依上法。气短胸满者加生姜，腹满者去枣，加茯苓一两半，及疗肺虚损不足，补气加半夏三两）（14）

此条论述了阴阳两虚而卫气偏虚的辨证论治。"诸不足"，即六部脉都为弱脉。此处提出虚劳诸不足时，首先考虑用黄芪建中汤建中气治疗。括号中为附会，可认为是由注家添加。

虚劳腰痛，少腹拘急，小便不利者，八味肾气丸主之。（方见脚气中）（15）

此条论述了肾气虚的辨证论治。此处为失精家，即房劳过度引起的失精，其症状既有虚劳的一般表现，还有少腹拘急、小便不利、腰痛等特殊表现，用八味肾气丸治疗。方中用桂枝和附子改善血液循环；用大量的地黄滋肝，山茱萸敛肝，降低大脑皮层交感神经的虚性兴奋；用牡丹皮清心除烦；用茯苓、泽泻排出水气、代谢产物；用山药补脾。

虚劳诸不足，风气百疾，薯蓣丸主之。（16）

薯蓣丸方

薯蓣三十分　当归　桂枝　干地黄　曲　豆黄卷各十分　甘草二十八分　芎䓖　麦门冬　芍药　白术　杏仁各六分　人参七分　柴胡　桔梗　茯苓各五分　阿胶七分　干姜三分　白蔹二分　防风六分　大枣百枚（为膏）

上二十一味，末之，炼蜜和丸，如弹子大，空腹酒服一丸，一百丸为剂。

此条论述了气血两虚又感风邪的辨证论治。薯蓣丸是长期慢性服用的丸药，是治疗虚劳的总方。薯蓣丸是由较多方剂合用化裁而成，含柴胡桂枝汤、理中汤等，配伍薯蓣填精，当归、川芎走行血分养血，白蔹、防风改善微循环，此处未用麻黄，是因为此病是因机体兴奋、亢奋引起，用麻黄会使机体更加兴奋，影响疾病的治疗。

鳖甲煎丸可治疗因虚证引起水气、湿热、痰浊、血瘀等病理代谢产物的生成而导致的疾病，治疗慢性疾病可选用柴胡桂枝类方。有形的慢性病可用鳖甲煎丸，无形的慢性病可用薯蓣丸，两个方剂中都含有柴胡、桂枝，若有郁热则加黄芩，除了芍药再配伍当归、川芎、干地黄、阿胶。

虚劳虚烦不得眠，酸枣汤主之。（17）

酸枣汤方

酸枣仁二升　甘草一两　知母二两　茯苓二两　芎䓖二两（《深师》有生姜二两）

上五味，以水八升，煮酸枣仁，得六升，内诸药，煮取三升，分温三服。

此条论述了虚烦不眠的辨证论治。虚劳、虚烦是因耗神过度引起的，此处用酸枣仁汤治疗。酸枣仁汤中川芎、酸枣仁是对药，茯苓、知母是对药。知母清虚热、茯苓安神利水气，多用于右脉微滑的脉象。川芎、酸枣仁一收一散，解决左脉弱的问题。如果右脉不是微滑而是滑而聚，则可以用泻心汤的类方。中医认为川芎走行头面，西医学认为川芎对头面部的血管具有高选择性，因此用川芎解决大脑的循环问题。

有虚烦不得眠症状时可通过脉象辨证选择使用酸枣仁汤或黄连阿胶汤治疗。右脉微滑、左脉弱，虚烦不得眠，是应用酸枣仁汤的金指标；使用黄连阿胶汤时机体有热，其热在心经而不在胃脘部，左脉弱而微弦，用芍药解痉挛，用芍药配伍阿胶解决弦脉，用黄连、芍药解决弱脉，同时可辨证配伍使用砂仁、陈皮、干姜等以避免黄连、黄芩伤胃；若尺部脉象沉可辨证选用交泰丸治疗。

五劳虚极羸瘦，腹满不能饮食，食伤、忧伤、饮伤、房室伤、饥伤、劳伤，经络营卫气伤，内有干血，肌肤甲错，两目黯黑。缓中补虚，大黄䗪虫丸主之。（18）

大黄䗪虫丸方

大黄十分（蒸）　黄芩二两　甘草三两　桃仁一升　杏仁一升　芍药四两
干地黄十两　干漆一两　虻虫一升　水蛭百枚　蛴螬一升　䗪虫半升

上十二味，末之，炼蜜和丸小豆大，酒饮服五丸，日三服。

此条论述了虚劳内有瘀血的辨证论治。本篇初始条文中论述了用黄芪桂枝五物汤治疗血痹，其脉象为浮滑脉。虚劳和血痹有内在的联系，虚劳病本质是血管调节能力的下降，其最终会引起血管内容物凝聚形成微小栓塞阻塞微循环，导致血痹的发生，故虚劳的最后转归为血痹。此处提出了虚劳最终引起血痹时的治疗方剂，即大黄䗪虫丸。

血液流动速度较慢时一方面会造成瘀血，另一方面会产热，用大黄䗪虫丸可慢慢清利血管。大黄、水蛭、虻虫、芒硝、桃仁是祛瘀血终极方药，干漆祛痰效果较好，若痰未去则用活血药难以祛除瘀血，配伍酒将药性外散，增加胃肠道动力，若脾胃虚寒时可予附子理中丸。

缓中补虚的常用方是小建中汤，治疗时可以将大黄䗪虫丸和小建中汤合用，也可以将大黄䗪虫丸和八味肾气丸、黄芪建中汤、酸枣仁汤辨证化裁合用。

《千金翼》炙甘草汤（一云复脉汤）治虚劳不足，汗出而闷，脉结悸，行动如常，不出百日，危急者十一日死。

甘草四两（炙）　桂枝三两　生姜三两　麦门冬半升　麻仁半升　人参二两
阿胶二两　大枣三十枚　生地黄一斤

上九味，以酒七升，水八升，先煮八味，取三升，去滓，内胶消尽，温服一升，日三服。

此条论述了气血两虚脉结心悸的辨证论治。机体在虚劳状态时，心脏进行代偿，导致心肌肥厚，引起脉结心悸。此处提出用炙甘草汤治疗心悸脉象结代，炙甘草汤可降低机体应激，从而减轻心脏负担。用炙甘草汤时应注意左脉的脉象，通过分析左脉情况来决定方剂中地黄的用量。

《肘后》獭肝散　治冷劳，又主鬼疰一门相染。

獭肝一具

炙干末之，水服方寸匕，日三服。

此条论述了虚劳劳瘵的辨证论治。旱獭的肝有补虚的作用。

本篇论述了血痹和虚劳两种疾病的病因、病机、脉证及治疗，提出了黄芪桂枝五物汤、小建中汤、黄芪建中汤、天雄散、桂枝加龙骨牡蛎汤、大黄䗪虫丸、酸枣仁汤、薯蓣丸等治疗血痹、虚劳的方剂。

虚劳辨证以六经辨证为主。虚劳的本质是细胞机能低下、血液循环障碍，治疗时可用黄芪激发细胞的机能，同时解决血液循环障碍问题。

虚劳的治疗原则为调节营卫，调节动静脉血管的比例。黄芪桂枝五物汤治疗表证，小建中汤治疗机体生化无源。虚劳主要是因生化无源，难以给细胞提供充足的营养而引起的疾病，最终引起血液循环障碍而导致血痹。

虚劳容易出现消化系统和泌尿生殖系统的病症，以及神经系统的亢奋。虚劳单纯的神经系统亢奋时用桂枝加龙骨牡蛎汤治疗，同时配伍小建中汤和黄芪建中汤解决生化不足的问题；若病情发展严重时则辨证配伍使用金匮肾气丸和天雄散；若有瘀血时用大黄䗪虫丸；若因虚劳引起痞满、有宿便时用泻心汤；若因虚劳引起短气咳嗽时用麦门冬汤；若有伤寒解后有虚羸少气则用竹叶石膏汤；若因虚劳引起口吐清涎、左脉象沉紧时用吴茱萸汤。虚劳房劳过度用八味肾气丸，劳神过度用酸枣仁汤，劳力过度用小建中汤或黄芪建中汤。

　　本篇条文中的"男子脉大""男子色薄""男子脉沉弦"都论述的是男子，而虚劳病、失精家既有男子也有女子，女子相关的疾病会在妇人篇中论述，学习时可以将此篇和妇人篇内容进行沟通比较。

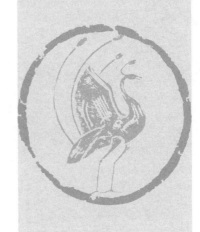

肺痿肺痈咳嗽上气病脉证治第七

本篇论述了肺痿、肺痈、咳嗽、上气的辨证论治。这四种病证都影响到了肺脏的功能，故合为一篇讨论。

肺痿是指肺叶痿弱不用，临床以咳吐浊唾涎沫为症状，为肺脏的慢性虚损性疾患，由多种慢性肺系疾病后期发展而成。常见于西医学某些慢性肺实质性病变如肺纤维化、肺不张、肺硬变等临床表现有肺痿特征者。

肺痈是指由于热毒瘀结于肺，以致肺叶生疮，肉败血腐，形成脓疡，以发热、咳嗽、胸痛、咯吐腥臭浊痰，甚则咯吐脓血痰为主要临床表现的一种病症。

咳嗽是由于气管、支气管黏膜或胸膜受炎症、异物、物理或化学性刺激引起，具有清除呼吸道异物和分泌物的保护性作用，可伴随咳痰。若咳嗽日久，容易引起胸闷、咽痒、喘气等一系列临床病症。

上气指肺气上逆的一种病症。

问曰：热在上焦者，因咳为肺痿。肺痿之病从何得之？师曰：或从汗出，或从呕吐，或从消渴，小便利数，或从便难，又被快药下利，重亡津液，故得之。曰：寸口脉数，其人咳，口中反有浊唾涎沫者何？师曰：为肺痿之病。若口中辟辟燥，咳即胸中隐隐痛，脉反滑数，此为肺痈，咳唾脓血。脉数虚者为肺痿，数实者为肺痈。（1）

此条论述了肺痿、肺痈的病因、证候和鉴别诊断。热在上焦引起了咳嗽，最终导致肺痿。此处的热为邪热，对机体造成的伤害有两个转机，一个是伤津液，是表层的一种表现，另一个是伤阳气，是本质的一种结果。此条条文提出了肺痿的病因，即先有咳嗽，用汗、吐、下法治疗咳嗽不当，或汗出过度，或呕吐，或用快药下利，导致重亡津液、重亡阳气，阳气受阻邪气内留。用快药下利误治，导致重伤了津液，引起腺体分泌不足，口腔、肺腺体分泌不足而干燥，如果津液的丢失没有引起阳气的损失就不会发为肺痿，故肺痿的本质是阳气不足。

接下来论述了肺痿与肺痈的鉴别诊断。肺痿是虚证，相当于西医学中的肺纤维化、肺不张、肺胀、肺气肿等病证；肺痈是实证，是肺的化脓性疾病。若口中既有泡沫痰又有脓痰则为肺痿；若口中干燥、胸疼，脉反滑数则为肺痈。肺痿和肺痈都是肺部的感染性疾病，都可以有脓痰，肺痿伴有泡沫痰，而肺痈只有脓痰。肺痿和肺痈其寸口脉象都为数脉，是因阳气虚不能化生津液而引起了郁热，数而虚者为肺痿，即机体机能不足，数而实者为肺痈，即肺部已化脓。

问曰：病咳逆，脉之，何以知此为肺痈？当有脓血，吐之则死，其脉何类？师曰：寸口脉微而数，微则为风，数则为热；微则汗出，数则恶寒。风中于卫，呼气不入；热过于荣，吸而不出。风伤皮毛，热伤血脉。风舍于肺，其人则咳，口干喘满，咽燥不渴，多唾浊沫，时时振寒。热之所过，血为之凝滞，蓄结痈脓，吐如米粥。始萌可救，脓成则死。（2）

此条论述了肺痈的病因及病理变化。

患者咳而气上逆，吐脓血，即吐腥红色脓痰，或为大叶性肺炎。"当有脓血，吐之则死"，指出咳出脓血并不致死，而吐出脓血病当致死，提示感染面积较大。咳嗽会引起膈肌的抬高、胃的逆蠕动，导致吐，一旦出现这些情况，在当时的医学条件下很容易堵塞气道，因此较难治。治疗时一方面要用治肺痈的办法解决化脓性的感染，另外一方面要降胃气、降逆气，解决失血。

接下来论述了大叶性肺炎的成因，即开始脉象是浮数，数脉提示机体内早有热邪，然后复感风邪后开始有表证，因此在治疗时应先解决内部的郁热，然后再治疗表证，病证初期较容易治疗，等到化为痈脓时，在当时的医学条件下就很难治愈。直到抗生素的出现才治愈了大叶性肺炎。当唾如米粥还未成铁锈色痰时是卡他性炎症伴有化脓，病情发展侵蚀到微血管，由黏膜层发展到黏膜下层时有脓又有渗出，会产生大量的铁锈色痰。

"数则为热"，提示机体有热、有痰，治疗时应辨证配伍清热化痰的药物。机体原本有热，然后又受风邪，风邪引起微循环和腺体的痉挛、闭塞，导致代谢产物难以排出而化热，此时患者脉象微而数，有汗出且恶寒，可用越婢汤辨证治疗。"风中于卫"，皮肤的第一道防御系统是腺体。"口干喘满，咽燥不渴"，提示细胞机能下降，是因少阴引起的太阴病，若细胞机能增强时，就会出现口渴的症状，即为阳明病。

"时唾浊沫，时时振寒，热之所过，血为之凝滞。"热之所过即寒之所过，局部有瘀热、化脓时，近端血管扩张以杀灭病菌，而远端血管要进行保护性的痉挛，以避免代谢产物、毒素进入到血液、组织中。

上气，面浮肿，肩息，其脉浮大，不治。又加利，尤甚。（3）

此条论述了正虚气脱的上气证。上气，即肺气上逆，面浮肿、咳嗽喘息抬肩、呼吸困难，说明肺的通气和换气功能都较弱，可认为是西医学中的咳嗽变异性哮喘。"其脉浮大"，表明不是表证，而是虚劳。若肺气上逆又有虚劳，则难治；若还有腹泻症状，处于缺氧状态的机体会因腹泻而引起水电解质的丢失，导致呼衰合并心衰及水电解质紊乱的发生，此时病情很危重。脉浮大本应用黄芪建中汤治疗，但黄芪建中汤中的黄芪、白芍走表，会加重面浮肿的症状。可选择麻黄厚朴汤治疗，但脉象为黄芪建中汤证；若有下利可选择大建中汤加四神丸治疗，但会使电解质丢失加快，故治疗时极其矛盾，很难治疗。

上气，喘而躁者，属肺胀，欲作风水，发汗则愈。（4）

此条论述了外寒内饮的上气证。上气，喘而且烦躁，说明是哮喘的持续状态，发汗后即可治愈，但一定不是简单用大小青龙汤发汗治疗。此时可以用越婢汤配伍理中汤治疗。

此病是因血管系统痉挛引起的喘证，喘又引起了烦躁，因此西医治疗此病时不用氨茶碱平喘，而是用酚妥拉明和多巴胺，即一个扩血管一个缩血管的药物改善血液循环，解除血管痉挛，使动、静脉的血流比例平衡，肺部能够进行有效的气体交换。中医治疗此病时是用石膏清热，用麻黄宣肺、增加交感神经的兴奋性。还可以配伍附子以改善血液循环，临床中根据脉的情况辨证使用越婢汤加附子或细辛治疗。

若此时患者有喘、大汗出且伴烦躁的症状，就可用越婢汤与麻黄附子细辛汤治疗。西医可以静脉给营养液，即蛋白、脂肪乳，因为此时机体代谢旺盛，有阳明证，源源不断地补充营养物质会让呼吸系统和支持呼吸系统的组织得到营养，然后补充水电解质，再给予酚妥拉明和多巴胺药物，若血管有痉挛也可加硫酸镁、维生素 K 等。

肺痿吐涎沫而不咳者，其人不渴，必遗尿，小便数，所以然者，以上虚不能制下故也。此为肺中冷，必眩，多涎唾，甘草干姜汤以温之。若服汤已渴者，属消渴。（5）

甘草干姜汤方

甘草四两（炙）　干姜二两（炮）

上咬咀，以水三升，煮取一升五合，去滓，分温再服。

此条论述了虚寒肺痿的辨证论治。患者总是唾涎沫但不咳嗽，涎沫说明上虚、肺中有寒，治疗肺中寒用甘草干姜汤温之。上虚不能制下，即下虚，故有遗尿、小便数等症状，可配伍金匮肾气丸、黑锡丹等治疗。

若兼有咳嗽时，其辨证论治会在后面篇幅中具体论述，如吐涎沫又有咳嗽时可以用苓甘姜辛五味汤治疗，如果有浊痰，小孩子凌晨咳嗽，则可用砂半理中汤或苓甘姜辛五味汤去细辛、茯苓加半夏、柴胡治疗，临床一剂即有效。

若服用甘草干姜汤后有口渴者则属于消渴，可配伍竹叶石膏汤辨证治疗；若有虚证，则可配伍人参、党参等药物；若有寒证，则可配伍肉桂、附子等，或配伍四逆汤、茯苓四逆汤等。

咳而上气，喉中水鸡声，射干麻黄汤主之。（6）

射干麻黄汤方

射干十三枚（一法三两）　麻黄四两　生姜四两　细辛三两　紫菀三两　款冬花三两　五味子半斤　大枣七枚　半夏（大者，洗）八枚（一法半升）

上九味，以水一斗二升，先煮麻黄两沸，去上沫，内诸药，煮取三升，分温三服。

此条论述了寒饮咳喘的辨证论治。只要是连续不断的咳嗽，且支气管可听到哮鸣音，不论是肺痿、肺痈、咳嗽、上气哪种疾病，都可以用射干麻黄汤治疗。治百日咳，亦可用射干麻黄汤治疗。

射干麻黄汤方中的射干、细辛、紫菀、冬花、五味子、半夏、生姜是一个组合，可以认为是由苓甘姜辛五味汤化裁而来的，有降低局部炎症反应、增加分泌的作用。此时咳喘伴有干鸣音，说明支气管上有比较黏稠的分泌物附着在气道上，很难咳出，通过降低炎症反应、增加分泌可稀释分泌物，以促进痰排出。射干麻黄汤方中的麻黄是可以替换的，若患者没有麻黄脉而有桂枝脉，则可将方中麻黄换成桂枝；若是柴胡脉也可将麻黄换成柴胡剂。

若患者存在脾阳虚的情况，则可配伍甘草干姜汤治疗。射干药性偏凉，可通过清热将分泌物变得稀薄，此时配伍麻黄，用射干替代石膏。

咳逆上气，时时吐浊，但坐不得眠，皂荚丸主之。（7）

皂荚丸方

皂荚八两（刮去皮，用酥炙）

上一味，末之，蜜丸梧子大，以枣膏和汤取三丸，日三夜一服。

此条论述了痰浊咳喘的辨证论治。痰特别黏，用射干麻黄难以治疗时，则用皂荚丸治疗。皂荚化浊痰，将皂荚一味药八两做成蜜丸，用枣膏和汤顺服。皂荚其实跟蜀漆有相近的作用机制，即刺激消化道黏膜的分泌。因为皂荚对肠道有刺激，所以要用枣膏化汤服用，以减轻对胃肠道的刺激。当消化道开始分泌后，肺中胶着的痰从高浓度的地方往低浓度的地方移动，此时也可以用胆南星、蜀漆等治疗。

中医讲三焦是一体，肺是上焦，肺中黏痰难以吐出时，服用皂荚丸可刺激胃肠道腺体的分泌，使少部分黏痰从上部吐出，而大部分的黏痰从肠道随大便排出，即上焦的痰可通过中焦黏膜分泌黏液去治疗，因此中医认为三焦是一焦。

咳而脉浮者，厚朴麻黄汤主之。（8）

厚朴麻黄汤方

厚朴五两　麻黄四两　石膏如鸡子大　杏仁半升　半夏半升　干姜二两

细辛二两　小麦一升　五味子半升

上九味，以水一斗二升，先煮小麦熟，去滓，内诸药，煮取三升，温服一升，日三服。

此条论述了寒饮夹热上迫于肺的咳嗽上气的辨证论治。寸、关部脉象都为浮脉者为气滞，用厚朴麻黄汤治疗，此处没有用炙甘草、党参，而是将小麦煮熟，用小麦汤熬药替代，小麦一方面可起到甘草的作用，另一方面有增加能量、缓释的作用。方中含有厚朴、半夏、干姜几味药，再配伍人参，就是厚朴温中汤法和麻杏石甘汤法的合方。若虚者可以用半夏厚朴甘草干姜人参汤治疗；若脉象沉者则可用麻黄附子细辛汤治疗。

咳而脉浮者应从肺治疗，但此时的咳嗽若是消化道的问题引起的，可认为是食管反流性变异性咳嗽，应从中焦入手治疗，即用厚朴半夏干姜小麦汤治疗，此方也可认为是苓甘姜辛五味汤化裁而成，方中用小麦代替甘草、用半夏代替茯苓，治疗肺痿或肺痈之寒邪上迫于肺的咳嗽上气。

痰是由水气、痰浊不断凝练而成的。肺痿是长期慢性炎症，肺痈是急性炎症，炎症初期都有充血、红肿热痛症状，然后发展为渗出、增生、变性、坏死。炎症表现出为热象，但本质为寒，寒在血脉。炎症可认为是郁热、血液循环的扩张，最终导致渗出，其炎性代谢产物会引起远端微循环痉挛，以对机体产生保护性的反应。治疗时应从微循环的痉挛入手，解决局部血液循环的扩张，即用桂枝、细辛、麻黄治疗远端微循环痉挛。远端微循环的痉挛同时也会限制炎症的吸收，因此在治疗时既要注重消炎，也要解决机体微循环的痉挛，此为本处用厚朴麻黄汤的意义所在。

脉沉者，泽漆汤主之。（9）

泽漆汤方

半夏_{半升}　紫参_{五两（一作紫菀）}　泽漆_{三斤（以东流水五斗，煮取一斗五升）}

生姜_{五两}　白前_{五两}　甘草　黄芩　人参　桂枝_{各三两}

上九味，㕮咀，内泽漆汁中，煮取五升，温服五合，至夜尽。

此条论述了水饮内停咳嗽上气的辨证论治。此处脉沉是指因痰液凝滞后造成的，所以用泽漆汤治疗，药物为半夏、紫参、泽漆、生姜、白前、甘草、黄芩、人参、桂枝。泽漆可化黏痰，此处黏痰较顽固，但比皂荚丸所治的黏痰轻，故用泽漆、半夏祛痰；用黄芩清热；紫参一般用紫菀来替代，用紫菀、白前清热润肺化痰，既能增加分泌，又能让炎症稳定起到消炎的作用；用桂枝甘草汤通心阳；用炙甘草、干姜、人参温中，以滋养、运化中焦，补足能量、提高能量代谢，通过改善机体微循环以排出半表半里的痰浊。

需要注意的是，所有的痰难以祛除时都可从消化道排出，皂荚丸和泽漆都是通过刺激消化道的黏膜引起消化道黏膜分泌，最终将肺中的黏痰从消化道排出。所以中医认为肺为生痰之源，脾为贮痰之器，肺中的痰难以祛除时，一定要从中焦入手去治疗，而不是只从肺治疗。

火逆上气，咽喉不利，止逆下气者，麦门冬汤主之。（10）

麦门冬汤方

麦门冬_{七升}　半夏_{一升}　人参_{二两}　甘草_{二两}　粳米_{三合}　大枣_{十二枚}

上六味，以水一斗二升，煮取六升，温服一升，日三夜一服。

此条论述了虚火上炎的咳喘证治。麦门冬汤为滋阴的总方，其主要药物是麦门冬，用量较大，为半夏的七倍。其余药物为半夏、人参、甘草、粳米、大枣，有运化中焦痰浊的功效，可认为是由炙甘草、生姜、大枣扩展化裁而来。因此处为气逆咳喘而无欲吐的症状，故用麦门冬降逆润肺，同时去掉生姜，替换为粳米，若患者气逆咳嗽比较厉害且欲吐之，则需加生姜降逆止呕，此处麦门冬为阴药，也有固护脾胃的功效。

治疗肺气上逆不降引起的呛咳，其右寸部脉象上浮、上鱼际，则用麦门冬汤治疗；若治疗肝火引起的咳嗽，可用大、小柴胡汤治疗；若呛咳患者左关部脉象是虚寒证者，则可用吴茱萸汤辨证治疗；若女性呛咳伴遗尿，有口渴而不欲饮者，则用麦门冬汤合五苓散治疗；上逆有清痰者，用小青龙汤治疗；有水鸡声者，用射干麻黄汤治疗；因肝阳不升引起肺气不降，导致喘而上逆者用乌梅丸治疗。

麦门冬汤也可治疗所有焦虑不寐而右脉上冲者，其迷走神经和副交感神经的张力较弱，但没有具体的器质性病变。需要注意的是，治疗焦虑时不能只是用清肝法，清肝法虽可缓解症状但不能治愈疾病，而是要根据脉象从疾病病机入手进行求本治疗。

肺痈，喘不得卧，葶苈大枣泻肺汤主之。（11）

葶苈大枣泻肺汤方

葶苈（熬令黄色，捣丸如弹子大）　大枣十二枚

上先以水三升，煮枣取二升，去枣，内葶苈，煮取一升，顿服。

此条论述了肺痈未成时，邪气壅于肺的辨证论治。肺痈的主方是《千金》苇茎汤，但其治疗的是热毒壅肺、痰瘀互结、血败肉腐成痈的肺痈。此时肺痈没有化脓，没有铁锈色痰，而只是处于渗出阶段，渗出太多会阻滞气道的通气和换气功能，故喘而不得卧，用葶苈大枣泻肺汤治疗。葶苈大枣泻肺汤中葶苈子为主药，排肺中之水气，但葶苈子对消化道也会有刺激作用，因此用大枣先熬成汤再煎煮葶苈子服用，以保护胃肠道黏膜。葶苈子可排肺中之水，如果有胸腔积液难以排出时，可在葶苈子的基础上加甘遂、大戟、芫花等药物。

肺痈未成处于渗出阶段时，渗出液稀薄，患者只有喘证而无咳，此时是因组织间有水气，肺间质有渗出，会在气道中生成稀白痰，渗出液不断挤压、刺激血管引起血管破裂，最终导致化脓成肺痈。肺痈在喘而不得卧

时没有痰，因此用葶苈大枣泻肺汤清除组织间的渗出液，若有泡沫样痰则用小青龙汤治疗，若有痰稀薄而清则用苓甘姜辛五味汤治疗，若有黏痰则用皂荚丸、射干麻黄汤或泽漆汤辨证治疗。

"脾为生痰之源，肺为贮痰之器"，凡是痰饮都是由脾胃引起的，因此可从脾胃入手治疗，临床上多用附子理中汤配伍芍药、枳实使水气、痰饮随大便排出。

咳而胸满，振寒脉数，咽干不渴，时出浊唾腥臭，久久吐脓如米粥者，为肺痈，桔梗汤主之。（12）

桔梗汤方 （亦治血痹）

桔梗一两　甘草二两

上二味，以水三升，煮取一升，分温再服，则吐脓血也。

此条论述了肺痈已成脓的辨证论治。如果有振寒、脉数、咽干、不渴的症状时，则为感染病灶即将化脓之象。临床曾有一个化脓性淋巴结炎患者，其症状为振寒、脉数、咽干、咳而喘满，临床未找到感染灶，结果发现是淋巴结的坏死，用中药治疗后效果良好。其他地方的化脓性感染都遵从此意，如背部有化脓性的疖子成脓时，其症状也为振寒、脉数。

此病证为慢性的肺部化脓性炎症，用桔梗汤治疗。桔梗汤方中的桔梗、甘草两味药是排脓的一个配伍组合，除此之外还有很多排脓的药物组合，如薏苡仁败酱散、赤小豆当归散、术附汤等。薏苡仁败酱散是在阴寒之体有湿浊之邪化热时辨证使用；若慢性脓长期难以排出，性质比较平和时，可以在六经的框架下酌情使用桔梗甘草汤；赤小豆当归散是在血虚、血管内容物成分发生变化，同时伴有湿浊之邪时使用；较深部的痰则可用术附汤来排出。

桔梗汤可以和甘草干姜汤联用治疗肺痿，也可以治疗慢性、感染性的肺支气管扩张症，用桔梗汤治疗脓痰，甘草干姜汤治疗涎沫。桔梗汤适用于肺化脓性炎症慢性期，本质上是寒证，其化热不明显。

上述条文中提出了治疗肺痿、肺痈的几个方剂。肺痿的本质为寒证，因此可从甘草干姜汤、大建中汤、金匮肾气丸的思路去治疗。此思路也可用来治疗肺部慢性感染性疾病。肺痈和肺痿有一定的联系，肺痿在慢性感染的过程中可以合并急性感染，即转变为肺痈；而肺痈本质上是急性发作的疾病，但它也可以在慢性病变的基础上发展出现急性发作病变。在治疗时要从湿和热入手，而不是盲目地用清热散寒解表的方法，应关注机体内的痈热，因为治疗痈热是治疗肺痈的关键所在。临床治疗痈热时也可用八两金银花加半斤黄酒加水熬之服用，其效果良好。另外，《千金》苇茎汤、仙方活命饮也可用来治疗肺痈的急性发作期，其临床效果也较好。

咳而上气，此为肺胀，其人喘，目如脱状，脉浮大者，越婢加半夏汤主之。（13）

越婢加半夏汤方

麻黄六两　石膏半斤　生姜三两　大枣十五枚　甘草二两　半夏半升

上六味，以水六升，先煮麻黄，去上沫，内诸药，煮取三升，分温三服。

此条论述了热饮肺胀的辨证论治。咳嗽而上气则为肺胀，类似于西医学中的肺气肿、桶状胸。患者在咳嗽、哮喘时胸腔压力增高，上焦压力增高，引起眼球张力增高，导致目如脱状。肺胀在急性发作期时用越婢加半夏汤治疗，在慢性恢复期时用金水六君煎合金匮肾气丸治疗。此时患者只有咳而上气而无痰，也可用厚朴麻黄汤代替越婢加半夏汤辨证治疗。若患者有痰时，则应辨证选择射干麻黄汤、皂荚丸、泽漆汤等治疗。

越婢加半夏汤方中用生半夏降气化痰，亦可配伍杏子、厚朴等药物；方中生姜、半夏、甘草也可酌情换成理中汤。

需要注意的是，在治疗慢性感染性疾病的急性期或慢性恢复期时，不应忽视中焦脾胃的治疗，如某些肺结核的治疗要依据"虚劳篇"进行辨证治疗。肺结核感染时也会有咳嗽、吐涎沫、痰夹脓痰等症状，除了辨证选择"虚劳篇"中的黄芪大小建中汤、金匮肾气丸、酸枣仁汤、大黄䗪虫丸等方剂外，应合用本篇中的方剂即可治疗肺结核病的感染期和静息期。

肺胀，咳而上气，烦躁而喘，脉浮者，心下有水，小青龙加石膏汤主之。（14）

小青龙加石膏汤方 （《千金》证治同，外更加胁下痛引缺盆）

麻黄　芍药　桂枝　细辛　甘草　干姜各三两　五味子　半夏各半升
石膏二两

上九味，以水一斗，先煮麻黄，去沫，内诸药，煮取三升。强人服一升，羸者减之，日三服，小儿服四合。

此条论述了痰饮夹热肺胀的辨证论治。小青龙汤中含有苓甘姜辛五味汤之意，此时是将茯苓换成了半夏。此处为脾阳不足、内有水饮又感风寒，小青龙汤证为心下有水气，用半夏、细辛、干姜、甘草、五味子降逆化水饮，用桂枝、麻黄、芍药散风寒。

小青龙汤证患者伴有烦躁的症状时，说明体内有热，即可加石膏治疗，石膏亦有稳定情绪的作用。糖尿病患者不耐劳累，劳累、紧张时会使机体血糖升高，此时患者脾阳虚，上焦有热、下焦有寒，即太阴有寒且阳明有热，会出现燥咳、渴、喜饮等症状，因此可以用附子理中汤加竹叶石膏汤，或者麦门冬汤加竹叶石膏汤治疗。

肺的疾病，不论有无咳嗽，都应考虑苓甘姜辛五味汤。小青龙汤、射干麻黄汤、厚朴麻黄汤的基础方都有苓甘姜辛五味汤之意，如果痰较黏时，可去生姜加泽漆、皂荚；如果患者感觉有痰而不咳痰时，在急性期则用葶苈子治疗；如果是慢性间质性肺炎，此时的肺间质是增生性的、纤维化的改变，其本质是寒证，故不用葶苈子排肺中水气，而是用甘草干姜汤配伍化浊药物治疗，如配伍川贝母、半夏一升一散，也可辨证使用麦门冬汤治疗。

附方

《外台》炙甘草汤　治肺痿涎唾多，心中温温液液者。（方见虚

劳中）

《千金》甘草汤

甘草二两

上一味，以水三升，煮减半，分温三服。

上述两首附方论述了凉燥肺痿的证治。中医认为甘草缓急，同时还可以解毒。在现代临床中药物热是较常见的一种情况，即在治疗疾病使用药物的过程中因药物导致的发热。对于药物热的治疗是先停用可疑药物，中医大夫会使用甘草，因为甘草有解毒、缓急的作用。患有慢性病的患者长期服用药物，故临床中可先用60～90克的甘草熬汤服用以解除身体中的毒性，然后再进行对症治疗。

此处是用甘草治疗肺痿，多数肺痿患者只咳嗽而无痰，脉象为平脉，而甘草是治疗咳嗽较好的药物，若上焦有热则用麦门冬汤，若中焦有寒则用甘草干姜汤。在临床中治疗咳嗽常辨证使用"一二三四五六七八汤"，即一是甘草汤，二是二陈汤，三是三子养亲汤或三拗汤，四是四君子汤，五是五味子，六是六君子汤，七是七味都气丸，八是八味肾气丸。

《千金》生姜甘草汤　治肺痿咳唾涎沫不止，咽燥而渴。

生姜五两　人参三两　甘草四两　大枣十五枚

上四味，以水七升，煮取三升，分温三服。

此条论述了脾胃中虚致肺痿的治法。"咽燥而渴"说明机体化生津液不足，此时应认真辨证治疗，不可随意使用滋阴润燥的药物治疗。生姜甘草汤中生姜、大枣、炙甘草、人参四味药配伍从胃肠道增加能量，使机体气化充足而化生津液。

《千金》桂枝去芍药加皂荚汤　治肺痿吐涎沫。

桂枝三两　生姜三两　甘草二两　大枣十枚　皂荚二枚（去皮子，炙焦）

上五味，以水七升，微微火煮取三升，分温三服。

此条论述了气不致津的肺痿证治。此处桂枝去芍药加皂荚汤应辨证加减使用，即用皂荚和麻黄汤、桂枝汤、理中汤合方化裁治疗兼有表证的肺痿。

如果上焦有郁热、脾胃有寒，用柴胡桂枝干姜汤加皂荚治疗；如果患者平时常有黏痰，太阳中风后要去芍药加皂荚祛痰；患者有顽痰，又受风邪感冒后是桂枝汤证，脉象是浮缓脉且有滑利象，则用桂枝汤去芍药加皂荚治疗；如果患者是大柴胡汤证、小柴胡证，则应在大柴胡汤或者小柴胡汤的基础上配伍皂荚进行辨证治疗，而不局限于用桂枝去芍药加皂荚汤原方治疗。

《外台》桔梗白散　治咳而胸满，振寒，脉数，咽干不渴，时出浊唾腥臭，久久吐脓如米粥者，为肺痈。

桔梗　贝母各三分　巴豆一分（去皮熬，研如脂）

上三味，为散，强人饮服半钱匕，羸者减之。病在膈上者吐脓血；膈下者泻出；若下多不止，饮冷水一杯则定。

肺痈的治疗可从脾胃入手，用香砂六君子汤或金水六君煎改善脾胃的运化功能，增加津液分泌，使脓液从大便排出。此时肺痈局部化脓表象是热证，但本质为寒证，因此可用附子理中汤加吴茱萸、当归、熟地黄，同时合用桔梗白散化裁治疗。

桔梗白散中药物为桔梗、贝母、巴豆各等分，制好后与温热的中药一起服用。贝母、桔梗有润肺、化痰的功效，患者服用后容易使脓液从大便排出，从而达到治疗疾病的目的，若有下利多难以停止者，可服用冷米汤。

临床上用巴豆祛除寒性的水饮痰浊效果较好，寒性的胸膜炎、腹膜炎、肺化脓症的治疗都可辨证使用巴豆，同时胸膜炎也可以使用十枣汤、葶苈大枣泻肺汤等辨证治疗。

《千金》苇茎汤　治咳有微热，烦满，胸中甲错，是为肺痈。

苇茎二升　薏苡仁半升　桃仁五十枚　瓜瓣半升

上四味，以水一斗，先煮苇茎得五升，去滓，内诸药，煮取二升，服一升，再服，当吐如脓。

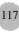

此条论述了肺痈的辨证论治。《千金》苇茎汤治疗肺痈初期，肺痈患者前胸会有皮肤甲错、皮肤粗糙等症状，中医认为是由机体血瘀引起。《千金》苇茎汤中的桃仁可使局部的血液循环发生改变；薏苡仁可排浊、排痰；瓜瓣，即现在常用的冬瓜仁，既能利痰又能通便。需要注意的是，在治疗此类病变时要注意通便固护胃气。

肺痈胸满胀，一身面目浮肿，鼻塞清涕出，不闻香臭酸辛，咳逆上气，喘鸣迫塞，葶苈大枣泻肺汤主之。（方见上。三日一剂，可至三四剂，此先服小青龙汤一剂，乃进。小青龙汤方见咳嗽门中）

此条论述了湿热脓未成肺痈的辨证论治。此条文中病证提示非表证，而是因肺和上焦的痰浊、水饮过多引起，因此用葶苈大枣泻肺汤治疗。

本篇论述了肺痿、肺痈、咳嗽（肺胀）、上气四种疾病。其中，肺痈、上气是急性病，肺痿、肺胀是慢性病，肺痈可以发生在肺痿的某些阶段，上气可以发生在肺胀的某些阶段，肺胀本身是由慢性咳嗽和哮喘造成，而哮喘在某些情况下又可以出现咳逆上气、烦躁，即哮喘持续状态。在治疗上，肺胀和上气同时治疗。因此，肺痿、肺痈、咳嗽（肺胀）、上气四种疾病合为一篇讨论。

此类疾病不管是急、慢性炎症，不论有无病理代谢产物，其机体都存在着微循环障碍，因此都是通过调节微循环障碍来达到治疗疾病的目的。西医学治疗哮喘的持续状态是用酚妥拉明和多巴胺调节动静脉的比例，同时给予高热量的营养防止呼吸衰竭，给予血管活性药物调节气道黏膜下的动静脉血流比例，因为此时机体气道张力较高，持续性的痉挛会加重烦躁，从而导致气道张力更加增高，引起大汗出、张口抬肩等症状，用常规的止喘药物难以治疗。肺部的血液循环和腹部的血液循环不同，肺部有两套动脉体系，即肺动脉和主动脉，而腹部有两套静脉体系，即脾静脉和门静脉，治疗肺部的疾病时选用麻黄、桂枝、附子、细辛等药物，而治疗腹部的疾病时则选用芍药倍桂枝方，治疗胸部的疾病则用桂枝去芍药汤。此篇论述的是肺部疾病，即有动脉系统的痉挛，因此可通过调节动脉系统的痉挛来治疗疾病，同时还应注意甘草干姜汤的辨证使用。

　　本篇中提出了很多方剂，包括皂荚丸、葶苈大枣泻肺汤、甘草汤、桔梗汤、《千金》苇茎汤、桔梗白散等，临床治疗疾病时应辨证使用。有黏痰胶固难以咳出时用皂荚丸；喘而脉沉者，痰稀且黏时用泽漆汤；听诊肺部有水泡音，咳清水样夹有泡沫状痰时用葶苈大枣泻肺汤；肺痈初期局部有热时用《千金》苇茎汤，若胸中有热、脾中有虚寒时可与砂半理中汤、附子理中汤合用；气逆左部脉上冲时用柴胡乌梅法；气逆右部脉上冲时用麦门冬汤；元气不足时用金匮肾气丸；肺心病心衰时可用炙甘草汤、四逆汤、人参汤等。

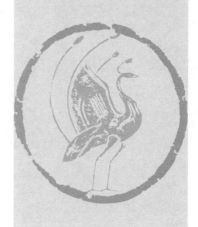

奔豚气病脉证治第八

本篇条文较少，但是内容非常重要。奔豚气是一种机能的改变，中医对奔豚气这种机能的改变认识很深刻。

奔豚气是指气从少腹上冲咽喉的一种突然发作性疾病，由于气冲而急，有似豚之奔跑，故称为奔豚气病，日本人称其为心脏神经症。

师曰：病有奔豚，有吐脓，有惊怖，有火邪，此四部病，皆从惊发得之。师曰：奔豚病，从少腹起，上冲咽喉，发作欲死，复还止，皆从惊恐得之。（1）

此条为总论，论述了奔豚、吐脓、惊怖、火邪四部病发病机理，着重论述了奔豚气病。奔豚、吐脓、惊怖、火邪四个病的机理一样，都因惊恐所得。吐脓与《肺痿肺痈咳嗽上气篇》中所论述的疾病发病相关，既与外感有关，又与长期内伤情志有关，可从惊发而得之。惊怖即由惊而发，火邪会在后篇条文中论述。

惊恐时机体处于应激状态，做出或战斗、或木僵、或逃跑的应激反应，不管是哪种反应都会引起血液的重新分布，使细胞机能紧急切换，通过生殖系统、消化系统的血管代偿性痉挛以满足头部、四肢的需要。

慢性病血液重新分布缓慢，惊恐后血液迅速重新分布，代偿性的痉挛使得血流阻力增加，引起气从少腹上冲咽喉的感觉。发作时有一种濒死感，缓解后又反复发作。

奔豚气是由于心脏输出量增加与远端血管痉挛之间的矛盾，再加上神经敏感性提高导致的急骤的血液重新分布，可用桂枝加桂汤治疗。若有水气则加茯苓；若有痰浊则配伍化痰浊的药物；若有寒气则加理中汤；烦躁不安则可加龙骨、牡蛎、磁石。桂枝加桂汤解决微循环的痉挛，同时配伍解除引起微循环痉挛的有害因素的药物，如水气、水饮、痰浊、痰湿、积食、瘀血等。

奔豚气上冲胸，腹痛，往来寒热，奔豚汤主之。（2）

奔豚汤方

甘草　芎䓖　当归各二两　半夏四两　黄芩二两　生葛五两　芍药二两
生姜四两　甘李根白皮一升

上九味，以水二斗，煮取五升，温服一升，日三夜一服。

此条论述了肝气上逆而作奔豚的辨证论治。如果不是奔豚气病，患者有气上冲胸、腹痛、往来寒热的症状时，则用柴胡法治疗，气上冲胸用柴胡剂合桂枝加桂汤治疗，腹痛时配伍芍药或大建中汤。此处为奔豚气病，患者有气上冲胸、腹痛、往来寒热的症状，故用奔豚汤治疗。

奔豚汤方中药物为：甘草、川芎、当归、半夏、黄芩、葛根、芍药、生姜、甘李根白皮。其中当归、川芎、芍药组合为当归芍药散法；黄芩、半夏、甘草、甘李根白皮组合可认为是小柴胡汤法，方中用甘李根白皮代替了柴胡。

甘李根白皮的入药部位是根皮，即去掉糙皮而没有木质部的部分，是树的滋养层，有传送营养、水分的作用，有滋养、通调水气的功效。同时，甘李根白皮有升清阳降浊阴的作用，可通过阳气的上升将营养物质向上输送，将浊气向下降，走少阳、半表半里。柴胡主升，甘李根白皮的机理、药理较柴胡更全面，故此处用甘李根白皮代替柴胡。因甘李根白皮的功效中包含有茯苓、白术的功效，故此处没有配伍茯苓、白术。

葛根对大血管有扩张作用。机体痉挛时，肌筋膜、血管都处于痉挛状态，此时并不是微循环的痉挛，而是大血管的痉挛，因此，此处没有用桂枝类药物，而是用葛根治疗。

此条论述了从惊而发的类似于少阳病的奔豚气。奔豚气也属于六经辨证，此条可认为是奔豚气的少阳病，第一条条文是奔豚气的少阳、厥阴合病，下一条条文论述的是奔豚气的太阳、少阴合病。

发汗后，烧针令其汗，针处被寒，核起而赤者，必发奔豚，气从少腹上至心，灸其核上各一壮，与桂枝加桂汤主之。（3）

桂枝加桂汤方

桂枝五两　芍药三两　甘草二两（炙）　生姜三两　大枣十二枚

上五味，以水七升，微火煮取三升，去滓，温服一升。

此条论述了阳气虚弱、阴寒上冲而作奔豚的辨证论治。此处是奔豚气的太阳、少阴合病，用桂枝加桂汤治疗。古代用的是桂心，加大了桂心的用量，现在临床中用的是桂枝加肉桂。

发汗后，津液、阳气均不足，此时应用生姜、甘草、大枣养胃，以保障汗的来源，但此处又用烧针令其继续发汗，使阳气更加虚弱，故用桂枝汤改善微循环的痉挛，配伍肉桂暖下腹以补阳气，增加微循环的动力。

此处烧针为火邪，受火邪后会诱发很多疾病。针刺会引起机体紧张，导致血液的重新分布，故会有气从少腹上冲于咽的感觉。同时针刺还会引起感染，如白求恩手指头化脓后感染，沿着血流的分布，引起了菌血症、脓毒血症。此条文中为顶端化脓后出现全身的反应，发作成为奔豚气病。此时可用外治法治疗，即在化脓处灸之，并配合服用桂枝加桂汤治疗。若长期受到慢性惊吓，则用桂枝加龙骨牡蛎汤治疗。

发汗后，脐下悸者，欲作奔豚，茯苓桂枝甘草大枣汤主之。（4）

茯苓桂枝甘草大枣汤方

茯苓半斤　甘草二两（炙）　大枣十五枚　桂枝四两

上四味，以甘澜水一斗，先煮茯苓，减二升，内诸药，煮取三升，去滓，温服一升，日三服。（甘澜水法：取水二斗，置大盆内，以杓扬之，水上有珠子五六千颗相逐，取用之）

此条论述了心阳不足、水饮内动而欲作奔豚的辨证论治。发汗后，还未作奔豚，只是脐下已经开始悸动，提示此处有水气停聚，故用茯苓桂枝甘草大枣汤治疗。

茯苓桂枝甘草大枣汤方中茯苓利水气；桂枝、甘草原本是治疗心下悸，其人叉手自冒心，此处为脐下悸，未上冲胸，是因水气阻滞了阳气的运行，故用桂枝、甘草使心的阳气向下运行以破除水气；发汗后，机体内阳气、津液不足，故配伍大枣。茯苓桂枝甘草大枣汤可以认为是苓桂术甘汤配伍大枣化裁而成，也可扩展为大建中汤合理中汤加减化裁，即桂枝加桂汤配伍茯苓、白术、干姜、川椒、饴糖、人参。此条条文可认为是奔豚气的太阴、少阴合病。

茯苓也可用来治疗神经精神异常的疾病，其用量需大于100克。大脑是反应器，大脑与身体相互影响，身体不正常时就会把不正常的信号反馈给大脑，大脑依据不正常的信号做出回应。用茯苓将身体中细胞代谢产物排出后，身体代谢正常，则大脑信号正常，此为茯苓安神的机制，即通过调理身体来改善大脑信号异常的病症。此时患者舌苔为淡嫩的水滑苔，如果其舌苔为浊腻苔，则不应用此药物治疗。如果患者体内有痰浊，则可将茯苓换为半夏、瓜蒌等。

本篇内容较简单，主要提出了两个知识点，一是机体应激的过程，二是血液重新分布的过程。机体应激时，通过让兴奋细胞的供血减少，机能低下的细胞供血增加，同时清除影响血液重新分布的病理代谢产物，达到血液重新分布的目的，以治疗因应激引起的神经焦虑症。另外，本篇内容提示我们，奔豚气病也可以通过六经辨证来治疗。

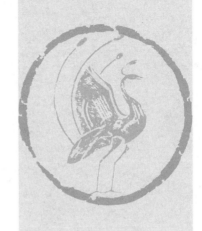

胸痹心痛短气病脉证治第九

师曰：夫脉当取太过不及，阳微阴弦，即胸痹而痛，所以然者，责其极虚也。今阳虚知在上焦，所以胸痹、心痛者，以其阴弦故也。（1）

此条论述了胸痹、心痛的病机和脉象。阳微而阴弦，即寸部脉象为弱脉，尺部脉象为紧弦脉，弦则为寒、为饮。提示此时定有胸阳痹阻的病症，患者可能会有胸闷、胸痛、喜叹息等症状。阳微而阴弦，提示下焦有寒凝、有阳气不足，由于各种原因导致下焦阳气不足，引起上焦阳气的受损。心脏为阳脏，心阳是全身阳气最旺盛的地方，故阳虚太过导致心阳不足而引起胸痛。因此，心脏病症的本质为下焦寒凝。

若是单纯因为风寒闭塞了上焦阳气时，可用桂枝甘草汤配伍生姜、大枣治疗，或用桂枝去芍药加龙骨牡蛎汤治疗，也可以用桂枝去芍药加龙骨牡蛎附子汤治疗，此时有阴弦脉象，故配伍附子。

脉是全身问题的局部反应。脉的一端连接细胞，另一端连接心脏，心脏出现异常时身体内的细胞代谢也会异常。当细胞机能下降时，会向大脑发出不需要营养物质的信息，大脑将信息反馈给心脏，引起血管收缩、变细，通过减少血流，降低营养物质的供应。如果血管的收缩变成了常态，此时细胞机能低下的状态就为阳虚，其脉象为弦紧脉。同理，如果细胞机能很强时，会向大脑发出需要大量营养物质的信号，此时血管会扩张，脉象为洪大，细胞代谢增强，此时的病症为阳明病，当机体能量被很快耗损枯竭时，阳明病则不再持续。

局部的细胞机能代谢增强时，机体其他地方则会出现代偿反应，血管处于收缩、痉挛的状态，故会有弦紧的脉象。上焦阳气弱，下焦阴寒重，故脉象弱。

平人无寒热，短气不足以息者，实也。（2）

　　此条亦论述了胸痹、心痛的病机。上条条文提出了阳微而阴弦是胸痹、心痛的发病机理，此时平人无寒热、无阳微阴弦而出现了短气的症状，提示此时机体内有实邪。上焦细胞机能代谢增强，引起下焦代偿使血管痉挛、血供减少，导致代谢产物的堆积，影响阳气的运行。所以冠心病的病理核心不一定全部都是瘀血，也可以是水气、痰饮、痰浊、寒凝等，提出了用栝楼薤白白酒汤治疗，纵隔淋巴瘤也会出现这种情况。

　　胸痹之病，喘息咳唾，胸背痛，短气，寸口脉沉而迟，关上小紧数，栝楼薤白白酒汤主之。（3）

栝楼薤白白酒汤方

栝楼实一枚（捣）　薤白半斤　白酒七升

上三味，同煮，取二升，分温再服。

　　此条论述了典型胸痹的证治。栝楼薤白白酒汤主要治疗胸痹病的实证，有短气症状，其脉象为"寸口脉沉而迟，关上小紧数"。"关上小紧数"，提示从横隔到纵隔有浊邪停留，用栝楼薤白白酒汤治疗；"寸部脉沉而迟"，提示阳气虚。此处先用栝楼薤白白酒汤治疗胸痹病的短气症状。

　　栝楼薤白白酒汤是治疗胸痹的基础方，也可以作为组合配伍使用。栝楼薤白白酒汤方中瓜蒌化痰；薤白即小蒜，行气化痰；寸部脉沉而迟，即上焦阳气虚，白酒可助阳气升散，化痰浊之气。心脏是阳气最旺盛的脏器，代谢旺盛时有代谢产物停聚化热，故用栝楼薤白白酒汤化痰排浊。

　　西医学认为此病为冠状动脉粥样硬化性疾病，粥样硬化即为痰和浊，用瓜蒌、薤白、白酒使阳气气化后化痰浊，以达到治疗疾病的目的。

　　胸痹不得卧，心痛彻背者，栝楼薤白半夏汤主之。（4）

栝楼薤白半夏汤方

栝楼实一枚（捣）　薤白三两　半夏半斤　白酒一斗

上四味，同煮，取四升，温服一升，日三服。

此条论述了痰浊闭塞胸痹的证治。"胸痹不得卧"提示此时痰浊已停留在胸腔。"心痛彻背"即心前区疼痛放射到后背、肩膀、手等部位。胸痹患者躺下时膈肌上抬会挤压心脏，在坐位时胸闷症状会有减轻，故不得卧。很多患有冠心病的患者在饱食之后会发病，其原因是冠心病患者本身腹部器官血管有痉挛，在饱食之后消化道血管会扩张以消化食物，但此时患者的身体状况已经难以满足血液的重新分布，所以会有血流的不通畅，引起血管堵塞，导致发病。

栝楼薤白半夏汤是在栝楼薤白白酒汤的基础上配伍生半夏，方中瓜蒌宽胸化痰，薤白化滞。闭塞不通时用薤白；薤白经常用来治疗胸中短气、痰不利者，使黏痰变利；配伍通利大肠的药物还可以治疗大便不利、黏稠。此条条文中没有显示明显的寒热，痰比较黏，此时有痰浊又有气逆，故配伍半夏降逆化浊。栝楼薤白半夏汤可治疗胸痹痰浊阻滞上焦病证，此处无阳微而阴弦之脉象，故不用桂枝和附子。

若化验指标中甘油三酯、胆固醇较高，且有胸前区不舒服的症状时可以用栝楼薤白白酒汤，若有中焦病证则合用砂半理中汤、附子理中汤，如果下焦有寒时配伍附子。砂半理中汤配伍附子可增加气化。栝楼薤白白酒汤、栝楼薤白半夏汤可化上焦的痰浊。

胸痹心中痞，留气结在胸，胸满，胁下逆抢心，枳实薤白桂枝汤主之；人参汤亦主之。（5）

枳实薤白桂枝汤方

枳实四枚　厚朴四两　薤白半斤　桂枝一两　栝楼实一枚（捣）

上五味，以水五升，先煮枳实、厚朴，取二升，去滓，内诸药，煮数沸，分温三服。

人参汤方

人参　甘草　干姜　白术各三两

上四味，以水八升，煮取三升，温服一升，日三服。

此条论述了胸痹偏实与偏虚的不同证治。胸痹，心中痞气，气结在胸时有实有虚两种情况，拒按者为实证，喜按者为虚证。

枳实薤白桂枝汤治疗胸痹偏实证。枳实薤白桂枝汤方中，厚朴治疗气结在胸，有胸满症状，枳实和厚朴是小承气汤中行气的组合，可将浊气从肠道排出；用桂枝将药物带到上焦，配伍瓜蒌和薤白治疗上焦阳气不足、痰邪凝滞病证；也可将厚朴、枳实、瓜蒌组合认为是由承气汤化裁而成，承气汤中用大黄排实、滞，而此处为痰邪凝滞，故将大黄换为瓜蒌；用桂枝可以让药物从祛除肚脐周围的凝滞变成祛除胸中的凝滞。枳实薤白桂枝汤服用后会有腹泻的症状，是去病反应。

人参汤是治疗胸痹偏虚证。人参汤可增强气化排浊邪，若有腿凉的症状时可加附子、肉桂等药物。

胸痹，胸中气塞，短气，茯苓杏仁甘草汤主之，橘枳姜汤亦主之。（6）

茯苓杏仁甘草汤方

茯苓三两　杏仁五十个　甘草一两

上三味，以水一斗，煮取五升，温服一升，日三服（不差，更服）。

橘枳姜汤方

橘皮一斤　枳实三两　生姜半斤

上三味，以水五升，煮取二升，分温再服。（《肘后》《千金》云：治胸痹，胸中愊愊如满，噎塞习习如痒，喉中涩燥，唾沫）

此条论述了胸痹轻证的证治，上述条文中栝楼薤白半夏汤、枳实薤白桂枝汤治疗的是阳虚且有气滞、痰浊停留；人参汤治疗中焦虚证。胸痹的根本原因是上焦阳虚、下焦寒凝，痰浊饮邪停留，最终导致了血瘀。

茯苓杏仁甘草汤治疗上焦水气停聚的病证，若伴有心阳不足时配伍桂枝，即为茯苓桂枝杏仁甘草汤。多数的水气、痰浊停聚都是由阳虚、气虚引起的，即正邪不两立，所以在祛邪的同时应注意扶正。茯苓杏仁甘草汤方中用杏仁使水气向下降，最终使水气从中焦到下焦后排出。

橘枳姜汤治疗胸痹短气之气滞病证。换言之，引起冠心病的原因除了痰浊、水气、阳虚之外，还有气滞，而橘枳姜汤是治疗胸痹急性发作实证，以胃脘部胀满、右关部脉弦滑为典型症状的非常好的方剂，但经常被忽略。临床使用时，若辨证准确，冠心病患者服用后胸闷、气短、胸疼痛等症状会很快缓解。

冠心病除了血管内壁有炎症、粥样硬化及形成血栓，即有瘀血和痰浊外，还有一个关键点为冠状动脉的痉挛。冠状动脉与肠管结构都是平滑肌，因此其痉挛的治疗方法是一样的。

冠状动脉的痉挛是诱发或加重冠心病急性发作的一个重要因素。血管中的粥样硬化斑块会影响血流运行的滑利程度，而血管的痉挛会加重血流运行障碍，引起血管内壁的炎症和凝血机制的变化，导致血栓堵塞形成冠心病、急性心肌梗死。造成冠状动脉痉挛根本的病理因素为气滞和寒凝，气滞多表现为器官运动机能的障碍，这很容易被忽视，所以橘枳姜汤是当今研究冠心病治疗的一个盲点。现在治疗冠心病多使用的丹参片可以缓解症状，但不能将瘀血、痰浊排出体外，也不能改善中焦的虚与寒，因此并不能从根本上治疗疾病。

橘枳姜汤是破气滞、化痰之神药，其中橘皮用量为一斤，相当于现在的 200 克左右，古代所用的橘皮为陈化 3 年以上的橘皮，大量使用时有行气、化痰的作用；枳实用量为三两，相当于现在的 45 克左右，有促进蠕动的作用；生姜有降浊气之作用。若痰黏难化时可选用蜀漆、皂荚等化痰药物；若痰仍难化时则可通过行气法来化痰，用大剂量的陈皮、枳实配伍生姜辛散，阳气不足合用附子理中汤或大建中汤，内有久寒者则加吴茱萸，此为治疗痰浊的终极处方。

橘枳姜汤方中药物为陈皮、枳实、生姜，可以和人参汤联用，一方面可增强细胞的气化作用，另一方面可促进空腔器官管腔的运动。而厚朴、枳实、生姜也可以合人参汤方使用。厚朴和陈皮的区别：厚朴行气作用强，主要用于胀，胀为腹壁肠管的膨胀，自己可以没有感觉；陈皮主要用于自觉状态的满。治疗胀和满时除了可以用大承气汤外，还可以用生姜散寒以治疗。

治疗冠心病从中焦、下焦入手，阳气不足时用桂枝甘草汤，浊气凝聚时用栝楼薤白白酒汤或栝楼薤白半夏汤，若浊邪难祛且上焦寒凝较重时可用三物白散，若中焦寒凝较重时可用三物备急丸。

胸痹缓急者，薏苡附子散主之。（7）

薏苡附子散方

薏苡仁十五两　　大附子十枚（炮）

上二味，杵为散，服方寸匕，日三服。

此条论述了胸痹急重症的治法。临床可用薏苡附子散治疗不稳定型心绞痛、劳力性心绞痛等。胸痹患者有血管的痉挛，故用附子解决血管痉挛的问题；另外，其血管壁有炎症，且不断有渗出，使得血管壁内膜处于水肿阶段，反复发作后还会有轻度的纤维化，故用薏苡附子散缓解炎症，减轻水肿，去除早期的纤维化，二者配伍使用以达到治疗胸痹的目的。薏苡附子散方中薏苡仁用量为十五两，相当于现在的 225 克，炮附子用量为十枚，煮后服用。

胸痹患者体内有水气、痰浊，水气轻薄时用茯苓，次之用薏苡仁，浊时用瓜蒌，再浊则用半夏，更黏浊时用蜀漆、巴豆。

心中痞，诸逆心悬痛，桂枝生姜枳实汤主之。（8）

桂枝生姜枳实汤方

桂枝三两　　生姜三两　　枳实五枚

上三味，以水六升，煮取三升，分温三服。

此条论述了寒饮气逆的心痛证治。因心中痞满使气上逆，引起了心悬痛，即心脏像吊起来样的疼痛，此心痛病位在心中，病机为气滞，用桂枝生姜枳实汤治疗，若有气虚时，则合用人参汤治疗。

若为"心下悸，叉手自冒心"，则用桂枝、甘草治疗。此处为诸逆，不论是寒饮还是水饮，只要有上逆则用生姜和桂枝，比桂枝甘草汤的降逆效

徐方阳三十年
金匮要略教程

134

果好。桂枝生姜枳实汤方中生姜降逆止呕，桂枝通心阳。

全身的细胞、肌筋膜、血管是一个整体，肠管与血管都是由平滑肌组成，肠管的正常运动会引起血管节律性的正常运动，因此可通过改善肠管等空腔器官运动机能障碍来治疗冠心病。

心痛彻背，背痛彻心，乌头赤石脂丸主之。（9）

乌头赤石脂丸方

蜀椒一两（一法二分）　乌头一分（炮）　附子半两（炮）（一法一分）　干姜一两（一法一分）　赤石脂一两（一法二分）

上五味，末之，蜜丸如梧子大，先食服一丸，日三服（不知，稍加服）。

此条论述了阴寒痼结心痛的证治。乌头赤石脂丸是临床治疗冠心病、心绞痛、心肌梗死等疾病发作严重时使用的方剂，有心痛彻背、背痛彻心的症状。目前临床使用的药物有丹参滴丸、冠心苏合香丸等，但在急救使用时应多选用乌头赤石脂丸。

乌头赤石脂丸方中药物为蜀椒、乌头、附子、干姜、赤石脂。西医学在治疗冠心病时除了要用血管扩张剂外，还要用吗啡止痛，而乌头有很强的止痛作用。冠心病的疼痛本身会给患者带来恐惧和焦虑，而恐惧和焦虑又会加重疼痛，进一步加重血管的痉挛，导致疾病的恶性循环发展。

上述条文中提到胸痹"阳微而阴弦"，即有中焦、下焦的寒凝，故治疗时除了要止痛外，还要温通心阳。乌头赤石脂丸方中的附子、蜀椒、干姜是大建中汤，散中焦寒凝的主方，蜀椒降气，通过暖中焦后下行以暖下焦，乌头止痛，附子温阳散寒。此处不可用小建中汤，小建中汤中芍药用量大于桂枝用量，而气促胸满者不宜用芍药，而且芍药有缓解静脉痉挛的作用，使用芍药后会使静脉回心血量增加，加重心脏负荷，诱发加重病情。寒凝较盛时应选用乌头止痛、散寒、通痹。

乌头赤石脂丸方中赤石脂的选用也非常巧妙，在此处有着重要的作用。冠心病的缺血症状会引起休克，同时急性严重的疼痛也会引起休克，此时患者会有濒死感，会出现大小便不自主排出或想大便的症状，若此刻患者用力大便则会诱发休克死亡，故用赤石脂固脱，防止气脱休克。此处赤石脂用来治疗冠心病因疼痛引发的虚坐努责之症状。

上焦病证的根本病因在下焦，治疗时可将乌头赤石脂丸作为基础方，与吴茱萸汤、大建中汤、四逆汤合用。乌头赤石脂丸是治疗阴弦的方剂。

九痛丸　治九种心痛。

附子三两（炮）　生狼牙一两（炙香）　巴豆一两（去皮心，熬，研如脂）　人参干姜　吴茱萸各一两

上六味，末之，炼蜜丸如桐子大，酒下，强人初服三丸，日三服，弱者二丸。兼治卒中恶，腹胀痛，口不能言。又连年积冷，流注心胸痛，并冷肿上气，落马坠车血疾等，皆主之，忌口如常法。

此条论述了九种心痛的治法。九痛丸中使用的药物为巴豆，即有寒凝、有痰浊，若有气滞时则用陈皮、枳实、生姜，而不用巴豆。

经方治疗冠心病有其独到的见解，提出了治疗阳微、代谢产物停滞、阴弦等不同病机的对症方剂，从改善血管痉挛，改善空腔器官运动机能障碍，以及祛除机体病理代谢产物等方面治疗冠心病。此篇内容是经方治疗心血管疾病纲领性的文章。

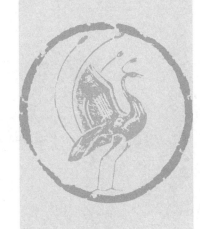

腹满寒疝宿食病脉证治第十

此篇主要论述了腹满、寒疝、宿食三种病证的证治，三者互有联系。

腹满是指腹部痞满或满胀，可出现在许多不同的疾病中，其病机较复杂。腹满分寒证（虚证）和热证（实证），热证多为急性病证，如阳明腑证有痞、满、燥、湿四大证，是在急性病中发生的。实者阳明，虚者太阴，感染性疾病中的实证和虚证已经在伤寒篇中做过详细的论述。本篇中的腹满是以寒性的腹部胀满为特点的，论述的是长期慢性的腹满，即腹满的阴寒证，以及在腹胀满的基础上因内伤七情、外感六淫、饮食劳倦等病因所引起的病证。应注意，此篇中的腹满并非鼓胀，此处腹满是单纯的阴寒证，而鼓胀是因气滞、血瘀、水停于腹中而导致的病证。

寒疝是一种急性腹痛的病症，是阴寒腹痛病变，与现代所说的疝气有所不同。疝气是人体内某个脏器或组织离开其正常解剖位置，通过先天或后天形成的薄弱点、缺损或孔隙进入另一部位的一种疾病。常见的疝气有脐疝、腹股沟直疝、斜疝、切口疝、手术复发疝、白线疝、股疝等。寒疝是指一种剧烈的腹痛，由内脏虚寒，复感风寒、寒邪而发病；也指阴囊硬结、肿痛。疝气在古代手术不发达的情况下，很容易引起组织坏死而无法修复，最终导致患者死亡，在临床上很难治疗，所以经常用内科的办法进行治疗，故将此病当成一个独立的疾病来论述。

宿食是指胃肠中有积食停滞不消，经宿不化的一种病症，现代多称之为食积。很多疾病都是因宿食而诱发的，不内外因中的一条即为饮食劳倦，饮食不当会引起宿食，而宿食又会诱发其他疾病。此篇中论述的即为此类问题。

一、腹满

跌阳脉微弦，法当腹满，不满者必便难，两胠疼痛，此虚寒从下上也，当以温药服之。（1）

此条论述了虚寒性腹满和寒疝的病因、脉证及治疗原则。"跌阳脉微弦"，跌阳脉主阳明经，微即微弱，主阳气的不足，弦即弦紧，主寒凝，跌阳脉微弦时当主腹满，若不是腹满则必伴有大便难的症状。此时有两种情况，一种情况是因中焦阳气不足、运行减弱引起肠管扩张导致了腹满，另一种情况是肠管的痉挛及肠管蠕动的减慢导致了大便难，此为阳气不足的表现，为虚寒证。中焦阳气的不足首先会引起下焦的进行性代偿，导致两脚疼痛，此虚寒是因下焦代偿而来，应当用温药治疗。

此条提出腹满的机理多为虚寒，热证、实证较少。寒主收引，即会表现出肠管机能的不足及肠管的痉挛。肠管的机能包括分泌机能、吸收机能和运动机能。肠管机能不足时，以运动机能障碍的形式表现出胀满、痉挛，同时以分泌、吸收机能障碍的形式表现出大便难的情况。长期中焦阳气的不足会引起下焦进行性的代偿，导致下焦阳气的不足，其本质为虚寒证，大便难引起宿便难以排出时可能会产生热证，腹胀满本身也会产生热证，此类热象为表象。因此在治疗腹胀、大便难等病证时应准确辨证寒热、虚实，切勿直接使用大腹皮、莱菔子、厚朴、枳实、槟榔等药物治疗腹胀，用大黄等药物治疗大便难，而应首辨虚寒，确认无虚寒证时再用攻法、破法治疗热证、实证。

病者腹满，按之不痛为虚，痛者为实，可下之。舌黄未下者，下之黄自去。（2）

此条论述了腹满虚证与实证的辨证。按之疼痛、拒按则为实，按之不痛、喜按则为虚，此为辨证虚实的重要纲领。若患者有黄苔而大便闭时，可以用泻法、下法治疗，包括温下、寒下、清下等方法，用下法后黄苔即去。舌苔是反映肠道功能是否正常、机体有无宿便、有无湿热邪堆积的一个指征，实证祛除后则舌苔恢复正常。

腹满时减，复如故，此为寒，当与温药。（3）

此条论述了虚寒腹满的症状和治疗原则。腹胀满的患者腹胀情况时而重、时而轻，此为虚寒腹满，应当用温药治疗，如通过热敷或排气减轻病证，但如果是实证腹满，腹胀不会出现时而重时而轻的情况。

病者痿黄，躁而不渴，胸中寒实，而利不止者死。（4）

此条论述了腹满的危重之证。腹满患者有痿黄之象，口干燥而不渴，胸中感觉到寒实，下利不止时说明体内出现了阴寒内结、阳气严重不足的情况，此为死证。痿黄表明为虚寒证，即机体阳气不足且有寒气、湿气，阳气不足引起寒湿内生，而寒湿之邪又阻滞了阳气的升发，所以有口干燥而不渴的症状。下利不止时，机体阳气耗散，很快会出现水电解质的紊乱、丢失而危及生命，故在古代为死证。

寸口脉弦者，即胁下拘急而痛，其人啬啬恶寒也。（5）

此条论述了趺阳脉微弦、寸口脉弦的不同病变。古人脉象部位分人迎、趺阳、寸口，寸口脉主要候太阳脉，寸口脉弦表明太阳经有表寒，应当用散寒的办法治疗，但此时患者有胁下拘急而痛，胁下是少阳经的分衍，故此时不是单纯的太阳证，而是太阳和少阳合病，太阳和少阳合病时表明有太阴阳气不足的情况。此处患者脾胃功能长期不足，引起了长期的少阳病证，然后在少阳病证基础上感受外寒，又出现了太阳证。临床治疗此少阳病证时用小柴胡汤，即用炙甘草、生姜、大枣、人参增加中焦运化，此处为虚证，而不用大柴胡汤，大柴胡汤多治疗急证、实证。治疗此太阳与少阳合病的病证用柴胡桂枝汤，即先用桂枝、芍药调和营卫，用炙甘草、生姜、大枣、人参增强胃气，再配伍外散药物使邪气从太阳经、少阳经而散出，此时因为脾胃阳气不足，故不用葛根汤，而用桂枝法治疗。或治疗时先用桂枝汤解表，然后再用和解少阳的药物也可以。或者也可以通过增强太阴经阳气的能力来治疗此病。需要注意的是，此时虽表现出了表证，但本质仍为里寒证，在治疗时应注意辨证。

夫中寒家，喜欠，其人清涕出，发热色和者，善嚏。（6）

此条论述了喜欠、善嚏的病证鉴别。提出腹满与中寒的病机相似，长期中寒者，因中焦阳气不足而引起血管、筋膜的痉挛，常常喜蜷缩，蜷缩时间久后又喜伸欠，伸欠可以打开腹腔使腹腔器官的运动得以恢复，从而改善机体功能障碍，故中寒家常喜伸欠。

患者常伴有清涕流出，被认为是西医学中的鼻炎病证。临床治疗鼻炎常用稳定鼻黏膜、减少渗出等治疗局部炎症的办法，但长期的鼻炎流清涕有中焦阳气不足的病机，中焦虚寒时腺体分泌功能过度且重吸收功能不足，就会导致清涕流出，故治疗鼻炎时只通过局部治疗是很难治愈的，而暖中焦阳气是治疗清涕出的一个有效办法，此时可辨证使用小建中汤治疗。如果清涕特别多时可用小建中汤合苓甘姜辛五味汤来治疗，也可以用小建中汤、大建中汤、合苓甘姜辛五味汤来治疗。

患者也可以表现出发热的症状，此时也可以用大、小建中汤治疗，既可以温里阳、调和营卫，又可以散寒气外出。

中寒家还可表现出面色和而善嚏，中寒家中焦脾胃虚寒时面色应为青、白，此处出现了面色和，表明机体虽长期里阳不足，但循行于体表的营卫较和。此类患者对风寒的耐受能力差，稍遇风寒就会伤及营卫表现出疝气，故治疗面色和而善嚏、流清涕时，应增强中焦阳气。

中寒，其人下利，以里虚也，欲嚏不能，此人肚中寒（一云痛）。（7）

此条论述了里虚中寒的病证。中焦虚寒的患者，腹中喜温喜按又有下利的症状，此为里虚证。提示机体不仅有阳虚，下利还会有气泄引起气虚，此时用小建中汤很难治愈，而应辨证使用大建中汤和附子理中汤治疗。

喷嚏指鼻黏膜受刺激，急剧吸气，然后很快地由鼻孔喷出并发出声音的现象，包括有鼻黏膜的渗出、鼻腔下肌肉及呼吸肌的运动等机理，而此类运动是靠中焦阳气外发引起，但此时患者肚中寒，中焦阳气不足，不能发气机而外出，导致想打喷嚏又打不出来的情况发生。

上述两条条文提出了治疗长期慢性过敏性鼻炎的入手点，即和表、温中、建中以及暖下焦等方法。

夫瘦人绕脐痛，必有风冷，谷气不行，而反下之，其气必冲，不冲者，心下则痞也。（8）

此条论述了气上冲、心下痞的机制。瘦人肚脐周围疼痛，表明有风邪、寒邪的刺激，诱发和加重了腹部肠道器官的痉挛及机能障碍，引起肠道内谷气不行、肠道蠕动慢、水谷运化慢，从而导致便秘，用下法治疗后出现气上冲胸的奔豚证或心中痞的症状。

外感病证出现气上冲胸或心中痞的症状，其机制是机体有外感表证时，中焦阳气会被调出到体表以解表，而在表未解的情况下过早地使用了下法，导致阳气所伤陷入阴作痞。而此条文中出现的气上冲胸或心中痞的症状，是因机体阳气本不足所导致的，故治疗时不可过度克伐阳气，一定要慎用清法、泻法、下法。

瘦人肚脐周围疼痛时当用温药治疗，如可用理中汤配伍生姜治疗；气上冲时降逆治疗可在理中汤的基础上配伍桂枝或肉桂；气不上冲而出现胃脘部满闷时可用泻心汤或半夏厚朴干姜甘草人参汤治疗。

需要注意的是，瘦人在此处指脾胃虚寒的人，古代形体较瘦的人容易脾胃虚寒，而现在因饮食摄入过量导致脾运化功能减退，脾阳受损，故脾胃虚寒的人也可能是形体较胖的人。

前八条条文为腹满的总论，提出了腹满的本质以虚寒证居多，实热证较少。此类腹满患者多数的病证都是因大便不通、小便不利造成的。如咳嗽是因为下消化道不通畅引起咽部常有异物感、呛咳、食管反流导致的，因此治疗时需用温阳、化瘀、暖下焦等方法，可选用桂枝加桂汤配伍附子治疗。如果是因为下焦阴寒瘀血未破导致气不下行，则温中阳的药物不可选用姜，中焦有很多浊气停滞，用姜后会引起上火的症状，故选用杏仁、枳实、厚朴、瓜蒌。因有气上冲的症状，故不用芍药，而用川贝母解痉挛，用砂仁运中阳。附子没有配伍使用姜时不会生热。或可用麻仁滋脾丸合祛瘀血汤，再配伍附子，既可暖下焦，又可化瘀滞，同时可把下焦的浊气排出，用来治疗中阳不运、下焦寒凝血瘀引起的二便不利。如老年性的尿路感染伴大便不通，前列腺肥大引起的大、小便不利都可辨证治疗。若有小便不利、少腹部胀满时，可以配伍甘遂、阿胶，即大黄甘遂汤治疗。

病腹满，发热十日，脉浮而数，饮食如故，厚朴七物汤主之。(9)

厚朴七物汤方

厚朴半斤　甘草三两　大黄三两　大枣十枚　枳实五枚　桂枝二两　生姜五两

上七味，以水一斗，煮取四升，温服八合，日三服。呕者加半夏五合，下利去大黄，寒多者加生姜至半斤。

此条论述了腹满兼表证的治法。患者长期腹满，又伴有外感，发烧十天，脉象浮而数，饮食如故，此时主要应治疗腹满，同时调和营卫，此处外感病证要慎用麻黄剂，应选用桂枝剂，故提出用厚朴七物汤治疗。

厚朴七物汤可以认为是在小承气汤的基础上通过减少大黄的用量，增益厚朴、枳实的量，然后配伍桂枝、炙甘草、生姜、大枣化裁而来。厚朴、枳实为对药，配伍使用以行肠管中的气滞，缓解胀气，厚朴还有温中燥湿的作用；大便黏腻不畅时用大黄；若有浊气时用瓜蒌；若痰浊较重时，则可把瓜蒌换成陈皮，即合橘枳姜汤治疗。

腹中寒气，雷鸣切痛，胸胁逆满，呕吐，附子粳米汤主之。(10)

附子粳米汤方

附子一枚(炮)　半夏半升　甘草一两　大枣十枚　粳米半升

上五味，以水八升，煮米熟，汤成，去滓，温服一升，三日服。

此条论述了中阳虚衰、寒气久盛的腹痛证治。腹中本有寒气，再受寒冷刺激后引起雷鸣切痛、胸胁逆满、呕吐等症状，此时用附子粳米汤治疗。

腹满的基本病理机制为肠管蠕动的障碍，再受寒冷刺激后会加重肠管蠕动的障碍，此时除了有痉挛外，还出现了虚寒型的不完全肠梗阻，引起肠鸣音加剧、气过水声、呕吐等症状，这种情况为腹满导致的寒疝的早期表现。提出用附子粳米汤治疗，用粳米、甘草、大枣为中焦运化提供动力，用半夏降逆，用附子散寒。

此时诸症是因寒凝及浊气、水气停聚导致，故不可用盲目选用柴胡剂治疗胸胁逆满、呕吐的症状，应配合脉诊准确辨证，此时关部脉象为弦紧，尺部脉象为微弱而弦。

痛而闭者，厚朴三物汤主之。（11）

厚朴三物汤方

厚朴八两　大黄四两　枳实五枚

上三味，以水一斗二升，先煮二味，取五升，内大黄，煮取三升，温服一升，以利为度。

此条论述了腹满疼痛而大便秘结的证治。长期虚寒性的腹满患者有腹痛而且出现了大便不通的症状，此时应先治疗便秘。此处提出用厚朴三物汤增加肠道蠕动的力量来治疗，方中消积化滞的大黄会损伤中焦阳气，故应减少大黄的用量，或合用温脾汤治疗。

若单纯的腹满虚胀，没有腹痛、便秘的症状时，不可选用厚朴三物汤，以避免阳气进一步损伤导致虚证加重，故应用理中汤治疗。有腹满、腹痛、便秘的症状时才可选用厚朴三物汤。若是肚脐周围疼痛时则用小承气汤，伴有左下腹部的疼痛时可以配伍芒硝。

按之心下满痛者，此为实也，当下之，宜大柴胡汤。（12）

大柴胡汤方

柴胡半斤　黄芩三两　芍药三两　半夏半升（洗）　枳实四枚（炙）　大黄二两　大枣十二枚　生姜五两

上八味，以水一斗二升，煮取六升，去滓，再煎，温服一升，日三服。

此条论述了满痛在于心下，病属少阳、阳明的证治。腹满患者突然出现了心下满痛的症状，此为实证，是在虚寒本质的基础上出现了局部的实证、热证，应当用下法治疗，宜选用大柴胡汤。此为权宜之计，即先用大柴胡汤祛除局部的实证、热证，然后再治疗腹满。

临床中常用大柴胡汤治疗急性胆囊炎、急性胰腺炎等疾病。肠管蠕动功能较差的患者，其肠管表现出了高张力，引起胆囊中胆汁的排空及胰腺消化液的排泄产生了障碍，诱发了急性胆囊炎及急性胰腺炎，故选用大柴胡汤治疗，若机体有寒证时，可配伍散寒的药物一起使用。

接下来的两条条文论述了大建中汤和大承气汤的鉴别诊断。

腹满不减，减不足言，当须下之，宜大承气汤。（13）

大承气汤方

大黄四两（酒洗）　厚朴半斤（去皮，炙）　枳实五枚（炙）　芒硝三合

上四味，以水一斗，先煮二物，取五升，去滓，内大黄，煮取二升，内芒硝，更上火微一二沸，分温再服，得下，余勿服。

此条论述了腹满里实重证的证治。持续性的腹胀满症状通过各种治疗措施难以改善时，宜选用大承气汤治疗，此时说明腹满已由虚证向实证转归，此处"宜"提示可以和大建中汤辨证合用。

心胸中大寒痛，呕不能饮食，腹中寒，上冲皮起，出见有头足，上下痛而不可触近，大建中汤主之。（14）

大建中汤方

蜀椒二合（去汗）　干姜四两　人参二两

上三味，以水四升，煮取二升，去滓，内胶饴一升，微火煎取一升半，分温再服；如一炊顷，可饮粥二升，后更服，当一日食糜，温覆之。

此条论述了虚寒腹痛的证治。心胸中有大寒痛，不能饮食，腹满上冲皮起，这是因为肠管不完全梗阻后出现的一种逆蠕动，古人比较瘦，腹膜上没有过多的脂肪堆积，所以会在腹壁上看到有肠型，有蠕动波，就像有头和足在腹中顶起。肠管的牵拉会引起疼痛、呕吐。

此条条文与上条条文论述的应是腹痛两种情况的治疗，即实者宜用大承气汤，虚者则用大建中汤，若有虚实夹杂时，可用大承气汤合大建中汤治疗。

大建中汤方中蜀椒有温中下气的功效，还有麻醉作用以避免肠道痉挛太过，用蜀椒既可恢复肠道功能又可减缓肠道的蠕动；用干姜散寒；用饴糖既可缓急止痛，又可提供营养物质供机体消耗。

胁下偏痛，发热，其脉紧弦，此寒也，以温药下之，宜大黄附子汤。（15）

大黄附子汤方

大黄三两　　附子（炮）三枚　　细辛二两

上三味，以水五升，煮取二升，分温三服。若强人煮二升半，分温三服，服后如人行四五里，进一服。

此条论述了寒邪结于胁下的证治。胁下一侧有疼痛、发热，脉象弦紧，此为寒证，应用温下的治疗方法，宜选用大黄附子汤。

发热、脉象弦紧是伤寒中葛根汤证的脉证，但此时并非是伤寒，而是腹部一侧的炎症，或是结肠内的急性感染，或是胁下器官的急性感染引起的发热症状，寒邪结于胁下引起痉挛疼痛，导致脉象弦紧，此时用温下的方法治疗感染。

有发热、脉象弦紧的症状时应辨病位，此处病位在胁下，是消化系统内的感染，用大黄附子细辛汤排出炎性代谢产物、恢复血液循环，炎症即可治愈。此处大黄附子细辛汤治疗的是还未形成疝气，伴有运动功能障碍及炎症的患者。

服用药物半小时后即可见效，人行四五里即半个小时，若不见效，半个小时后可再次服用。

寒气厥逆，赤丸主之。（16）

赤丸方

茯苓四两　乌头（炮）二两　半夏（洗）四两，一方用桂　细辛一两，《千金》
作人参

上四味，末之，内真朱为色，炼蜜丸如麻子大，先食酒饮下三丸，
日再夜一服，不知，稍增之，以知为度。

此条论述了阴寒痰湿之邪气上逆心胃的证治。腹满的患者进一步受寒
后诱发了疼痛，严重的疼痛引起了四肢厥逆，此为腹痛、寒疝引起的四肢
厥逆，有肠道梗阻的症状，是寒厥的一种特殊表现，故用赤丸治疗。

上述条文论述了腹满患者，如果有外感则用厚朴七物汤治疗，如果大
便不通时用厚朴三物汤或大建中汤治疗。本篇论述的前提都为腹满患者，
如果是在外感热病的基础上出现少阴证的四肢厥逆，则用四逆汤治疗，而
此处论述的是腹满、腹痛的患者出现的四肢厥逆，此时的疼痛、痉挛症状
更加严重，出现了不完全性的肠梗阻及疝气，故要用乌头温通。

赤丸方是将乌头、茯苓、细辛、半夏这几味药打粉，然后加入朱砂炼
蜜为丸如麻子大，白天服两次，晚上一次，每次服三丸，如果感觉到疼痛
没有缓解、厥逆没有改善时，可以再稍微增加用量，以感觉到疼痛缓解、
手足逆冷缓解为度，但不可服用过多，因为方中炮乌头容易引起中毒。

赤丸方中暗含了附子、细辛的药物组合，附子、细辛配伍麻黄后有散
外寒的作用，配伍大黄后有通里寒的功效，此时的病证是因小肠部位的痉
挛引起的肠套叠、机械性肠梗阻等，而非在大肠部位，故此处不用大黄，
避免加快肠管的蠕动，从而加重肠套叠以诱发坏死，所以用乌头、细辛改
善肠管的供血，通过维持最低供血的通畅来避免肠管坏死，供血改善后，
肠套叠也会逐渐得以自我疏解。

提示此病证的治疗先要预防坏死，避免疾病出现最坏的结局，然后再
辨证使用大建中汤或大承气汤等治疗。

应注意此处不用四逆汤治疗，因为四逆汤治疗的是外感感染性疾病导致的病症，而此处是因肠管运动障碍导致的，故此处用赤丸治疗。

腹部以虚寒为主的疼痛，若在左侧则用大黄附子细辛汤治疗，若在右侧则用赤丸，若在中间则用大建中汤，若在上腹部则用大柴胡汤治疗。

二、寒疝

腹痛，脉弦而紧，弦则卫气不行，即恶寒，紧则不欲食，邪正相搏，则为寒疝。绕脐痛，若发则白汗出，手足厥冷，其脉沉弦者，大乌头煎主之。（17）

乌头煎方

乌头大者（熬，去皮，不㕮咀）五枚

上以水三升，煮取一升，去滓，内蜜二升，煎令水气尽，取二升，强人服七合，弱人服五合。不差，明日更服，不可日再服。

此条论述了寒疝的病机、证候和治法。脉象弦提示有血管、肌筋膜的痉挛，痉挛引起卫气不行而导致恶寒；脉象紧提示长期的脾胃寒凝，故不欲食；在弦脉的基础上病情进一步加重即为弦紧脉。邪正相搏后即成寒疝，此为寒疝的病机。

绕脐疼痛，发作的时候有白色的黏液从大便排出，这是因为痉挛引起了肠黏膜分泌的黏液排出，但并没有因为黏液的排出使肠管痉挛及肠套叠的情况得以缓解。一般大便排出后有两种情况，一种是热结旁流，是大承气汤的表现；另一种是此处肠道中分泌的肠黏液的排出，黏液的排出和大便的排出一定要进行鉴别。

此证为肠管由炎症向坏死发展的一种表现，所以出现手足逆冷的症状时要注意，此时不应用四逆汤治疗，而用大乌头煎治疗。治疗时不可使用干姜和人参，使用后会刺激黏膜，导致黏膜充血，诱发肠道黏膜壁炎症，加重寒疝病情，导致肠管坏死，所以用大乌头煎。用法为一天一次，不可多服以避免乌头中毒。

大乌头煎方中用蜂蜜代替了大建中汤方中的饴糖，既可补充糖类营养物质，又可改善肠管内的渗透压，在肠管内形成了短暂性的高渗环境，使肠管黏膜分泌黏液以润滑肠道，使大便排出。同时肠壁黏液有保护肠管的作用，增加肠管黏液的分泌可避免肠管因缺乏保护而很快坏死。

西医学中遇到有肠道梗阻的情况时常用大量香油通大便以缓解症状，而古人用大乌头煎治疗，既能止痛，又能改善微循环，还可增加肠道消化液的分泌，较香油效果更好，但在使用大乌头煎时一定要准确辨证。

赤丸和大乌头煎方中都用乌头，赤丸主四肢厥逆，大乌头煎主白津出。大乌头煎中乌头用量较大，即大者五枚，是治疗寒凝内盛较重的唯一处方。

大乌头煎可以合大建中汤，或大柴胡汤，或麻黄细辛附子汤，或赤丸辨证使用。

寒疝腹中痛，及胁痛里急者，当归生姜羊肉汤主之。（18）

当归生姜羊肉汤方

当归三两　生姜五两　羊肉一斤

上三味，以水八升，煮取三升，温服七合，日三服。若寒多者加生姜成一斤；痛多而呕者，加橘皮二两、白术一两。加生姜者，亦加水五升，煮取三升二合，服之。

此条论述了血虚寒疝的证治。此为虚痛、虚疝，此时既有血虚，又有寒凝，其脉象非弦紧脉，而是弦弱脉，疼痛性质为绵绵而痛，疼痛较轻但很持久。有的患者有肠型蠕动波时会疼痛加重，过一会儿蠕动波消失后疼痛减轻，此时治疗原则为改善肠壁的营养，故用当归生姜羊肉汤。此时虽有胁痛里急的症状，但不用柴胡，而用养血的办法治疗。

妇女、瘦弱者容易罹患此病，妇女妊娠的过程会使腹壁松弛、子宫增大，引起身体中的血容量增大，生产后子宫恢复的过程中要将血液中多余的水分排出，故会大量发汗，同时因气血亏虚、腹壁松弛，故容易患有疝气，所以选用当归生姜羊肉汤补气血，改善肠壁营养以治疗疾病。

寒疝腹中痛，逆冷，手足不仁，若身疼痛，灸刺诸药不能治，抵当乌头桂枝汤主之。（19）

乌头桂枝汤方

乌头

上一味，以蜜二斤，煎减半，去滓，以桂枝汤五合解之，得一升后，初服二合，不知，即取三合；又不知，复加至五合。其知者，如醉状，得吐者，为中病。

桂枝汤方

桂枝三两（去皮）　芍药三两　甘草二两（炙）　生姜三两　大枣十二枚

上五味，锉，以水七升，微火煮取三升，去滓。

此条论述了寒疝兼有表证的证治。此处论述的寒疝与前几条条文中论述的寒疝不一样，当归生姜羊肉汤治疗的寒疝病情最轻，疼痛感觉也最轻；赤丸和大乌头煎治疗的寒疝病证最重，赤丸所主的寒疝疼痛会引发休克，大乌头煎所主的寒疝会立刻发展为休克、肠坏死。

此处寒疝的严重程度介于两者之间。此时除了有手足逆冷的症状，还有手足的麻木、不仁，即出现了感觉障碍，手足的麻木较手足的逆冷情况轻。此处的手足不仁是因寒凝引起，而血痹病的手足不仁是因气不足无法推动血运行而引起的，所以血痹病手足不仁时用黄芪当归五物汤治疗。

此处身体疼痛看似为表证，其实是因为营卫不和引起的，所以不能用灸刺诸药治疗。因为病的部位在腹部，所以选用了乌头桂枝汤。乌头桂枝汤方中用乌头破里寒，用桂枝汤调和营卫，改善微循环。乌头应先用蜂蜜熬制，再合桂枝汤，且乌头用量要注意，以防止乌头碱蓄积中毒。乌头碱的中毒量和起效量相接近，所以患者感觉到有中毒症状时，如有醉状、面部出现充血的情况，有呕吐、轻度的嘴麻、心慌时即为起效量，即中病。

赤丸、大乌头煎、当归生姜羊肉汤、乌头桂枝汤四个方剂都治疗寒疝，其本质都为中焦的虚寒，可通过脉象鉴别病情轻重程度，以辨证用方。脉象虚而弦时用当归生姜羊肉汤，脉象浮缓中有弦时用乌头桂枝汤，脉象沉紧弦时用赤丸和大乌头煎。

《金匮要略》中的每一条条文都不是孤立的，而是互相存在着并列或者递进的关系。如厚朴三物汤、大柴胡汤、大建中汤、大黄附子细辛汤、赤丸、大乌头煎之间是递进关系，大乌头煎和当归生姜羊肉汤是深层的并列关系，临床中可灵活辨证使用。

其脉数而紧乃弦，状如弓弦，按之不移。脉数弦者，当下其寒；脉紧大而迟者，必心下坚；脉大而紧者，阳中有阴，可下之。（20）

此条论述了寒疝实证的脉象和治法。脉数弦，寒疝本质为寒，故脉象弦；数者为热，是因寒凝引起的化热，此时治疗原则为泻其寒，寒去后热随之而去。脉象大而紧时，也可以用下法治疗。

此条条文中提出的两个情况都可用大黄细辛附子汤辨证治疗，脉中都有弦紧之象。若脉象中有数，则可以用大黄，通过排空肠管中的积滞以恢复肠道机能；若脉象中没有数象，则可去大黄。

附方

《外台》乌头汤　治寒疝腹中绞痛，贼风入攻五脏，拘急，不得转侧，发作有时，使人阴缩，手足厥逆。（方见上）

此条论述了寒疝表里寒盛的治法。前面的条文中我们讨论了大乌头煎、抵当乌头桂枝汤。此处《外台》中提出了乌头汤，此方除了能治疗历节痛外，还可以治疗寒疝。

此处乌头汤所治病证脉象为沉弦而弱，此方在历节病里可以止痛，在此处也可以治疗寒疝腹中绞痛，即肠梗阻。方中用乌头与麻黄配伍使用，乌头散阴寒；配伍麻黄增强阴寒的透发功效，同时去水气；用黄芪增强机能，同时利水；用芍药解痉挛。此方与抵当乌头桂枝汤不同，乌头桂枝汤是乌头与桂枝一起配伍使用，而此方是乌头和麻黄配伍使用。临床中乌头可以和麻黄类方、柴胡类方、桂枝类方等辨证合用。

《外台》柴胡桂枝汤方　治心腹卒中痛者。

柴胡四两　黄芩　人参　芍药　桂枝　生姜各一两半　甘草一两　半夏二合半　大枣六枚

上九味，以水六升，煮取三升，温服一升，日三服。

此条论述了表邪夹内热腹痛的证治，柴胡桂枝汤也治疗心腹部疼痛，此处不再赘述。

《外台》走马汤　治中恶心痛腹胀，大便不通。

杏仁二枚　巴豆二枚（去皮心，熬）

上二味，以绵缠，捶令碎，热汤二合，捻取白汁，饮之当下，老小量之，通治飞尸鬼击病。

此条论述了腹痛大便不通的证治。马可以一边走路一边排便，人服用此方后马上就会大便，故名为走马汤。

因为生活环境的改变，出现"恶心痛腹胀，大便不通"的情况在现在社会中很少见，故此方在临床中应用较少。

最后讨论宿食。腹满、寒疝、宿食三个疾病有内在的联系，腹满和寒疝之间的转换往往是因宿食引起的。所以，对于腹满患者来说，清除宿食对于防止疾病发展成寒疝有着非常重要的意义。宿食既是腹满发展到寒疝的一个重要因素，同时也是腹满患者发生外感的一个重要因素，即上述条文中厚朴七物汤所讨论的问题。

很多脾胃虚弱者向外发作为外感病，向内发作引发寒疝，导致肠道梗阻。所以宿食的治疗是解决长期腹满患者发生外感和内伤寒疝的一个重要途径。宿食治疗后，腹满和寒疝的发生都可以有效避免。

三、宿食

问曰：人病有宿食，何以别之？师曰：寸口脉浮而大，按之反涩，

尺中亦微而涩，故知有宿食，大承气汤主之。（21）

此条论述了宿食久停肠间的证治。临床脉诊时经常会有这样的情况，即寸口脉浮而大，重按时脉中有涩象。遇到此类脉象时，如果疾病病程较长，则说明体内有瘀血、瘀滞、寒凝，通常可以用温脾汤合祛瘀血汤治疗；如果疾病病程较短时，说明体内有有形的积滞，且尺部脉象微而涩，此时表明有宿食。

体内是否有宿食，可以通过脉象辨证，也可以通过问诊得出，如患者诉说进食不适后出现了嗳气、吞酸、早饱、恶心等症状，也可说明体内有宿食。

宿食可以用大黄甘草汤、调胃承气汤、大承气汤、小承气汤等方剂来辨证治疗。《金匮要略》中治疗宿食多使用大黄、甘草组合，此处选用了大承气汤。因为此处引发寒疝的宿食，比一般的饮食不当后出现的宿食情况较严重，用保和丸难以治疗，所以用大承气汤治疗。若服用大承气汤后患者宿食不下，则可以用走马汤治疗。

脉数而滑者实也，此有宿食，下之愈，宜大承气汤。（22）

此条论述了宿食新停于肠的证治。患者有宿食时，若脉象为数而滑，此为实证，可用大承气汤治疗，也可通过辨证实邪停滞的部位，选用小承气汤、调胃承气汤、大黄甘草汤治疗。

下利不饮食者，有宿食也，当下之，宜大承气汤。（23）

大承气汤方 （见前痉病中）

此条论述了宿食下利的证治。此处与上述条文为互文，提出了宿食下利时如何使用承气法治疗。腹满的情况下有宿食时容易引发寒疝，而没有腹满只有宿食时也会引发寒疝。前面条文中提出了腹满时要慎用下法，此处脉数而滑，下利而不欲食者提示此时是因宿食引起，而非脾胃虚寒导致，故当用下法治疗，可选用大承气汤。

徐方阳三十年
金匮要略教程

上述条文中论述了很多虚证、寒证，在临床治疗时应辨证是否有实证，应考虑是否使用清法、利法、泻法治疗。在本质为虚寒的病证中，会有实证的夹杂，在实证窗口期则可用泻法治疗。如少阴病脉微细、四肢厥逆时，依然会有实证窗口期可以用泻法治疗，即出现的少阴三急下证。此时的厥逆既因全身整体的衰竭引起，又因肠道中的宿便、热毒蓄积导致，故应抓住实证窗口期，用泻法将引起血管痉挛、最终导致机体弥散性血管内凝血的刺激因子排出，休克、四逆的状况也就随之缓解。

所以临床的问题是纷繁复杂的，一定要抓住具体情况进行精准的分析及用药。大承气汤可治疗宿食，但同时也可根据临床辨证灵活选用大建中汤合厚朴三物汤、赤丸、大乌头煎等。

若辨证为寒饮积食时不应用大承气汤治疗，而用温化法治疗，可选用苓桂术甘汤、茯苓甘草汤、厚朴夏苓汤、藿香正气合复方平胃丸等。

宿食在上脘，当吐之，宜瓜蒂散。（24）

瓜蒂散方

瓜蒂一分（熬黄）　赤小豆一分（煮）

上二味，杵为散，以香豉七合煮取汁，和散一钱匕，温服之。不吐者，少加之，以快吐为度而止。（亡血及虚者不可与之）

此条论述了宿食在上脘的证治。宿食在上脘时，应当用吐法治疗，宜用瓜蒂散使之涌吐。临床中饮食过多时会刺激咽喉，通过催吐治疗宿食，饮酒过多时会有宿食，也可用吐法治疗，很快即愈。

脉紧如转索无常者，有宿食也。（25）

此条论述了宿食的脉象。"脉紧如转索"，脉象很紧，像绳子拧住一样，但是一会儿紧脉就消失了，此为有宿食。因为有宿食后，胃肠道通过痉挛与扩张进行自我调节，从而影响到了血管的运行功能，表现出脉如转索而无常的情况。

脉紧，头痛风寒，腹中有宿食不化也。（一云寸口脉紧）（26）

此条论述了宿食与外感风寒的鉴别。脉紧、头痛风寒用六经辨证解表治疗很长时间后，依然不愈，此时应考虑腹中有宿食不化的情况。脉紧、头痛风寒是太阳表证，解表难以治疗时，应和里，通过祛除宿食治愈疾病。

临床中感染性疾病用很多办法难以退烧时，考虑有宿食，用攻法治疗。如临床中小孩发烧，在肺部炎症、扁桃体炎症、上呼吸道感染等感染性疾病全部治愈后，仍有发烧长时间不退的情况，腹诊后发现腹中有宿食，用攻法排出便后即痊愈。

上述即为本篇的主要内容，腹满的本质为虚寒，虚为气虚，寒为阳虚，即因内生虚寒引起肠管运动的障碍导致。若再次受到外界的刺激，如外感风寒、饮食不当、七情内伤等时会导致肠管运动障碍进一步加重而出现腹痛，病情进一步发展严重就会引起肠管机械性的不完全梗阻，出现异常的肠管蠕动波，即出现寒疝。此为腹满与寒疝之间的转归机制。宿食是引发多种疾病的重要因素，是腹满发展到寒疝的一个重要原因，也是腹满患者发生外感病证的一个重要原因，故治疗宿食对有效避免腹满和寒疝的发生起着非常重要的作用。

腹满有风寒外袭时则用厚朴七物汤，有饮食所伤时要考虑是否可用承气法，有七情内伤出现心下满痛时，可考虑使用大柴胡汤，但要注意辨证腹满的本质为中焦的阳气不足，中阳不足病证较轻时可用柴胡剂、桂枝法治疗，转归有实证窗口期时可用承气法，有瘀血停聚时可用祛瘀血法，病情发展严重时可用乌头汤。此篇中腹满为单纯的阴寒证，若因气滞、血瘀、水饮停于腹中而导致的腹满则会在鼓胀篇中论述。

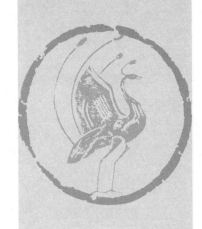

五脏风寒积聚病脉证并治第十一

这篇主要是讲五脏的风、寒、积聚这三个问题，但这篇的条文部分丢失，所以内容不全。

肺中风者，口燥而喘，身运而重，冒而肿胀。（1）

此条文论述肺中风的症状，记载五脏风寒的文献，在《备急千金要方》卷第八讲诸风的时候，提到五脏的风"凡风多从背五脏俞入诸脏受病"，故五脏风是从背部的腧穴、五脏的腧穴受风，并指出五脏风里面以"肺病最急，肺主气息又冒诸脏故也"，因肺的气息在所有脏器的最上方，所以肺病就最急。在《备急千金要方》给出的治疗方法是外治法加续命汤类方。

《伤寒杂病论》的五脏风和《备急千金要方》的五脏风描述不一样，比方说《金匮要略》里面讲的"肺中风者，口燥而喘，身运而重，冒而肿胀"，肺中风以后有"身运而重，冒而肿胀"的表现——憋胀、头晕、水肿。肺主皮毛，肺受风影响循环，水气代谢不利就出现水肿，这是大小青龙汤证和越婢汤的重症。"口燥而喘"，肺部功能受到影响，津液的输布发生障碍故口燥。但是孙思邈讲的"肺中风者，其人偃卧而胸满，短气冒闷汗出者，肺风之证也"也有相似的地方。但是讲到肝风的时候，《金匮要略》上面的肝风是"肝中风者，头目眴，两胁痛，行常伛，令人嗜甘"。在《备急千金要方》的条文里面讲的是"肝中风者，其人但踞坐，不得低头，绕两目连额上，色微有青者，肝风之证也"。患者只能踞坐。古人的坐姿有踞坐、其坐，其坐就是指坐下的时候把两腿向前岔开坐着的姿势，踞坐就是跪着坐，表示对别人的尊重，古人盘着腿坐表示对对方的不恭敬。我们知道古人是不穿裤子的，胡服骑射的时候男人才有了裤子，那个时候男人穿的叫"裳"，上者为衣，下衣为裳，是个长裙，孔夫子穿的是长裙子。其坐是很不礼貌的，因为会将整个没有遮掩的腿部和裆部露出来，是对人最大的不尊重；踞坐就把腿要屈起来，说明这个人还有自知。"肝中风者，其人但踞坐，不得低头"，指出踞坐就一定要把身体立起来，不能低头。这种程度比痉病要轻，原因是角弓反张、背部受风很僵硬，可以踞坐但是低不下头。类似于比柔痉重，比刚痉要轻，确实是背部受风引起。"绕两目连额上"是指两眼圈儿发黑，连额上一道也是发黑的，色微有青色者，这是肝风。《金匮要略》上面的肝中风是"头目眴，两胁痛，行常伛"，这个身子也是弓的，因为他肝经有风牵引的，就是想吃甘的东西，因为甘可缓急，张仲景和孙思邈讲的不一样，问题就在于此。

孙思邈给出明确的治疗方案，比方说肝中风，"若唇色青、面黄尚可治，急灸肝俞百壮，服续命汤。若大青黑，面一黄一白者，此为肝已伤，不可复治，数日而死"。此类疾病都可以用灸法加续命汤类方治疗。但张仲景在《金匮要略》仅有其描述，无其治疗。所以考虑在唐朝以前可能对五脏风有不同的描述，张仲景给出来的只是一种描述方法，但我们还是能从《金匮要略》里面学到很多东西。

肺中寒，吐浊涕。（2）

此条文论述肺中寒的症状。"肺中寒，吐浊涕"，肺中的风是用大小青龙加越婢。肺中的寒，张仲景提示我们一个法门，不管新病还是旧病，只要是吐浊涕都是肺中之寒。不要看白痰、黄痰，吐黄痰白痰都是寒。所有肺的问题都要抓住本质的东西，寒是本，百病皆生于风，百病皆生于寒，这就是发病的根本。在此两者的基础上，可以产生热化。风寒阻滞阳气的运行，阳气运行受阻，津液运化不利，津液的停聚会造成寒化和热化，热化无非是津液热化，本质上还是寒，寒化就是寒化，痰是清稀的。所以肺中寒为本，身体中凡是浊的代谢产物都是从淋巴上来的，要到肺里面进一步代谢分解，如果脾胃运化正常，吐浊涕，用甘草干姜汤，化热加薏苡仁败酱散，寒化用苓甘姜辛五味汤。

肺死脏，浮之虚，按之弱如葱叶，下无根者，死。（3）

此条文论述肺死脏的脉象。"肺死脏"指肺部有恶性的肿瘤或因各种原因使其失去功能。"浮之虚，按之弱如葱叶，下无根者"，肺脉上面浮而弱，出现了芤脉，阳气浮越于外，内有积聚。"下之无根""按之弱如葱叶"这是死脉，肺主气，把真脏脉都暴露出来，此乃死脉。

肝中风者，头目𣊬，两胁痛，行常伛，令人嗜甘。（4）

此条文论述肝中风的症状。"头目𣊬，两胁痛，行常伛，令人嗜甘"，肝受风、肝阳升发受影响，头目、两胁都是肝经的循行部位。阳气升发不起来就想把身体蜷缩回来。"令人嗜甘"，甘可以缓肝急。

肝中寒者，两臂不举，舌本燥，喜太息，胸中痛，不得转侧，食则吐而汗出也。（《脉经》《千金》云：时盗汗，咳，食已吐其汁）（5）

此条文论述肝中寒的症状。"肝中寒"是两臂不举，寒把肝的经络都收引住，举起来就牵扯着疼，好像有肩周炎。舌根是干燥的，因为寒阻滞使肾中的津液输布障碍。"喜叹息"，常喜长吸一口气。"胸中痛，不可转侧，食则吐而有汗"，吃上东西就要吐还有汗出，都是肝经有寒的表现，用吴茱萸汤散肝的寒，肝经有寒是最根本的东西。

肝死脏，浮之弱，按之如索不来，或曲如蛇行者，死。（6）

此条文论述肝死脏的脉象。"肝死脏，浮之弱"，左关脉都浮起来，按之如索，按起来是僵硬的，不是弦而是比弦更紧张，就跟绷紧的绳子一样；或者"曲如蛇形者"，摸着左关部脉呈 C 形或者是 S 形，出现这两种情况预后往往不好，都是死证。在左关部脉浮取是弱的，指下稍微用点力就觉得脉绷得很紧，这种情况我们用吴茱萸、附子、蜀椒来破肝寒。曾有一个这样的肝癌患者，其脉象按之曲如蛇形，吴茱萸用到 90 克，其他药的药量也不少，患者说药不苦，味道不难喝，患者爱人却说又苦又涩，看来药对症了难喝的药也会比较好喝。

肝着，其人常欲蹈其胸上，先未苦时，但欲饮热，旋覆花汤主之。

（臣亿等校诸本旋覆花汤方，皆同）（7）

此条文论述肝着的证治。在肝死脏后面讲了一个病叫肝着，"其人常欲蹈其胸上，先未苦时，但欲饮热，旋覆花汤主之"。肝着的脉——蛇行脉或很硬很细很紧的脉，经常感觉到胸部满闷，捣一捣就舒服。肝藏血出现问题，一定会引起瘀血，会出现肝肿大、肝硬化，牵扯里面的肌筋膜体系。"其人常欲蹈其胸上"，不是在捣肝区，而是捣一捣胸腔，震荡胸腔的肌筋膜，肌筋膜松弛就能舒服一点。"先未苦时但欲饮热"，先未出现蹈其胸的时候就喜热饮，在及早的时候用旋覆花汤。这个"旋覆花汤主之"是林忆校对出来的，可能原竹简上只有"肝着，其人常蹈其胸上，先未苦时，但欲饮热"，没有治法。这个方子在妇科里面用得多些，旋覆花、葱白和新绛，新绛就是茜草，旋覆花降胃气，葱白通达气机，茜草化瘀滞。当然现在治法可能会更多，肝着，寒凝日久即成肝着，肝寒脉如蛇行还可治，此时只是有寒气，可予吴茱萸汤治肝寒；肝着时，已经有了瘀滞即成型的东西，此时需一边散寒，一边化瘀滞。

心中风者，翕翕发热，不能起，心中饥，食即呕吐。（8）

此条文论述心中风的症状。"心中风者，翕翕发热"，实际上心中风和心中寒都要用两味药，即桂枝甘草汤。但是它比桂枝汤重，"不能起，心中饥，食即呕吐"，不能活动，不能坐起，"心中饥"并非是真正意义上的饿，其实是焦虑，想吃东西，吃上坐起即呕吐，食管反流征，因为心中的阳气不足，风邪阻滞心中的阳气运行，蜷着就舒服，动一动就觉心中嘈杂，一吃东西，心的阳气受阻，胃的气机就不容易下降，往上逆就反流出现呕吐，实际上是桂枝汤去芍药。

心中寒者，其人苦病心如啖蒜状，剧者心痛彻背，背痛彻心，譬如蛊注。其脉浮者，自吐乃愈。（9）

此条文论述心中寒的症状。心中寒，"其人苦病心如啖蒜状"，就像吃了蒜那种感觉，胸骨后灼烧刺激感。"剧者心痛彻背，背痛彻心，譬如蛊注。其脉浮者，自吐乃愈。"古人疾病的划分跟我们现在不一样，食管反流引起的心下不适是寒；心痛彻背、背痛彻心也是寒。只要见到心脉有寒即沉紧脉，就是心中寒，用散寒的办法，桂枝甘草汤做基础方；散胸中之寒的最终极处方就是乌头赤石脂丸。

心伤者，其人劳倦，即头面赤而下重，心中痛而自烦，发热，当脐跳，其脉弦，此为心脏伤所致也。（10）

此条文论述心伤的脉证。"头面赤而下重"，指脸涨得通红而腿软无力，心脏是不会得肿瘤的，它是身体中最热的脏器，供血也最好，但是下焦的血管痉挛后，心脏老是处失代偿状态，一劳倦就头面赤而下重；劳倦脉，头面重，上热下寒，"心中痛而自烦"，当脐跳其脉弦，此为心脏所伤也。此时不治头面赤，直接就治下重，有没有发热无所谓，"发热"乃是衍文，人参汤主之，橘枳姜汤亦主之，即人参汤合大建中汤。主要是要暖中下焦，中下焦的寒是本病的根本，而非上焦之热。也可以用狼牙九痛丸、乌头赤石脂，把下焦暖起来，血管运动机能恢复到正常，问题就解决了。

心死脏，浮之实如麻豆，按之益躁疾者，死。（11）

此条文论述心死脏的脉象。心脉是浮而实，心阳气是最充足的，阳气充足时，脉是从容和缓脉。弦者为紧，实者为有邪气，阳气不足后，邪气实，寒、郁热、痰浊、湿邪都郁到心就是死脉。凡心脉有实，人一定是燥而烦，心脉按的时候，开始是有力的实脉，按着按着脉开始散乱，是死症；另一种情况是心脏的脉聚，摸上去就像豌豆一样，这种情况是很急的，亦是死症。

邪哭使魂魄不安者，血气少也；血气少者属于心，心气虚者，其人则畏，合目欲眠，梦远行而精神离散，魂魄妄行。阴气衰者为癫，阳气衰者为狂。（12）

此条文论述心之血气虚少的情志病证。这是心脉里面，心中风寒的一个病证。"邪哭"，莫名其妙地没有诱因就哭，"血气少也"，血气是心所主，心中血气少者会让人哭泣起来。治疗这种疾病通常用的办法是养其心所主之气血，用百合洗方、甘麦大枣汤，百合可收敛肺的气机。"心气虚者，其人则畏"，指心气不足的人，胆小害怕，"合目欲眠"闭上眼睛就想睡觉，闭上眼睛以后就避免五色刺激心神，干扰神志，所以就想把眼睛闭上。"梦远行而精神离散，魂魄妄行"，睡觉以后总梦见远行，在陌生遥远的地方孤独行走，精神离散，魂魄妄行。但凡这种情况都是少阴病需要温阳气，在少阴病的基础上合并热就清热，合并瘀就祛瘀，合并有痰就化痰。"阴气衰者为癫，阳气衰者为狂"，实际上这两者是阳气的两个方面。一个是阳气的觉醒问题，即阳气往外升发，阳气开的状态，人就处于一种觉醒状态；另一种状态处于阳气合的状态，人就进入寤寐状态。这个条文是从里阳的层面上讲，阳气不足处于超觉醒的状态就是狂，处于寤寐状态就癫，都是以阳气虚为主要特征，属于阳气的不正常运行，这是张仲景的看法。

脾中风者，翕翕发热，形如醉人，腹中烦重，皮目瞤瞤而短气。（13）

此条文论述脾中风的症状。脾中风也是翕翕发热，但是和心中风的翕翕发热不一样，"心中风时，翕翕发热，不能起，心中饥，食即呕吐。"这里是脾中风，"形如醉人"，像喝醉酒的人脸色是发白的，"腹中烦重"，脾中风影响运化，阳明有实，故腹中烦重出现胃肠道不舒服。"皮目瞤瞤而短气"，脾不能主水气，不能运化水气，所以会"皮目瞤瞤而短气"，此时患者的面色是白的，皮肤和眼睑有水气，眼睑是肿的，短气是因为阳气运行不足，水湿停聚，这就是脾中风。

脾死脏，浮之大坚，按之如覆杯，洁洁状如摇者，死。（臣亿等，详五脏各有中风中寒，今脾只载中风，肾中风中寒俱不载者，以古文简乱极多，去古既远，无文可以补缀也）（14）

此条文论述脾死脏的脉象。"脾死脏，浮之大坚，按之如覆杯，洁洁状如摇者，死。"按之像扣下去的杯一样，杯子竖起来是中空的，按下去是硬的，摸脉的时候感觉表面是硬的，按下去是中空的。脉象沉细弱时好治，理中汤、吴茱萸、黄精、生山药可以改变这些问题。当脉硬的时候，用上干姜就上火，要用火硝之类的药往开破，此时不是姜类能解决的问题。有一患者，其右关部脉发硬的，让其直接去查胰腺，查出来是胰腺癌。

趺阳脉浮而涩，浮则胃气强，涩则小便数，浮涩相搏，大便则坚，其脾为约，麻子仁丸主之。（15）

麻子仁丸方

麻子仁二升　芍药半斤　枳实一斤（炙）　大黄一斤（去皮）　厚朴一尺（炙，去皮）　杏仁一升（去皮尖，熬，别作脂）

上六味，末之，炼蜜和丸梧子大，饮服十丸，日三服，渐加，以知为度。

此条文论述脾约病的病机与证治。脾约，"浮则胃气强，涩则小便数"，这种脉往往在右关上是浮滑脉，关下是沉紧、沉细、沉弱脉。这种人吃饭没有问题，但是大便不多，脾有寒胃有热，热是阳即水谷之气——胃气盛，然脾中得不到营养，吃下去排不走，这是麻子仁丸解决的问题。胃里越热，肠道越会有食物停留下化热，大便越难，此时身体会消耗更多的阳气。当务之急就是要把脾的问题解决掉，胃热约束了脾阳的运行，最终是要把脾的气机恢复正常。

故胃气盛而脾气虚，糟粕不能运化掉，水气还能利掉，表现为小便多，大便少，"麻子仁丸主之"。麻子仁丸是由几个方子组合到一起的，其中枳实、厚朴、大黄是个小承气汤，此处的病结在小肠，就用小承气汤。但它的病机除了运动障碍以外，还有痉挛，所谓寒主收引，治疗上既要解痉挛，又要促进蠕动，它不单纯是个阳明实证，麻子仁既润肠又增加脂肪的供给，杏仁肃降肺气，通大便。麻子仁丸是一个基础方，气虚就用补中益气丸加麻仁丸；真寒假热用附子理中丸加麻仁丸；由肾阳虚引起加金匮肾气丸。芍药和附子是一个绝对的配伍，只要肚脐以下的痉挛就是芍药配附子；有水气用真武汤；有寒气用乌头汤；有宿便停留用小承气汤。所以这种方子得真正学会用，绝不是死背条文。所以用麻仁丸也讲究配伍，如果只是这几天小便数大便干，可以临时给一下。

肾着之病，其人身体重，腰中冷，如坐水中，形如水状，反不渴，小便自利，饮食如故，病属下焦，身劳汗出，衣（一作表）里冷湿，久久得之，腰以下冷痛，腹重如带五千钱，甘姜苓术汤主之。（16）

甘草干姜茯苓白术汤方

甘草二两　白术二两　干姜四两　茯苓四两

上四味，以水五升，煮取三升，分温三服，腰中即温。

此条文论述肾着病的病机与证治。此人身体觉得沉重，因为水气排不出去，治腰中冷如坐水中，腰中觉得沉重、痛冷凉，"甘姜苓术汤主之"，也叫"肾着汤"，治则是温脾化湿。感觉好像能用真武汤，恰恰不敢用，要从中焦入手利水气，此时已经肾着，阳气的运行很少，血液循环很差，直接入手，效果不好。要先把脾的阳气运化起来，水气用茯苓、白术拨动，用甘草、干姜暖中焦，甘草、干姜是药对，经方体系在治疗疾病需要先补足气化，气化就是脾胃的机能，甘草、干姜在肺痿时能用，肾着也用。所以只有气化增强，才能彻底治病；白术、茯苓有的人吃了会腹泻，会让大小便增多。茯苓和白术的比例是2：1，干姜和甘草也是2：1。如果舌质淡胖的时候，茯苓和白术可以用量相当；舌质淡的时候，可以增大白术的用量；大便无力时，白术和茯苓的比例可以翻一下，白术可以给到4两，茯苓用上2两。

伤寒中治疗肾寒有很多方子，例如真武汤类方、金匮肾气丸、天雄散。治疗下焦寒的办法有很多，但不要忘记从中焦入手，干姜苓术汤才是正治。腰痛用真武汤效果不好，用甘姜苓术汤化水气，腰痛则好转。茯苓、白术用量要大，茯苓用量是白术的两倍，例如白术60克，茯苓120克，用量大才能起效。

肾死脏，浮之坚，按之乱如转丸，益下入尺中者，死。（17）

此条文论述肾死脏的脉象。这种脉摸上去都是硬邦邦的。"按之乱加转丸"，有滚珠的感觉，在尺中尺下都是沉紧的。

至此，五脏风寒都讲完了。

问曰：三焦竭部，上焦竭善噫，何谓也？师曰：上焦受中焦气未和，不能消谷，故能噫耳；下焦竭，即遗溺失便，其气不和，不能自禁制，不须治，久则愈。（18）

此条文论述三焦遏阻的症状。徒弟就问"三焦竭部，上焦竭善噫，何谓也？"三焦的衰竭是怎么回事呢？老师说："上焦受中焦的气未和，不能消谷，故能噫耳；下焦竭，即遗溺失便，其气不和，不能自禁制，不须治，久则愈。"由于中焦的气未和，上焦虚故需要中焦的阳气加温。这里讲了个心病，心中风者，心中寒者，噫气不除，心下痞满，加用桂枝可降冲逆，上焦阳气足，为中焦阳气运化提供助力，上中焦的阳气和，下焦的阳气自然会和。"下焦竭，即遗溺失便"，下焦竭是由于劳累惊恐，"遗溺失便"，急性的遗溺失便是因为受了惊吓，慢性的是因为劳累，"不能自禁制，不须治，久则愈"，不需要治，时间久就好了，也可给金匮肾气丸。

师曰：热在上焦者，因咳为肺痿；热在中焦者，则为坚；热在下焦者，则尿血，亦令淋秘不通。大肠有寒者，多鹜溏；有热者，便肠垢。小肠有寒者，其人下重便血；有热者，必痔。（19）

此条文论述寒热在三焦所致的不同病证举例。"热在上焦者，因咳为肺痿；热在中焦者，则为坚；热在下焦者，则尿血，亦令淋秘不通"，热乃为邪气，肺痿为寒则甘草干姜汤主之，但热在上焦也不要忘了甘草干姜汤，甘草干姜汤是散上焦之寒，为散上焦之寒提供助力，上焦的阳气充足，才能为上焦瘀热的祛除提供动力。所以不要看到上焦的热，就用清热、散寒、解毒、滋阴之药，此时要用散寒的药，温暖中焦的药。"热在中焦者，则为坚"，热在中焦就是承气汤类方；"热在下焦者，则尿血"，尿血就是猪苓汤。不管热在哪儿，都不要忘了本质上是寒，无寒不生热，有热必伤阳，因为正邪不两立。

　　"大肠有寒者，多鹜溏"，大肠有寒易拉稀。"有热者便肠垢"，有热者，便出来是垢便，黏糊糊的。凡是有寒有热的，都别忘了大肠当中也有阳气。"小肠有寒者，其人下重便血"，小肠有寒，肛门周围有下坠感，然后会便血，用理中汤来治疗，干姜换成炮姜，索性把下焦的浊气排出去，瘀血也跟着排出去。"有热者，必痔"，痔疮就是在肛门旁边有突起，是湿热，本质上还是运化不足，所以治疗痔疮可在局部用清热药，如在理中汤的基础上加地榆；肛周脓肿可用薏苡仁败酱散；便血、痔疮、溃疡性结肠炎的治疗，用大建中汤去增益，增益脾中的阳气，增益小肠的阳气。结合治疗痢疾的芍药汤，大建中汤合芍药汤，大建中汤合四神丸，加上当归、芍药，这是治疗下重便血的法门。有热者是痔，有寒者是血，寒热错杂，又有热又有血。痔是肿胀，在憋胀疼的地方刺一下，放血就可以释放张力。这是涉及六腑的部分。

　　到这里，三焦、六腑就都有了。

　　问曰：病有积、有聚、有馨气，何谓也？师曰：积者，脏病也，终不移；聚者，腑病也，发作有时，展转痛移，为可治；馨气者，胁下痛，按之则愈，复发，为馨气。诸积大法：脉来细而附骨者，乃积也。寸口积在胸中；微出寸口，积在喉中；关上积在脐旁；上关上，积在心下；微下关，积在少腹。尺中，积在气冲；脉出左，积在左；脉出右，积在右；脉两出，积在中央；各以其部处之。（20）

　　此条文论述积、聚、馨气三者之区别及积病的主要脉象。"问曰：病有积、有聚、有馨气，何谓也？师曰：积者，脏病也，终不移；聚者，腑病也，发作有时，展转痛移，为可治。"积是五脏的寒气凝聚；六腑的聚不固定，"发作有时，展转痛移"，六腑的病都是可治的，一过性、转移性的痉挛即空腔脏器的痉挛，所有的空腔器官都会蠕动，随着蠕动波就把痉挛排掉了。"馨气者，胁下痛，按之则愈"，馨气者是说吃东西时生气，停留下来便是馨气，揉一揉则可，"复发，为馨气"。可用大柴胡汤、柴胡理中汤、大建中汤。聚不重，气也不重，五脏积是最重的。

"诸积大法：脉来细而附骨者，乃积也。"肿瘤脉，脉来得细，很沉，在骨头上附着，附骨脉便是肿瘤脉。但是有很多人的附骨脉不好摸，因为很多原因遮盖了附骨脉。然后是号部位，医生最牛的是摸着脉把患者生病的部位说出来，寸口脉摸到附骨脉，说明积在胸中；微出寸口，说明积在喉中；关上，说明积在脐旁；上关上，积在脐心下，胃的肿瘤是上关上。关脉细分为五份：上关上、关上、关中、关下、下关下，对应病从心下到肚脐下的分布。

"微下关，积在少腹。尺中，积在气冲；脉出左，积在左；脉出右，积在右；脉两出，积在中央。"两个脉都出了问题，右脉弱而积，左脉凝聚，这是胰腺出了问题，腹部的脉是在中央。"各以其部处之"，诸积脉非常重要，摸积是最简单的办法，附骨脉出现就是积，要在错综复杂过程中把病脉摸出来，比如说摸脉发现积在六腑，六腑的积是可移的，小陷胸汤证、甘草干姜大黄汤证、调胃承气汤证、小承气汤证、调胃承气合大承气汤证、小承气合大建中汤证、大承气合大建中加上吴茱萸加当归四逆汤证、大温脾汤证、大建中合大承气汤证等都是通过摸脉摸出来的，没有通过患者的主诉。患者来看病想解决心脏、焦虑问题，通过脉就可解决。

张仲景首先表达积聚、死脉都与寒凝有关，寒凝的前提是受风。在此讲如何正确地理解积与聚的成因，如何使用经方治疗积与聚，可以从张仲景一以贯之的思想和方法当中推导出治疗积聚的办法来。

首先这篇把风、寒和辨死脉放到一起是有意义的。风是一个大概念，不仅仅是有因为空气的流动而造成的，包括外风与内风，凡能引起上皮腺体系统、上皮下的微循环运行障碍的诱因都叫风。风寒是会引起我们身体皮肤及皮下毛细血管网及皮肤附属腺体挛缩性的变化，开放性的变化就叫风热，引起动静脉运动的失调就叫中风，桂枝汤证就叫中风，这是外风。内风就是因为外界刺激情绪，引起情绪的波动，导致上皮系统（上皮组织及其附属腺体，以及上皮下的毛细血管网）的运动障碍的改变，这都叫风，风是能够自行缓解。寒就自行缓解不了，肌筋膜和血管的痉挛就叫寒，如果寒导致机能细胞的下降，这就叫阳虚，所以"百病皆生于风"是有道理的。

伤了风、寒以后机体要做出调节，如果自我调节加上医生的调节不能恢复，就要进行机体的代偿。代偿的结果必有另一个地方失代偿，也就是有些地方的机能受阻，机能下降最后导致失代偿。其实代偿的结果就是其他的地方以机能的低下为代价做出的一种补偿。此处的机能看上去正常，那是因为彼处机能低下的地方为此做出代偿。代偿的结果就是阳气的不足，寒气越来越凝聚，凝聚的结果就是积聚，积聚凝在五脏就叫积，凝聚在六腑就叫聚。

结肠癌就叫聚，结肠癌骨转移就叫积。由聚而积，骨癌就叫积，胰腺癌也叫积。在实体器官当中，积聚乃是风寒所伤之器官做出代偿即牺牲自我功能，最后失代偿的结局。所以积聚的原因是风寒，比如骨癌，骨头没有受过寒，其实是得骨癌的时候，骨骼已经是为其他的地方进行了代偿，所以是这样的一个结果。

张仲景把风寒积聚放到一起是大有深意的。积聚的原因是风寒所伤，结果是其他器官和脏器为此代偿，代偿的结果就造成另一个"买单"的器官积聚。大脑过度的运动最终使性腺轴失代偿，失代偿的结果是性腺轴机能的低下，所以焦虑的患者都伴有性机能的障碍。治疗焦虑很好的方子是天雄散、天雄散和竹叶石膏汤合方、天雄散和柴胡桂枝干姜汤合方，可以解决上焦的兴奋和下焦的寒凝。所有的积是阳虚寒凝的结果。机体是一个整体，阳虚寒凝以后机体协调性就会越来越差，然后产生很多的代谢产物堆积，此处阳虚寒凝造成的机能紊乱表现出来是寒热错杂，痰浊内生，一派复杂的景象。所谓的复杂也是有规律的，阳虚寒凝为本，气、血、痰、火、湿、食郁而为标，就是个失代偿的结果，这就是《五脏风寒积聚病脉证并治》篇当中内在的逻辑关系。

这里要解决两个问题，一个是准确地解决阳虚寒凝，首先把寒凝破开，让阳虚的地方恢复运行，在这个基础上同时解决病理代谢产物的堆积，这就是治疗肿瘤的大法。所以治肿瘤的时候总在扶阳气，因为它的本真是阳虚寒凝，最后还要加上清除病理代谢产物的药物，代谢产物难清除的是瘀血、痰浊，最好清除的是风、风寒，风寒、水饮、痰浊和瘀血凝合到一起的时候是最难清除的，这是五脏的积。

六腑的聚好解决，首先，六腑的主要器官是从口腔到肛门这个管腔，以及和这个管腔相连接的周围其他管腔，比如肝胆是消化系统连接的管腔，胰腺是跟它相联系的。以通为用，会用承气诸法便能治疗一半的病，再会用巴豆诸法、温脾诸法，温脾汤诸法又能解决最难治的一部分，剩下的部分就是大小续命汤诸法与利水气的甘遂、大戟、芫花，小陷胸汤、大陷胸丸，最后到了大黄甘遂汤。把这些方法和桂枝甘草汤、理中汤、建中汤、附子理中汤、天雄散上中下三焦联起来。

最后是加入血分的药物：当归四逆汤入血分，内有久寒者加吴茱萸，当归四逆汤加吴茱萸配伍；入骨头加虎骨和鹿制品，虎骨不能用了，用鹿制品入骨；治疗入六腑的东西都有了，就缺一个膀胱和输尿管的问题，是蓄血证、蓄水证，无非是瘀血、水气，也是从大便走。阳明乃开瘀化积聚之门，故开阳明之门是为了化积聚，所有的邪气从汗祛不掉的时候就从大便而去，所以服药后出现大便次数多是好事。这就是祛除诸积聚大法，主要就是承气、化痰，化痰用蜀漆也就到顶了，再难化的痰用皂荚丸。

经方加上大灸乃是治疗大病的不二法门。积聚在六腑的一直从巴豆类方、承气类方、温脾类方等辨证选方用药；五脏类的以破寒为主，给邪以出路，邪的出路在六腑，治疗肿瘤诸法也都有了。肝脏、脾脏的肿瘤用鳖甲煎丸，甲状腺上的也可以用鳖甲煎丸。乳腺上的肿瘤就是用柴胡桂枝干姜汤，天花粉的用量增加，化热了用仙方活命饮。笔者在病房里曾治过两个乳腺癌（中医称为乳岩、翻花）的患者，原本很大的肿瘤经过治疗最后缩得很小；全身转移的肿瘤，家属都想放弃治疗了，采用外用加内服疗效很好，患者存活了3年多。在这些疾病的治疗中，笔者全部使用的是经方，仙方活命饮没有全用，只用仙方活命饮中的一味浙贝母就把问题给解决了，看上去是红肿，其实主要用的是热药，通过这些办法就把肿瘤的问题解决了。

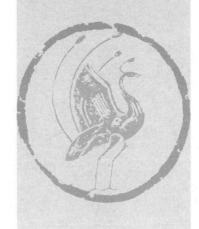

痰饮咳嗽病脉证并治第十二

《伤寒论》里讲咳嗽，是指在伤寒局面下，受了风寒的咳嗽，治疗要散风寒。三阳病是沿着麻黄剂、桂枝剂、柴胡剂、白虎剂、承气剂去治疗；三阴病是沿着理中、建中、四逆的办法去治疗，治疗伤寒咳嗽大致有这么多类型。在内伤咳嗽的部分，《金匮要略》前面讲了《肺痿肺痈咳嗽上气病脉证治》，那篇里的咳嗽上气与气逆有关，它的咳嗽特点是肺叶痿弱不用，或有肺的化脓证。本篇讲痰饮咳嗽病脉证并治，主要讲与痰饮的关系，"肺痿肺痈篇"讲脓，这篇讲饮。痰饮在《金匮要略》和《伤寒论》体系里面是最重要的病理代谢产物，除了寒、热就是水气、水饮、湿邪，张仲景认为痰饮与咳嗽之间的关系非常密切。我们先讲痰饮。

问曰：夫饮有四，何谓也？师曰：有痰饮，有悬饮，有溢饮，有支饮。（1）

此条文论述痰饮的分类。饮病有四种：痰饮、悬饮、溢饮、支饮。饮比痰稀薄，痰比饮黏。

问曰：四饮何以为异？师曰：其人素盛今瘦，水走肠间，沥沥有声，谓之痰饮；饮后水流在胁下，咳唾引痛，谓之悬饮；饮水流行，归于四肢，当汗出而不汗出，身体疼重，谓之溢饮；咳逆倚息，短气不得卧，其形如肿，谓之支饮。（2）

此条文论述痰饮的分类及其主证。

痰饮的先决条件，叫"其人素盛今瘦，水走肠间，沥沥有声，谓之痰饮"。张仲景的痰饮和我们平常讲的排痰、咳痰不是一回事，它是一个专有名词，就是给这个疾病定性的。此人"素盛"——素来比较强健、胖，饮食没有减少，但现在变瘦了，躺下或者站起来，可感到水在肚里哗啦哗啦走，通过腹部听诊其有气过水声、振水音；揉一揉或者摸一摸就"哗啦啦、哗啦啦"，还沥沥有声；或者什么也不做，也可听到肚子里"咕噜咕噜咕噜"响，叫"水走肠间"。这是因为营养物质及代谢产物不能被很好地吸收进入血液，就在肠道里面，这就叫痰饮。

我们胖就是把吃进去的水谷精微转化成肌肤腠理，瘦是我们的消化系统出问题，不能把吃进去的食物转化成肌肤腠理、四肢百骸。肌肤腠理转化不了，它就停留在肠间，就出现了水走肠间、沥沥有声，这个叫阳气不能化水谷的精微成为津液。阳气的不足，脾中阳气不足不能化水谷精微而成津液。此时的津液就是阳气外在表现的形式，形不成津液就变成痰饮，变成病理代谢产物。津液和阳气是正气，津液是正气的外候。正气足不足我们要通过津液才能了解，如果你有湿气，舌质淡、舌体胖、身体臃肿这就是有湿气，有湿气就是你的正气不足，湿邪停聚。

那正气不足与湿邪停聚是什么关系呢？人体内的水谷精微无以化生津液，变成痰湿、水湿停留，这就是湿气重的原因。但是具体到痰饮这个病，停留在肠道，患者也不腹泻，揉一揉肚子就哗啦哗啦作响，这种病就叫痰饮。

悬饮主要是咳唾引痛——咳嗽唾痰的时候胸胁疼痛。简单讲是喝了水，水流到胁下。但不能单纯停留在字面上去理解它，并不是指你喝的水流到这个地方，而是身体里的水气停留在胁下。因为身体当中的阳气受病之所阻，阳气不能推动津液的运行，津液就停留下来，成为悬饮。我们讲的胸膜炎、胸膜间皮瘤就属于悬饮。胸膜炎开始的时候就是胸痛不能咳嗽，一咳嗽就痛。

胸膜本来是个潜在的腔，有缝隙就不断地渗出、吸收，渗出和吸收是同步的，这因为有阳气运行。如胸膜之间有炎症，再加上创伤，或者有肿瘤，这就是病气。然后渗出增多，吸收减少，就是饮邪停留在浆膜腔形成悬饮。所以一咳嗽就感觉到痛，吐唾液时也感觉到胸胁的疼痛，这就叫悬饮。

溢饮就是以四肢肿胀为特征的，流行在身体当中、肌肉腠理之间的正气可以叫津液，津液离开汗孔出来的时候就叫汗液。汗液严格意义上不叫津液，它是津液的外候。该汗出把水气排出去，却没有排出去，留在四肢

经方扶阳三十年
金匮要略教程

的肌肤里面就叫溢饮。很多水肿病比如神经血管性的水肿、四肢血管腺体的问题、循环障碍、静脉的回流障碍，排不出去也叫溢饮。还有就是身体肿胀，该汗出却汗闭，身体感觉到憋胀，可肿也可不肿，就是憋胀疼痛，这就叫溢饮。

"咳逆倚息，短气不得卧，其形如肿，谓之支饮"，咳嗽不能平躺，得半躺。"咳逆倚息"，要背靠支撑物呼吸才能顺畅一些。"短气不得卧"，因为饮邪影响呼吸，呼吸不通畅，气短，故不能平躺。"其形如肿，谓之支饮"。支饮的原因很多，后面有专门的部分对支饮进行大量论述。支饮主要是有咳嗽气逆、短气不能平卧、面目身体肿胀的特点。支饮可以有多种情况，例如心源性的水肿、肾性的水肿、老慢支、肺心病等，上半身就比较饱满，其形如肿。

张仲景认为有这四种饮邪治疗就够了，但是古人对饮邪有另外一种五脏分类方法，都收录到这个地方来。

水在心，心下坚筑，短气，恶水不欲饮。（3）

论述水饮在心的症状。"水在心"是水饮、水气阻滞了心阳的运行。它的表现是"心下坚筑"，实际上是在胃脘处有了水气，心下胃脘部这个地方按上去是发硬的，心下坚筑而水气停留，所以就"短气"，呼吸的时候不通畅。"恶水不欲饮"，水气停留在心下，不想喝水。我们用茯苓杏仁甘草汤加上桂枝、苓桂枣甘汤、苓桂术甘汤解决心下的水气。

水在肺，吐涎沫，欲饮水。（4）

论述水饮在肺的症状。"水在肺"，一方面是水饮多吐涎沫，另一方面是口燥想喝水——气化不能，想喝水也可能喝下去会吐。吐涎沫，可以用甘草干姜汤或者苓甘五味姜辛汤加减；若口渴而欲饮水就加上石膏；若不欲饮水，伴有恶心，可加半夏止呕。

水在脾，少气身重。（5）

论述水饮在脾的症状。水气比较弥散，身体有沉重感，首选健脾利湿的方子。

水在肝，胁下支满，嚏而痛。（6）

论述水饮在肝的症状。两胁下是肝的分野，打喷嚏的时候就疼；"短气倚息不得卧，咳嗽引痛"，不在胁下而在肝，说明水气在肝，悬饮则是在胁，二者的部位不一样。两个地方，一个是咳嗽或微咳的时候也隐痛，另一个是打喷嚏让呼吸肌和辅助呼吸肌收缩的动作幅度更大。打喷嚏时气道在动，呼吸肌和辅助呼吸肌都在动，这个时候有可能是悬饮，但也有可能是胁下胆囊的炎症，一打喷嚏也感觉到疼痛，所以这是水在肝。如果用大柴胡汤治疗打喷嚏就疼，那是热在肝；如果用柴胡五苓散解决这个问题，那就是水气。摸脉提示不是大柴胡汤而是柴胡五苓散，用古人的话讲就是郁热在肝，水饮在肝。古人就是这种分类方法，从张仲景就留下了。

水在肾，心下悸。（7）

论述水饮在肾的症状。这叫水气凌心，也可以说"水在心"，有"心下悸""心下坚筑"；那么水在肾，部位在脐下，脐下悸，这个字可以改成"脐"下悸。本来是饮邪有四，结果刚才讲了饮邪五脏分法。这里补充一点，张仲景在行医时有按这个方法辨证的，并给出方子，脐下悸是桂枝茯苓甘草大枣汤，在心下的时候是茯苓甘草。

讲完水气影响五脏的运行以外，又引入两个概念，叫留饮和伏饮。下面这几条讲的是留饮和伏饮。

夫心下有留饮，其人背寒冷如手大。（8）

此条文论述留饮的证候。痰饮停留在某一个地方固定不移的时候，一定是有表现的。水停在心下，停留在胃脘这个地方会反映到背部，有手掌那么大的一块地方经常是冰冷的，《伤寒论》里面给出来的方子叫苓桂术甘汤，这就叫留饮。当然，苓桂术甘汤你直接套用不一定能见效，可以用理中汤

徐方阳三十年
金匮要略教程

加苓桂术甘汤，还可加一点熟大黄，治疗饮邪加上温热的药化开，才有效。

这讲的是留饮引流到心下，是固定的。比方说心下胃脘有慢性炎症的时候，它的血液循环变差，就会影响到感觉神经，总觉得背部有一块地方是冰凉的，有的人也会感觉到剑突下总是冰凉的，所以不要拘泥于此种情况。不是说背部恶寒如掌大才是叫留饮，就是前面心下恶寒如掌大也是留饮；如果你大腿上有一个地方总想拿手捂住点，那也是有留饮。

留饮还有以下几种情况。

留饮者，胁下痛引缺盆，咳嗽则辄已（一作转甚）。（9）

此条文论述留饮的证候。胁下痛引到缺盆，一咳嗽就加重，这也叫留饮。前面讲"水在肝，胁下支满，嚏而痛"，悬饮里讲的是"饮后水流在胁下，咳唾引痛，谓之悬饮"，这两个地方如果有水气固定停留，不表现在悬饮就表现在肝，所以悬饮也是饮邪停留在一个固定的部位，无非是另外的一种分类方法而已。

急性的胸膜炎是伤寒感染引起，先发烧恶寒，然后"咳嗽""咳唾引痛"这叫悬饮。如果是慢性胸膜炎，十年前这个病逐渐吸收了，后来不断地出现黏连，十年来就是"胁下痛引缺盆"，一直治不好，这就叫留饮。

因为留饮会固定、停留下来，长时间内就这么一个固定的症状。故表明留饮是一个局部慢性病灶，这就是《金匮要略》里要讨论的对象。伤寒的疾病是在传变的，《金匮要略》里谈论的疾病基本上是固定的。

胸中有留饮，其人短气而渴；四肢历节痛，脉沉者，有留饮。（10）

此条文仍是论述留饮的证候。"胸中有留饮，其人气短而渴，四肢历节痛，脉沉，有留饮"。这里有两个内容，前面讲胸中有留饮很弥散，不是胸也不是肺中有水饮。它是短气而口渴，喝上水就恶心，四肢有历节痛，可应用五苓散加茯苓、杏仁、甘草治疗。

五苓散所治疗的症状有口渴、肢节疼痛，还有短气。"胸中有留饮"是因为呼吸受到阻滞，表现为呼气的时候短气，这是"饮在胸中"的表现。

"饮"和阳气的关系是阳气不足就有水气饮邪的停留，水饮停留则表现为短气、口渴、四肢疼痛。如果说一日太阳，二日少阳，三日阳明，则称为传变，长时间表现为此，则为杂病。

留饮可以从胸阳不足入手治疗，可用桂枝；可以从"胸中有留饮"入手，应用茯苓、白术、泽泻、猪苓、杏仁，可以用方剂茯苓杏仁甘草汤去甘草，加用五苓散治疗。"脉沉者，有留饮"，脉沉是两方面的问题，一是水气遏制了阳气运行，二是阳气不足导致水气的产生，双方相互作用形成"脉沉"。推而广之，金匮肾气丸可治疗下焦的留饮，下焦留饮表现为少腹部拘急、发凉，要灵活掌握留饮的机理。

接下来讲伏饮，留饮是固定不移、长期存在的病。伏饮指原本此处有饮邪，在外邪的引动下才会发病。例如过敏性鼻炎，表现为流清涕、打喷嚏，此病在过敏原（寒冷、异味、情绪）的刺激下发病，好发于秋季。再例如哮喘，此为伏饮。

膈上病痰，满喘咳吐，发则寒热，背痛腰疼，目泣自出，其人振振身瞤剧，必有伏饮。（11）

此条文论述膈上伏饮及其发作的证候。"膈上病痰，满喘咳吐，发则寒热，背痛腰疼，目泣自出，其人振振身瞤剧"，平时可能只有胸满，没有喘咳吐，也可能没有任何症状，急性发作时会有恶寒的表现，还表现为背痛腰疼，目泣自出，此种表现像过敏性疾病。"其人振振身瞤剧"为水气内停的表现。伏饮讲的是外邪引动发作性疾病，例如支气管哮喘、慢性支气管炎、过敏性鼻炎。西医治疗就是给抗生素，每天测氧分压、吸氧、输营养液，因为消耗的比较多——喘满，然后给上平喘的药物。中医温肺以甘草干姜为核心。脾为生痰之源，中医讲肺与大肠相表里，大便通畅，痰就利。还有一种情况，患者本身是伏饮，咳嗽时表现为支饮或悬饮，例如慢性胸膜炎急性发作。

接下来讲饮邪的成因。

夫患者饮水多，必暴喘满。凡食少饮多，水停心下，甚者则悸，

微者短气。脉双弦者寒也，皆大下后善虚。脉偏弦者饮也。（12）

此条文论述痰饮病的成因、病机、脉证。患者处于急性发作时，即使到了阳明病，热汗口渴，脉洪大，饮水时也要少量，因为古人多喝凉水，这是由当时的客观条件决定的。若喝水多"必暴喘满"，过去的喘证，多是因为治疗不当，过早进食寒凉药物引起。在伤寒局面下，吃得少、喝得多易伤胃，则水邪停在心下，临床表现为胃脘部饱胀，可用厚朴生姜半夏甘草人参汤加苓桂术甘汤。"甚者则悸"，严重时会出现心悸，例如重感冒时，饮入大量冷水后会心慌。寒冷的东西还没进入胃，在咽喉道就会形成刺激。"微者短气"，轻微时会气短。过敏性鼻炎引发的哮喘与饮入冷水有关。综上所述，阐述了饮邪的来源，告诉我们得了外感热病时，一定要护理好。

"脉双弦者寒也，皆大下后善虚。脉偏弦者饮也。"左右脉都弦者为寒，大下后善虚，因为下后伤及阳气，"脉偏弦者饮也"仅左手或右手脉弦，为痰饮病。若左右脉都弦，表示有外来的寒气，应该用葛根汤、麻黄汤、大小青龙汤、麻黄附子细辛汤；全身停留下来叫溢饮，饮多在局部停留，所以仅左手或右手脉弦。

肺饮不弦，但苦喘短气。（13）

此条文论述肺饮的脉证。"肺饮不弦，但苦喘短气。"肺内出现饮邪，脉象不呈弦脉，因为肺内有饮，会表现为吐涎沫，不断排出张力会得到释放。肺内有饮除吐涎沫以外，还表现为气喘短气。饮邪主要来源是脾胃，故在关部脉应当有弦脉，肺的脉在寸部，寸部一般摸不到很弦的脉。

支饮亦喘而不能卧，加短气，其脉平也。（14）

此条文论述支饮的脉证。"支饮亦喘而不能卧，加短气，其脉平也。"支饮也喘，不能平卧，还短气，脉象为平脉。饮邪不在肺，但饮邪影响到肺，所以叫支饮。"其脉平也"，因为心源性、与心脏血管有关系时，心脏机能衰竭会出现平脉。沉脉、弱脉、弦脉表明正气尚可、邪气盛。

病痰饮者，当以温药和之。（15）

此条文论述痰饮病的治则。饮邪的治疗法则为"病痰饮者，当以温药和之"，痰饮之所以产生，是因为阳气不足，水谷运化无力而引起的津液停聚，生成痰饮。津液是流动的，停聚下来就是痰，所以治疗时，不能只应用半夏类药物解决饮邪的问题，同时应考虑饮邪的由来，饮邪的由来就是阳气的不足，阳气不足就要用温药来和之，所以"病痰饮者，当以温药和之"，这是总纲。

心下有痰饮，胸胁支满，目眩，苓桂术甘汤主之。（16）

苓桂术甘汤方

茯苓四两　桂枝三两　白术三两　甘草二两

上四味，以水六升，煮取三升，分温三服，小便则利。

此条文论述脾虚饮停心下的证治。"心下有痰饮，胸胁支满，目眩，苓桂术甘汤主之。"心下有痰饮，背后恶寒如掌大，寒饮上犯就会胸胁支满，短气不足以息，咳逆倚息，就叫支饮。痰饮和支饮是没有区别的，有了"咳逆倚息，短气不得卧"就叫支饮，若不表现出此种情况，而表现出背后恶寒如掌大，此类局部问题，又如心下按压时会哗啦哗啦作响，这就叫痰饮。不论表现是什么，因为病在心下，所以治疗上可以选择"苓桂术甘汤"，是桂枝甘草汤加茯苓四逆汤的最简化版。茯苓祛水气，白术健脾，是温性药，健脾而利湿气。桂枝甘草汤通心阳，解除微动脉的血管痉挛，使组织间停留下来的水气有进入血液循环排走的机会。

夫短气有微饮，当从小便去之，苓桂术甘汤主之（方见上）；肾气丸亦主之（方见脚气中）。（17）

此条文论述脾肾阳虚有微饮的证治。"短气有微饮，当从小便去之，苓桂术甘汤主之，肾气丸亦主之"，因饮邪引起短气苓桂术甘汤主之，此处也可用茯苓杏仁甘草汤。苓桂术甘汤是水气停到心下，故在中焦选用苓桂术甘汤；如果短气有微饮，剑突之下喜按，其人叉手自冒心为苓桂术甘汤；

在上焦可加用"杏仁"；肾气丸是水气停在下焦，故在下焦可以选用肾气丸，饮在下焦，表现为少腹部虚胖、下垂，少腹拘急，少腹部冰冷，或者腰骶部冰凉，恶寒如掌大。同样是短气，短气不一定是呼吸系统的问题，也可能是血管痉挛周围有水气、心脏负荷增加导致轻度的心脏供血不好，故金匮肾气丸还能解决心脏供血不足。上中下三焦的饮邪都会影响到呼吸，表现为"短气有微饮"，所以要用苓桂术甘汤、肾气丸。

病者脉伏，其人欲自利，利反快，虽利，心下续坚满，此为留饮欲去故也，甘遂半夏汤主之。（18）

甘遂半夏汤方

甘遂（大者）三枚　半夏十二枚（以水一升，煮取半升，去滓）　芍药五枚　甘草如指大一枚（炙）（一本作无）

上四味，以水二升，煮取半升，去滓，以蜜半升和药汁，煎取八合，顿服之。

此条文论述饮留心下（肠胃）欲去未尽的证治，解决留饮问题。痰饮是慢性炎症，渗出增多、吸收减少，炎性组织要把病理代谢产物排到空腔里面去，不是排到体外，是排到炎症组织周围，形成渗出，故痰饮就是一种异常的渗出。所以从某种程度上说，整个《伤寒论》和《金匮要略》都是在讲急性炎症与慢性炎症的专书。

"病者脉伏，其人欲自利，利反快，虽利，心下续坚满，此为留饮欲去故也，甘遂半夏汤主之。"前面讲过的沉脉、弦脉是什么？是寒、是饮。此处患者脉是伏脉，伏脉是阳气虚，痰饮阻遏阳气，长期有这种脉象就是有饮邪。慢性炎症要耗损阳气，如果阳气不足慢性炎症不会自我康复的，然后不断地渗出、吸收，到了某一阶段恰巧慢性炎症能够排掉，且炎症趋化能从肠道排出。

肠道（阳明）是人体排出炎症代谢产物的一个门，所以有些患者觉得拉稀便很舒服。得伤寒以后，传染性疾病怕腹泻，腹泻就会导致中阳受损，不利于疾病恢复的。因为表证的治疗是自里而外，这个患者虽利，"利反快"，利完了以后心下就坚满，肠道启动排出病理代谢产物这个机制，利反快，但是这个炎性组织还没有消除。

"心下续坚满，此为留饮欲去故也。"因为心下续坚满，寒得很厉害，有可能是肝硬化，但是肠道不断地排出东西，有可能排出的是水气，也有可能排出的是黏液。那么心下续坚满实际上是肝脾肿大，主要是肝硬化。张仲景把肝硬化认为是留饮，前面讲的留饮是个慢性胃炎，胃黏膜苍白、水肿、黏膜下的毛细血管收缩，让人感到"胃部恶寒如掌大"，（心前）心下恶寒如掌大，这是留饮最轻微的表现。比较重的一种表现是"心下续坚满"，是肝硬化，可以通过后面的方子来推测它是个肝硬化。

肝硬化的胃肠道功能恢复的时候，就出现利反快。但是肝硬化又不会完全好，可以用甘遂半夏汤来解决这个问题。给出的方子首先是：甘遂、半夏、芍药、甘草、蜂蜜，一共五味药。芍药甘草汤是缓急的，可以让静脉扩张实际是把水液往外带，但此时需要排走的痰饮不是单纯的水，用半夏和甘遂，甘遂来解决饮邪，半夏解决痰。这是个阴分的病，所以用芍药甘草汤往外排。

腹部肿大的淋巴结也可以这样治，用大建中汤合上甘遂半夏汤。2008年我曾治疗过一个十二三岁的小孩，经常不明原因腹痛，腹腔镜下看到腹部淋巴结肿大，肿大的淋巴结挤压着肠管，肠管堵得不通畅，影响肠管的蠕动。最后用半夏甘遂汤加上大建中汤，再加上生大黄，服药一段时间，患儿痊愈。

张仲景把肝脾肿大当作留饮，实际就是一个炎症，属于炎症的慢性转归阶段。只是阳气不利，饮邪停聚，这里停聚的不仅是水还有痰浊。甘遂半夏汤可以去除腹部饮邪，但不能单纯地认为甘遂半夏汤就是去肝肿大的，是因为我们摸到脉是一个伏脉，水气停聚是伏脉，不是涩脉，有了瘀血是涩脉，才给出这样的方案。

脉浮而细滑，伤饮。（19）

此条文论述伤于水饮之脉象。"脉浮而细滑"，是伤了饮邪。

经方扶阳三十年金匮要略教程

脉弦数者，有寒饮，冬夏难治。（20）

此条文论述饮病的预后与时令气候有关。脉弦滑、弦数则是有寒饮，冬夏难治。脉沉弦为有寒，弦数是饮邪化热，实际上是寒饮化热。凡是饮邪全是寒性的，即使有数脉、有热象仍是寒性的。

饮邪的两种状况，讲饮邪脉浮而细滑伤到饮邪；脉弦数也是有饮邪，冬夏难治。这个病就是从冬治到夏，治半年也不会很快好转。饮邪、慢性炎症我们都知道不好治。基本上慢性炎症病程超过半年，治疗起来非常困难，能改善症状就不错了。

脉沉而弦者，悬饮内痛。（21）

病悬饮者，十枣汤主之。（22）

十枣汤方

芫花（熬）　甘遂　大戟各等分

上三味，捣筛，以水一升五合，先煮肥大枣十枚，取九合，去滓，内药末，强人服一钱匕，赢人服半钱，平旦温服之；不下者，明日更加半钱。得快下后，糜粥自养。

此处合论悬饮邪实重证的脉证与治疗。"脉沉而弦者，悬饮内痛。病悬饮者，十枣汤主之。"疼痛脉都是弦紧脉，肌筋膜痉挛血管就有弦象。治疗悬饮的唯一处方就是十枣汤，古人治疗胸膜炎（浆膜腔的炎症）就用这一招。十枣汤：甘遂、大戟、芫花、十个枣，古人的枣比现在的枣小多了，现在的新疆大枣相当于古人三个枣，但是它里面含的蜜质类的有效成分不如古人的多。十枣汤中大枣就是让甘遂、大戟、芫花吸收得慢一点，它既对肠黏膜起一个保护作用，也对甘遂、大戟、芫花起一个缓释作用，否则甘遂、大戟、芫花吃下去会让胃肠道非常不舒服。全方旨在刺激胃肠道分泌，就是把胸膜腔的胸腔积液从肠道排走。十枣汤的药物主要是刺激胃肠道的黏膜，引起胃肠道黏膜的水肿，和巴豆起的作用类似。巴豆在寒性的情况下使用，大黄、芒硝是在热性的情况下使用。十枣汤里面的水气比较"实"，甘遂、大戟、芫花服后胃里非常不舒服，故用枣来保护胃的黏膜。

对于胸腔积液，西医往往只有抽水的办法，而中医的方法比较安全。芫花、甘遂、大戟是等分，捣成细面，用水一升五合，大枣十枚，强人服一钱币，如果病情重给 1～1.5 克，总共 3～4.5 克，这是安全剂量；虚人给一半即 1.5～2.5 克。"平旦服之"，也可间断服用，症状减轻以后酌情给药，太阴情况用理中汤，少阴用四逆汤，厥阴用乌梅丸等。中医所有的此类疾病的治疗全从肠道排出，所以肠道是祛除疾病的一个门。

寒邪从汗走，部分饮邪、水气也可以汗走，或从小便排。一旦有形了，里面含分子大的物质往外排一定是走肠道，用十枣汤治疗胸腔积液效果非常好。同样的思路，例如儿童咳嗽伴清痰总治不好，在辨证的基础上加芫花，比如砂半理中汤加点芫花，一剂药下去，排一次带黏液的稀便，第二天就好了。十枣汤是治疗悬饮的唯一处方，但是一定要辨证，要与其他处方合方。

治疗悬饮用甘遂、大戟、芫花，14 岁以下的儿童可以用到 3 克，不要等量。胸部的水多用芫花，下腹部的问题、盆腔的问题多用甘遂，要学会辨证，可以持续用。在病房有个患者，甘遂、大戟、芫花结合大建中汤、理中汤，持续两周的时间，患者胸腔积液减少，分泌物减少，没有出现虚脱的情况。说明只要做到正确辨证，合理合方，给患者用十枣汤是完全可行的，再加上现在可以从静脉不断地给患者补充电解质、营养物质，这些措施可以作为保障。

病溢饮者，当发其汗，大青龙汤主之，小青龙汤亦主之。（23）

大青龙汤方

麻黄六两（去节）　桂枝二两（去皮）　甘草二两（炙）　杏仁四十个（去皮尖）生姜三两（切）　大枣十二枚　石膏如鸡子大（碎）

上七味，以水九升，先煮麻黄，减二升，去上沫，内诸药，煮取三升，去滓，温服一升，取微似汗，汗多者，温粉粉之。

小青龙汤方

麻黄三两（去节）　芍药三两　五味子半升　干姜三两　甘草三两（炙）

细辛三两　桂枝三两（去皮）　半夏半升（洗）

上八味，以水一斗，先煮麻黄，减二升，去上沫，内诸药，煮取三升，去滓，温服一升。

此条文论述溢饮的治法与主方。"病溢饮者，当发其汗"，溢饮者，就要用发汗的办法。治疗溢饮就是通过开启汗腺，改善皮下的血液循环。掌握发汗这一招就够了，具体治疗上，大青龙汤主之，小青龙汤亦主之，越婢汤亦主之。

大青龙汤和小青龙汤内都有麻黄甘草汤，麻黄甘草汤可改善腺体功能，有水肿就应该增加腺体功能以增强排泄。桂枝甘草通心阳，炙甘草、生姜、大枣增强胃气，石膏清热，降低无谓的消耗。

"病溢饮者"，溢饮到皮下，需往外散，喘是水气阻滞气机交换。此时若想将水气发散掉，一需用甘草、生姜、大枣，从胃肠道给足动力，将皮下的水饮推出去；二让汗腺机能恢复，用麻黄、甘草；三为了让汗腺机能恢复需先让血管运动起来，用桂枝、甘草。最终是解决气化问题，解决腺体问题，解决微动脉的问题。

小青龙讲的是外寒内饮，里面有饮邪，外面腺体、血液循环皆不利。大青龙汤是里面有热，受寒引起腺体周围微动脉的痉挛及腺体的关闭，此时依然要增强胃气，还要给生姜、甘草、大枣。所以，石膏与生姜、甘草、大枣并行不悖，附子理中汤里面也可以加石膏来使用。

溢饮是喝上水以后微微有汗，是水气，出来体表的就是汗，冷风一吹汗孔一闭，汗出不来就肿胀，形成溢饮。从水饮的角度来看，饮邪就溢到皮肤底下，只有一个汗法。还有的溢饮会溢到头面部，曾经治疗一个头面部该汗出不汗出的患者，用柴胡桂枝干姜汤治疗，把天花粉换成麻黄和葛根，一剂药分两顿吃，他一顿药下去，第二顿还没吃，头面部马上就出汗了。故辨证辨得准确，疗效就这么快。这几个饮都讲完了，痰饮、悬饮、溢饮，剩下就讲支饮，支饮是最复杂的。

膈间支饮，其人喘满，心下痞坚，面色黧黑，其脉沉紧，得之数

十日，医吐下之不愈，木防己汤主之。虚者即愈，实者三日复发，复与不愈者，宜木防己汤去石膏加茯苓芒硝汤主之。（24）

木防己汤方

木防己三两　石膏十二枚（鸡子大）　桂枝二两　人参四两

上四味，以水六升，煮取二升，分温再服。

木防己去石膏加茯苓芒硝汤方

木防己二两　桂枝二两　人参四两　芒硝三合　茯苓四两

上五味，以水六升，煮取二升，去滓，内芒硝，再微煎，分温再服，微利则愈。

此条文论述支饮喘满重症的证治。支饮里的问题太复杂了，肝硬化、胃肠道、慢性胃炎、胸胁部、胸膜的问题均可以引起支饮；没有悬饮，就是胸胁部、肌筋膜腔的一个水肿也会引起支饮；能够引起这个问题的原因实在是太多了，所以支饮的内容讲了很多。

"膈间支饮"，首先讲胸膈之间有支饮，"其人喘满，心下痞坚，面色黧黑，其脉沉紧，得之数十日，医吐下之不愈，木防己汤主之"。膈间有支饮，支饮本来是最轻的，在胃里有水饮，有了慢性炎症，往下排空不畅，上逆上来就感觉到呛咳、咳嗽。除此外还有一个问题是"面色黧黑"，面色黧黑表明是水饮停聚、阳气不足，心下痞硬、面色黧黑是它的问题所在。此时医者用吐法和下法都治不了，只能用木防己汤，此时要用木防己。在这里它有水饮（饮邪）停聚，用上苓桂术甘汤，有茯苓、白术祛饮邪的办法不见效，用泻下的办法也不行，说明饮邪在血管壁的周围，不是黏膜的水肿，而是血管壁周围的水肿，这个时候就要用到木防己。面色黧黑是因为血管壁周围水肿影响到它的供血，才变得面色黧黑。人参专治虚证心下痞，实证的心下痞用黄连、黄芩、大黄。心下痞引起喘和满要用桂枝甘草汤，但不是单用桂枝甘草加人参汤就能解决的。这时就要用到木防己汤，木防己汤的意义就在于此。木防己是苦寒药利水药，苦和寒应对的是热。脉沉紧是寒，热是因为水气的停留可能引起血管壁的水肿。此方用桂枝来

徐方阳三十年
金匮要略教程
扶阳

通心阳，不用炙甘草是怕影响水气代谢，然后用人参益气生津，使缺氧的细胞活动增强，机能增强以后代谢产物就会增多，所以用石膏把热压住，用木防己消除掉血管壁周围炎症，水气就排走了。不用姜是怕激发炎症，因为炎症本身就有水肿。此方用上以后小便会增多，尤其善于利虚胖、面色黧黑此类患者的水气。

"虚者即愈，实者三日复发，复与不愈者，宜木防己汤去石膏加茯苓芒硝汤主之。"此时的石膏可换成茯苓，因为吐下以后伤了津液，患者就感到口渴，口渴就加点石膏；如果此时口渴不喜饮水，要把石膏换成茯苓。此时是经医者吐下而不愈，木防己汤主之，虚证也就是轻症，轻症服药后就好了，实（重）者到了第三天还要复发，再给上木防己汤就不灵了。因为胃中无热，但胃中的水气还在，把石膏去掉加茯苓、芒硝。芒硝是祛"实"的，软"坚"的，这时候心下痞坚是有肝硬化的存在，有凝聚住的东西在，所以就要用防己利开血管周围的水气，用茯苓利掉组织间的水气，用芒硝散开硬的东西。

慢性疾病要用防己去石膏加茯苓芒硝汤，急性发病用木防己汤，木防己汤的石膏和茯苓是可以互换的，渴而不欲饮水用茯苓，渴而欲饮者用石膏。张仲景用石膏的前提是医吐下之不愈，如果未经吐下，那肯定是茯苓。

心下有支饮，其人苦冒眩，泽泻汤主之。（25）

泽泻汤方

泽泻五两　白术二两

上二味，以水二升，煮取一升，分温再服。

此条文论述支饮冒眩的证治。此处没有面色黧黑只是头晕，方法就是利水，泽泻汤主之，是治疗眩晕的经典方，主治心下有支饮引起的眩晕。按一按部位，和大、小陷胸汤不一样，不在剑突，剑突有压痛、拒按是小陷胸汤。在剑突下按住一点，头晕就感觉到减轻，喜温喜按，按住就相当于增强阳气，水气上冲就减轻。经常出现苦冒眩、舌质淡嫩则使用泽泻白术汤；有浊气、舌苔白腻则用泽泻苍术汤。泽泻的用量大，鉴别点就在于患者头晕苦冒眩，按住剑突下感觉舒服一点儿这是饮邪的表现，号脉就是这个病。

中医治疗眩晕，根据停留下来的水气，有动脉的痉挛就用苓桂术甘汤；水气多是主要问题就用泽泻汤；不是水气而是痰浊就用半夏白术天麻汤；再加上胃脘部满闷可用厚朴生姜半夏甘草人参汤。

支饮胸满者，厚朴大黄汤主之。（26）

厚朴大黄汤方

厚朴一尺　枳实四枚　大黄六两

上三味，以水五升，煮取二升，分温再服。

此条文论述支饮胸满累及肠腑的证治。"支饮胸满"，不仅胸满，就连腹部都满闷，要把饮邪去掉先得把肠管里的气和浊便排掉，就用厚朴大黄汤；胸满、腹满不严重，气滞得厉害，还可以用枳实橘皮汤；有浊便就用厚朴大黄汤。张仲景的方子给得非常灵活，当摸到气滞的实脉时，可去掉大黄加陈皮、生姜。大量使用陈皮可化痰，半夏降浊气。枳实量大能促进肠管蠕动，肠管胀气用厚朴，有浊气用陈皮。胸满连及腹满的时候，先解决腹满，此时厚朴和枳实给的量多，大黄的量稍微少一点，本方跟小承气汤药物组成一样，只是剂量不同。

支饮不得息，葶苈大枣泻肺汤主之。（方见肺痈篇中）（27）

此条文论述支饮壅肺的证治。支饮是逆满，咳逆倚息不得卧，这是比较重的水气病，就用葶苈子，葶苈子可以将胸腔中的水利出去，对肺脏好，对心脏还有强心作用。研究认为，葶苈子有强心作用，心力衰竭就是心脏前、后负荷的加剧，葶苈子能减轻心脏前后负荷，心脏功能和肺的功能得以恢复。方中以大枣作缓和制剂，缓和葶苈子的峻烈之性。

呕家本渴，渴者为欲解，今反不渴，心下有支饮故也，小半夏汤主之。（《千金》云：小半夏加茯苓汤）（28）

小半夏汤方

半夏一升　生姜半斤

上二味，以水七升，煮取一升半，分温再服。

此条文论述支饮呕吐的预后及治疗。恶心呕吐而不口渴即为心下有支饮，妊娠最常见。呕家不渴，小半夏汤主之。张仲景用的是生半夏，生姜是生半夏两倍的量，半夏和生姜就是解决呕而不渴伴呕而不饥。

小半夏汤就是治疗吐完不想喝水，呕吐后想喝水时，这个病就快好了。妊娠呕吐，呕吐剧烈，属于呕家的范畴，呕完想吃东西，吃完再吐这是一种；还有一种是吐完不想吃东西，半夏生姜熬上喝，喝完以后就会好，故妊娠呕吐，小半夏汤主之，其中半夏刺激黏膜，使水气排出，生姜能恢复黏膜下的血管供血。

下一个方子讲痰饮。

腹满，口舌干燥，此肠间有水气，己椒苈黄丸主之。（29）

己椒苈黄丸方

防己　椒目　葶苈（熬）　大黄各一两

上四味，末之，蜜丸如梧子大，先食饮服一丸，日三服，稍增，口中有津液。渴者加芒硝半两。

此条文论述肠间饮聚成实的证治。己椒苈黄丸解决胃中有振水音，防己、椒目、葶苈子、大黄都是利水气的，症见其人素盛今瘦、感腹胀、无食欲、水走肠间、沥沥有声。治疗这种疾病一般用大建中汤加己椒苈黄丸效果更佳，大建中汤把中焦暖起来，加上己椒苈黄丸，服药后就开始泄，通过泄而利水气，本病就好了。如果继续用大建中汤就有点燥，可以用资生汤：生山药、生白术、鸡内金、炒牛蒡子、玄参，效果很好。己椒苈黄丸和小半夏汤的区别是小半夏汤治疗呕家，己椒苈黄丸解决的是饭后腹满。西医的很多病，胃下垂、便秘、干燥综合征，都可以用己椒苈黄丸，在己椒苈黄丸里加一点活血药效果更佳。简而言之，己椒苈黄丸的适应证就是胃肠道有振水音，兼有便秘。

卒呕吐，心下痞，膈间有水，眩悸者，小半夏加茯苓汤主之。（30）

小半夏加茯苓汤方

半夏一升　生姜半斤　茯苓三两（一法四两）

上三味，以水七升，煮取一升五合，分温再服。

　　此条文论述支饮呕吐兼痞眩悸的治疗。前面条文中讲小半夏汤使用指征是呕家，呕家是反复呕吐的人。此条文中是新呕，"卒呕吐，心下痞，膈间有水，眩悸者，小半夏加茯苓汤主之"，治疗急性眩晕伴恶心呕吐，可参考内耳眩晕症。实际上患者表现的是眩悸、呕吐。茯苓既能渗湿又能安神，一定要大量使用，此方喝完有一定概率是会吐的。

　　泽泻汤主治的苦冒眩是喜按。此处的冒眩重，患者呕吐、眩晕，心下痞，呕吐小半夏汤主之，眩晕有水气加茯苓，故可小半夏加茯苓汤合泽泻汤。患者呕吐、眩晕，就把茯苓、白术、泽泻、半夏、生姜连起来用，还可用猪苓，四苓汤加上半夏、生姜，治疗眩晕、呕吐，再加上天麻就叫小半夏汤加半夏白术天麻汤加四苓汤，就是治疗眩晕呕吐、有水气的不辨证组合，这是第一个方子。第二个方子是干祖望的五味合剂：当归、山药、五味子、酸枣仁、桂圆肉，治疗虚证的痰饮水气病。

假令瘦人脐下有悸，吐涎沫而癫眩，此水也，五苓散主之。（31）

五苓散方

泽泻一两一分　猪苓三分（去皮）　茯苓三分　白术三分　桂枝二分（去皮）

上五味，为末，白饮服方寸匕，日三服，多饮暖水，汗出愈。

　　此条文论述饮及中下焦的证治。"假令瘦人脐下有悸"，瘦人胖人皆可，"吐涎沫而癫眩"，吐涎沫而头晕，水气在表，浮弦脉，五苓散主之。五苓散的指征是口渴而不欲饮，右关脉滑而上冲，水气在表应是浮滑脉或是浮弦脉。五苓散不仅能出汗，还能利尿、通大便，津液和了之后大小便都通利、汗也通利。所以五苓散可以治感冒、泄泻、小便不利、眩冒、心悸、大便不畅。呕吐严重可用五苓散合小半夏汤；其人素盛今瘦，水走肠间，沥沥有声，然后又呕吐、眩晕，使用己椒苈黄丸、五苓散。经方应用里面都是讲的准模块，临床应用的时候从小半夏加茯苓汤，加四苓汤到五苓散到己椒苈黄丸，把这些问题就串起来了。

《外台》茯苓饮　治心胸中有停痰宿水，自吐出水后，心胸间虚，气满不能食。消痰气，令能食。

茯苓　人参　白术各三两　枳实二两　橘皮二两半　生姜四两

上六味，水六升，煮取一升八合，分温三服，如人行八九里进之。

外台茯苓饮就是橘枳姜汤加茯苓、白术、人参，也就是四君子加橘枳姜汤，四君子汤是健脾化湿气的，橘枳姜汤行气化痰。茯苓饮治疗心、胸中有停痰、蓄水，饮酒后的头晕恶心呕吐有痰。这个方子里把炙甘草去掉，取其迅也。接着讲咳嗽，咳嗽与痰饮的关系。

咳家其脉弦，为有水，十枣汤主之。（方见上）（32）

此条文论述水饮邪实致咳的证治。咳嗽之人脉弦为有水，不管有没有痰，只要脉弦就用十枣汤；反复咳嗽不好要用十枣汤；总是咳嗽且有清痰，健脾、利湿都效果不佳，就用十枣汤。

夫有支饮家，咳烦胸中痛者，不卒死，至一百日，一岁，宜十枣汤。（方见上）（33）

此条文论述支饮邪实咳烦胸痛的证治。支饮本来就有咳烦胸中痛，不卒死，慢性发作，一百天到一年好不了，总是咳，一百天三个月到一年，就是亚急性到慢性发病。咳逆倚息短气不得卧也是十枣汤，十枣汤就是祛除饮邪的终极处方，故治疗咳嗽的终极办法是十枣汤，只要胸中有水气，不管咳与不咳、唾痰与不唾痰皆可用。我曾用十枣汤合四神煎治疗一例关节腔积液，效果很好，故总结出它是治疗浆膜腔渗出、积液的一个非常好的方子。关节腔的积液就是浆膜腔积液。四神煎，即远志、银花、川牛膝、黄芪。十枣汤合四神煎服用后排掉水，排出大便，腿肿很快就消了。

久咳数岁，其脉弱者可治，实大数者死；其脉虚者必苦冒，其人

本有支饮在胸中故也，治属饮家。（34）

此条文论述支饮久咳的脉证与预后。"久咳数岁，其脉弱者可治"，慢性咳嗽正气虚者都好治。"实大数者死"，实为邪气盛，大是阳气浮，脉大实者是肿瘤，很多肿瘤患者上焦的脉都是大实脉。"其脉虚者必苦冒，其人本有支饮在胸中故也，治属饮家"，久咳数岁，脉虚，一咳嗽就引起冒眩或咳嗽性晕厥。最近我治了几个类似患者，效果都挺好。一位是厅长，一咳嗽就找个地方赶紧躺下，坐也不行，用大青龙加葶苈子，大青龙化浊气；一位是校长，一咳嗽就脸红，咳得摔倒把茶几都打碎了，有时突然倒地出现咳嗽性晕厥（一咳嗽导致脑缺氧就晕厥），到北京等地都治不好，用大柴胡加五苓散加半夏就可治疗咳嗽性晕厥。还有一个患者用的柴胡桂枝干姜汤加葶苈子、茯苓、白术、泽泻，效果也特别好。

咳逆倚息不得卧，小青龙汤主之。（方见上文肺痈中）（35）

此条文论述支饮兼外寒的证治。有寒饮"咳逆倚息不得卧"，气逆咳嗽甚至呛咳，咳嗽不能平躺，"小青龙汤主之"。这是讲了一个病例，支饮，咳稀白痰、泡沫痰，小青龙汤主之。只要是胸中有饮邪，就有用小青龙汤的机会。

青龙汤下已，多唾口燥，寸脉沉，尺脉微，手足厥逆，气从小腹上冲胸咽，手足痹，其面翕热如醉状，因复下流阴股，小便难，时复冒者，与茯苓桂枝五味甘草汤，治其气冲。（36）

桂苓五味甘草汤方

茯苓四两　桂枝四两（去皮）　甘草三两（炙）　五味子半升

上四味，以水八升，煮取三升，去滓，分温三服。

此条文论述体虚支饮者服小青龙汤后发生冲气的证治。咳逆倚息不得卧、清白痰，小青龙汤主之，服用小青龙后往外排痰、多唾，因为方中有半夏、甘草、五味子、干姜、细辛这些偏燥的药，饮邪虽去，但是热邪化燥，所以病程时间久就不一定是单纯的水饮，病久了就可能变成寒热错杂证。久咳数岁，慢性炎症久了就会有急性炎症存在，慢性炎症用小青龙汤是对的，但是治疗过程中，把慢性炎症改善了，急性炎症的代谢产物表现为热性症状，出现一系列症状——"手足厥逆，气从小腹上冲胸咽，手足痹"，气上冲，阳气不足，又有虚热，"其面翕热如醉状"，热气上来，结果寒气往下流，腹股沟处有寒气聚住，引起小便难、头晕，这是因为慢性炎症病变，时间长了用了热药如麻黄、干姜等就会把慢性炎症中的急性炎症引动，此时张仲景用茯苓、桂枝、甘草、五味子来解决。桂枝甘草汤降冲逆，实际上是桂枝甘草汤把微循环打开让血液重新分布，头面部翕热的感觉就改善，然后用茯苓利掉水气，用五味子平复焦虑的情绪，这样就把小青龙汤引发的副作用解决了，服药后冲气就降下来。

冲气即低，而反更咳，胸满者，用桂苓五味甘草汤去桂，加干姜、细辛，以治其咳满。（37）

苓甘五味姜辛汤方

茯苓四两　甘草三两　干姜三两　细辛三两　五味半升

上五味，以水八升，煮取三升，去滓，温服半升，日三服。

此条文论述冲气已平而支饮复动的证治。服苓桂五味干姜汤后，"冲气即低，而反更咳、胸满者"，气从少腹上冲，头、面部翕热时眩冒，时复冒，是饮邪化开的表现。此时胸满更重说明饮邪还没有彻底化开，去桂再加上干姜、细辛继续化饮，即为苓甘姜辛五味汤，把下焦的阳气调上来，共同化中焦的饮邪。苓桂五味甘草汤主要是敛肺气改善小青龙汤引起的副作用；苓甘姜辛五味汤是治疗内饮的重要的方剂；如果没有水饮，是水气，然后又有上焦的阳气不足，用苓桂五味甘草汤；有形之水饮就用苓甘姜辛五味汤。

咳满即止，而更复渴，冲气复发者，以细辛、干姜为热药也。服之当遂渴，而渴反止者，为支饮也。支饮者，法当冒，冒者必呕，呕者复内半夏，以去其水。（38）

桂苓五味甘草去桂加姜辛夏汤方

茯苓四两　甘草三两　细辛二两　干姜二两　五味子　半夏各半升

上六味，以水八升，煮取三升，去滓，温服半升，日三服。

此条文论述服用苓甘姜辛五味汤的两种转归及其治疗。桂苓五味甘草汤去桂加干姜、细辛，服用后咳嗽、胸满都解决，"而更复渴，冲气复发者，以细辛、干姜为热药也"，这个病错综复杂，又热了。"服之当遂渴，而渴反止者，为支饮也。"不能一直用苓桂五味干姜汤，用的过程当中饮邪还未去就化热。细辛干姜为热药，服后就要口渴。然后再渴再喝，喝上第一剂第二剂的时候口渴，再喝反止，热药开始用上的时候都会口渴的；若辨证很正确，初服有口干及轻微的眩冒，再吃就没有了；把阴邪破开以后，口渴的症状就没有；如果喝着口干便秘，则是无津液，需滋阴，可用麦门冬汤、竹叶石膏汤等。

"支饮者，法当冒，冒者必呕，呕者复内半夏，以去其水。"支饮有饮邪引动头晕，头晕得厉害要呕吐，"呕者复内半夏"，再用桂苓五味甘草汤去桂加姜辛半夏汤主之，实际上是苓甘五味姜辛汤加半夏汤主之，把茯苓去掉就是小青龙汤的方根，去饮邪、降逆气。茯苓没有降逆气的作用而半夏有，茯苓的指征是脉沉，半夏的指征是脉浊，有时候我们摸的浊脉就是滑脉，并且舌质淡、苔白腻。水滑苔，舌质淡嫩胖是用茯苓。半夏和生姜在一起降逆止呕，和干姜在一起化痰饮化寒饮。若半夏不与姜联用即半夏秫米汤，可用生山药，对黏膜起保护作用。

苓甘五味姜辛汤加半夏汤可降中焦的逆气，逆上来的气是半夏引起的，所以不用桂枝用半夏。张仲景看得非常细，这是他举的一个案例，是个痰饮引起的慢性咳嗽，这样治疗既利水又止呕。

水去呕止，其人形肿者，加杏仁主之。其证应内麻黄，以其人遂痹，故不内之。若逆而内之者，必厥。所以然者，以其人血虚，麻黄发其阳故也。（39）

苓甘五味加姜辛半夏杏仁汤方

茯苓四两　甘草三两　五味半升　干姜三两　细辛三两　半夏半升　杏
仁半升（去皮尖）

上七味，以水一斗，煮取三升，去滓，温服半开，日三服。

此条文论述体虚支饮兼形肿的治疗。"水去呕止，其人形肿者"，治到
这个地步，水去呕止，但是患者面目肿胀，又把水气排到体表，前面的治
疗使水饮打破，变成溢饮。"溢饮者，大青龙汤主之，小青龙汤亦主之。"
但用了小青龙汤、麻黄以后引起一系列反应，这时大、小青龙汤就不能用
了。这个溢饮是中焦气化过盛，把水饮变成水气而引起的，还要以调整中
焦的气化为主，所以在苓甘五味姜辛汤里面加上半夏和杏仁，半夏祛痰饮，
杏仁利水气降水气。"其证应内麻黄"，依证应该给麻黄甘草汤。"以其人遂
痹，故不内之"，饮邪本就增加心脏负荷，麻黄再激荡一下，就出现四肢厥
逆、心律失常了。"所以然者其人血虚，麻黄发其阳"，心不能主血，麻黄
一发其阳，血不足故痹，患者原本就血不足，用上麻黄把体表血管全兴奋
起来了，而且不断地从血液当中把水分通过汗腺排出去，血液循环更加不
足，越不足越麻木，所以这个时候不要用麻黄。总之，这个人病的时间长
了身体比较瘦弱，有效血液循环量不足，心阳储备不足，用上麻黄就会引
起一系列反应，故此时不用麻黄。

这个时候在治疗的过程中出现了溢饮、水肿。用砂半理中汤加杏仁治
疗这样的患者，跟苓甘五味姜辛汤加半夏杏仁有异曲同工之妙，而且效果
很好。我曾治疗一位肺癌患者，开始不出汗用小青龙汤，咳嗽和咳痰都减
少，后来出现头部憋闷、肿胀，改用砂半理中汤加杏仁，砂仁量用得很大，
吃了两三剂药就好了。

若面热如醉，此为胃热上冲熏其面，加大黄以利之。（40）

苓甘五味加姜辛半杏大黄汤方

茯苓四两　甘草三两　五味半升　干姜三两　细辛三两　半夏半升　杏
仁半升　大黄三两

上八味，以水一斗，煮取三升，去滓，温服半升，日三服。

此条文论述支饮兼胃热上冲的证治。面热如醉提示上火，在砂半理中汤或苓甘五味姜辛汤加杏仁半夏的基础上加大黄，大黄的作用是祛胃肠道中的热。此处省掉一条，服用小青龙汤口干燥面热时可给石膏，此人素有饮邪，积食后甘草干姜和甘草大黄就有相遇的时候。有饮邪也会有实，只要有了胃热上冲熏其面、积食，就有用大黄的指征。"熏其面"，面部的颜色是浊热的，用石膏的指征是其人面色非浊。

小青龙汤除了可以加石膏清阳明气分的热，也可以加大黄清腹中的热。石膏抑制胃肠道的黏膜受体使其兴奋性降低达到减热的目的，大黄是把肠道有形的浊邪即大便停留刺激胃肠道黏膜引起的出血、水肿解除，红肿热痛是大黄、黄连、黄芩的使用指征。饮邪虽说是寒饮，然有热就可以根据情况，以大黄泻其热，以石膏清其热。

这个病从开始就有饮邪，离不开治疗水饮、饮邪，用小青龙汤治疗，服用小青龙汤后出现麻黄引起的副作用了——心慌、手足逆冷，然后去掉麻黄，留下小青龙汤的骨架——苓甘五味姜辛汤，热了加大黄，有痰而呕就加半夏，热得厉害可以去姜，就围绕治疗这个饮邪。饮邪就是慢性炎症，慢性炎症周围有急性炎症发作的时候。就围绕这个慢性炎症一步步去治疗，治的过程中又出现肿胀，此时不能用麻黄，就用运化中焦的办法，不要一看见肿胀就要用麻黄，用麻黄要有麻黄的脉，麻黄的脉是浮而弦。小青龙汤和大青龙汤脉都有一个弦象，饮邪脉必有弦、必有浮。沉弦或沉细紧是麻黄附子细辛汤脉；浮而弦是麻黄脉，是大青龙汤或者小青龙汤的脉，故治疗的时候一定要鉴别。如果小青龙汤用错了，左脉一定是个细弱脉。

先渴后呕，为水停心下，此属饮家，小半夏加茯苓汤主之。（方见上）（41）

此条文论述饮停心下作呕的证治。口渴、恶心，喝上水即吐，水停心下，此属饮家。而此时饮家的脉是弦脉，双脉弦是寒，单脉弦是饮，另一侧脉是弱脉或者是其他脉，故饮家就用小半夏加茯苓汤。要是水气家就用五苓散，五苓散的脉是浮滑脉。

　　这篇讲的是病理代谢产物——气血痰火食湿中最重要最难治的一个种类，痰饮是最广泛、最常见、治疗起来也是让我们感到非常困惑的一个病理产物。可以表现在全身各个部位，表现非常多，但是治疗起来不要忘记要用温药和之，包括张仲景最后讲的那个病例始终都没有忘记使用温药。这篇内容最多，但非常有条理，非常完整，《金匮要略》中数这篇内容保存最完整了。

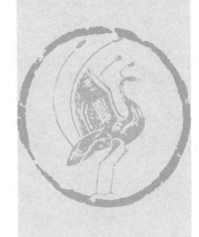

消渴小便不利淋病脉证并治第十三

本篇论述了消渴、小便利、淋病的辨证论治。此处小便利也可认为是包括小便不利。

消渴病是指以多饮、多尿、多食及消瘦、疲乏、尿甜为主要特征的综合病证，西医学中的很多疾病都可包括在内，如糖尿病、甲状腺功能亢进、尿崩症、强迫焦虑等自主神经功能紊乱疾病等。这些疾病多数有消谷善饥、饮水多、小便多的症状，有时会伴有汗多的情况。

小便利是一种症状，是由于多种原因引起的小便次数增多，但无疼痛的症状。

淋病是指以小便频数、淋沥涩痛、小腹拘急引痛为主症的疾病。相当于西医学中的急、慢性尿路感染，泌尿道结核，尿路结石，急、慢性前列腺炎，化学性膀胱炎，乳糜尿及尿道综合征等。根据病因和症状特点，淋病可分为热淋、血淋、石淋、气淋、膏淋、劳淋六证。其中热淋指尿道的炎症；血淋中部分患者因尿道出现炎症而出血，是局部的炎症；膏淋、石淋、砂淋都与体内的气化有关，与消渴、小便利成相关性，下尿道感染，即炎症引起的小便不利，也与气化有关。淋家每年发作多次，劳累后多诱发尿路感染，都与气化不利有关。

消渴、小便利、淋病都与气化不利有关，故归为一篇讨论。

在六经辨证中，若出现饮水多、口渴的症状时，除了阳明病外都伴有小便利的症状。阳明经证主要临床表现为壮热、汗出、烦渴、脉洪大，因此出现饮水多、口渴症状的同时也会有大汗出，所以小便增多不显著，不一定伴有小便利的症状。除阳明经外，其他五经出现饮水多、口渴的症状时，一定会伴有小便利的情况。

六经辨证中，三阳病的患者大多不欲饮水，如五苓散证、柴胡证、麻黄证等，在治疗过程中通过和津液、通阳气后患者会出现口渴、饮水多的症状；如使用麻黄剂、桂枝剂、葛根剂、大小青龙剂等后会有口渴欲饮症状。三阴病中少阴证、太阴证患者多数无口渴、饮水症状，少阴证热化后因机体气化不利，故有口渴、欲饮、小便多的症状。此篇中的消渴为厥阴病，其病机为阳气不足、邪热郁内，邪热刺激机体产生口渴、饮水多的症状，阳气不足、气化不利导致水液不能参加机体水谷精微代谢，引起精微物质、津液转化不足而缺乏，产生口渴、小便多的症状。

因此，在多数情况下，消渴和小便多是一个问题的两个方面。消渴不仅是水液代谢紊乱，还有谷物代谢的紊乱。水既是体内重要的营养、代谢物质，还是不可缺少的溶剂，体内的化学反应必须要有水的参与。消渴时有谷物精微代谢紊乱，使得水液代谢运化紊乱，谷物的溶剂是水，谷物代谢产物是二氧化碳和水，其代谢紊乱了引起了消渴和小便利。

厥阴之为病，消渴，气上冲心，心中疼热，饥而不欲食，食即吐，下之不肯止。（1）

此条论述了消渴病的辨证。

消渴是厥阴病，有三阴同病的情况，也可伴有三阳病。中消为太阴与阳明合病，常用白虎加人参汤治疗，此为糖尿病的本质。西医学认为糖尿病全程有血管和神经病变，病变阳性即为太阳病，病变阴性为少阴病。少阴病可寒化，亦可热化。消渴病本质是厥阴病，教材中提出消渴病病机为"阴虚为本，燥热为标"，也可认为是其真正的本是阳不化阴，标是燥热。因此，在治疗消渴病的某一阶段时，应抓住最突出的问题，同时不忽略其疾病本质问题。

寸口脉浮而迟，浮即为虚，迟即为劳；虚则卫气不足，劳则荣气竭。趺阳脉浮而数，浮即为气，数即消谷，而大坚（一作紧），气盛则溲数，溲数即坚，坚数相搏，即为消渴。（2）

此条论述了消渴病的成因及脉象。"寸口脉浮而迟，浮即为虚，迟即为劳；虚则卫气不足，劳则荣气竭。"提示消渴病多与虚劳有关，虚劳即机体

经方扶阳三十年
金匮要略教程

204

气化不利、气化功能降低。寸口脉浮而迟，浮为虚，虚会导致机体卫气不足，血管内之气向血管外走行时气机不足、推动力不足，导致营气难以转化成卫气；迟为劳，是因为阳气不足，导致营（荣）气难以化生。

"趺阳脉浮而数，浮即为气，数即消谷，而大坚（一作紧），气盛则溲数，溲数即坚，坚数相搏，即为消渴。"提出消渴病的两条主要内容，一是消渴病常见的机理为气化不足；二是趺阳脉浮为胃气盛，此时右关部脉象为浮滑，有口干、食欲良好的症状。脉象数，提示机体有热，是因宿便停留在肠道中造成的。趺阳脉浮，提示胃气盛，即食欲旺盛，是指从大脑皮层、下丘脑到食欲中枢机能的亢进。食物摄入过多，热量过盛，造成的炎性损害是引发消渴病的一个重要因素。

消渴病的成因与虚劳、毒、热、焦虑等有关。胃气盛而脾虚，单位时间内分解食物的能力有限，导致多余的食物难以被运化而停留在肠道，引起消谷而大坚。此时食物已经被腐化，产生了含有大量细菌微生物的代谢产物，代谢产物的停留会对身体进行二次刺激和二次中毒。当机体利用肝、肾等功能难以解除毒素时，毒素也会对大脑造成刺激，使胃气更盛，心情更烦躁，能量、阳气消耗更多，最终引起消渴病。消渴病还与焦虑引发的食欲亢奋有关，焦虑引起机体食欲增强，摄入量增加，导致多余的热量及食物和微生物混合代谢过程中产生的代谢产物，刺激机体产生炎性反应引发了消渴病。这与西医学中对消渴病的认识基本上是一致的。

男子消渴，小便反多，以饮一斗，小便一斗，肾气丸主之。（方见脚气中）（3）

此条论述了下消的证治。患者随饮随尿，提出用肾气丸治疗。西医学认为此为患者肾糖阈降低，肾脏血液循环减弱，肾脏功能下降所引起的。中医认为下消是与下焦的血液循环较差有关，下焦的功能是由下焦细胞产生的，下焦细胞机能降低表明下焦血液循环减弱。此处提出男子消渴，指在特定情况下，如果男子房劳过度，会造成性器官机能的衰退，引起供应性器官的血液循环减弱，下焦细胞修复减慢，导致所需的营养物质减少，使得血管更进一步痉挛和收缩，造成了恶性循环的结果。这时就会出现男子特有的下焦虚寒病证，会出现饮一溲一等症状，这与糖尿病患者出现的肾损害症状是一致的。

同时，因为肾的生殖系统过度活动，即房劳过度引起大脑皮层过度兴奋，引起性腺轴和性器官的过度兴奋，导致消化系统为此提供过多的能量，长此以往容易造成消化系统的失代偿，形成一种"性腺轴靶器官功能衰退，肠道的血液循环减弱"的状态。此时下焦器官机能低下，导致器官及供血系统处于痉挛状态，且肠道消化食物能力亦下降，导致宿便停滞引起机体炎性反应，引发了下消。

男子下消，此处提出用肾气丸治疗。肾气丸方中用桂枝、附子治疗下焦虚寒，改善下焦供血，以增强细胞机能；但此时上焦性欲中枢处于亢奋状态，增强的能量会使性欲中枢更加亢奋，因此配伍使用山茱萸，以收敛增强的能量，避免能量过度向上传送；同时配伍使用熟地黄，以滋养下焦、抑制能量上散，此为补肾的作用；方中山药可用理中汤代替。

消渴病的整个过程中都存在有肾气丸所主病证，在治疗时可用肾气丸辨证合用白虎加人参汤、黄连黄芩干姜甘草人参汤等，如血糖过多刺激血管内壁形成炎症时可在肾气丸的基础上配伍黄连、黄芩、大黄解毒。

此条文提示在治疗下焦病证时，可通过改善下焦血液循环来逐渐恢复性器官机能低下的状态，而不是通过刺激性欲使其过度旺盛以达到补肾的目的。

脉浮，小便不利，微热，消渴者，宜利小便、发汗，五苓散主之。（4）

此条论述了五苓散证的证治。患者脉浮、渴欲饮水、小便不利、水入即吐时可用五苓散治疗。消渴病患者，其脉浮、渴欲饮水、小便不利，但不一定会伴有水入即吐症状，此时五苓散可以作为治疗糖尿病、甲亢的模块，也可以作为治疗消渴病伴有焦虑、强迫病症的模块。此条反映出用温阳利水法治疗消渴病的一个思路。

渴欲饮水，水入则吐者，名曰水逆，五苓散主之。（5）

此条亦论述了五苓散证的证治。患者有渴欲饮水、水入即吐、小便不利的症状，通过虚劳、胃气盛、脾气弱、肾气虚等辨证治疗后仍有口渴、小便多的问题时，可以考虑辨证使用五苓散治疗，也可五苓散和肾气丸化裁合用。

渴欲饮水不止者，文蛤散主之。（6）

文蛤散方

文蛤五两

上一味，杵为散，以沸汤五合，和服方寸匕。

此条论述了阴虚燥热消渴的辨证论治。文蛤，咸寒滋阴且能收敛镇静，既能补充电解质，也能补充微量的胶体，同时还能抑制大脑的兴奋中枢，有可能抑制性欲中枢、食欲中枢的兴奋等，治疗虚阳亢奋病证。

文蛤散可与理中丸、金匮肾气丸、五苓散等方辨证合用，五苓散配伍文蛤可认为是桂枝加牡蛎汤方。口渴欲饮为少阴病，尺部脉象浮弱，脉弱可以配伍附子、肉桂，脉浮可用文蛤收敛附子、肉桂之热性，因文蛤咸寒，既能利水生津液，又能收敛阳气入肾经，故此时用文蛤优于牡蛎。

上述六条条文论述了消渴病，第一条条文提出消渴病的本质是厥阴病，然后提出肾气丸可作为治疗消渴病的基础方，可以辨证合用竹叶石膏汤、白虎人参汤、五苓散、理中汤、黄连黄芩干姜甘草人参汤、黄连阿胶汤、黄芪桂枝五物汤等。若患者口渴较甚时可配伍文蛤散，若有血管炎症时可配伍牡丹皮治疗。

淋之为病，小便如粟状，小腹弦急，痛引脐中。（7）

此条论述了淋病的辨证。此处为石淋，机体寒邪盛，气化不利，导致浊邪停滞化为痰浊，贮存于机体半表半里。浊邪盛时或表现为大便黏不通畅，或表现为小便淋浊。正常情况下，机体代谢产物气化后溶成液态从肾脏排出，因机体寒邪盛，代谢产物凝聚于肾脏难以排出，凝聚于胃中出现食欲旺盛、大便硬等假热症状。同时下焦阳气不足，出现小便数的症状，此时机体为阳明热盛、太阴不足之证，治疗时应在清阳明胃热的同时恢复下焦的阳气，故可用金匮肾气丸恢复正常水平的平衡，同时配伍清阳明胃热的药物治疗。若从中焦入手治疗，出现大便坚、小便数的症状时，可用白术配伍茯苓增强气化以利水气。

跌阳脉数，胃中有热，即消谷引食，大便必坚，小便即数。（8）

此条论述了胃热下注转成淋病的病机。跌阳脉数，提示胃中有热，胃气盛时食欲旺盛，此时伴有脾虚，即出现大便坚、小便数的症状，此为中消的形成机理，可用白虎汤合黄连黄芩干姜甘草人参汤来治疗中消。用白虎汤治疗胃气盛的情况，用黄连黄芩干姜甘草人参汤治疗脾阳不足、中焦阳气不足，以及高热量摄入引发的炎症等，此即为中消的治疗方法。

淋家不可发汗，发汗则必便血。（9）

此条论述了淋病禁用汗法的情况。淋家本身气化不利，发汗后更损伤阳气，同时发汗的过程也会使血液重新分布，使表阳更甚、里阳更虚，血管内卫气不足则会导致出血。麻桂类的发汗剂会增加微动脉或微静脉毛细血管的通透性，服用后会诱发或加重患者尿血、便血的情况。

小便不利者，有水气，其人若渴，栝楼瞿麦丸主之。（10）

栝楼瞿麦丸方

栝楼根二两　茯苓三两　薯蓣三两　附子一枚（炮）　瞿麦一两

上五味，末之，炼蜜丸梧子大，饮服三丸，日三服，不知，增至七八丸，以小便利，腹中温为知。

此条论述了上燥下寒小便不利的证治。此处患者小便不利，是淋家，而非消渴病，提出用栝楼瞿麦丸治疗。此时为渴欲饮水，若是渴不欲饮时则用五苓散治疗。栝楼瞿麦丸中用栝楼根生津液，用瞿麦清利尿道湿热，然后配伍茯苓、山药、附子，即金匮肾气丸中的一部分药物，炮附子有宣达作用，可改善机体的气化不利，治疗肾虚的小便不利可用栝楼瞿麦丸合金匮肾气丸化裁。

临床上治疗慢性化脓性感染时可用术附汤，白术、附子有排脓的功效。此处为尿路感染引发的小便不利，故用栝楼瞿麦丸治疗。用栝楼根生津液以利小便；用瞿麦消除尿路感染炎症；因慢性尿路感染其本质是气化不利，故用茯苓、山药、附子增强气化；用天花粉增强分泌，增加小便。此即为慢性尿路感染的治疗方法。

小便不利，蒲灰散主之；滑石白鱼散、茯苓戎盐汤并主之。（11）

蒲灰散方

蒲灰七分　滑石三分

上二味，杵为散，饮服方寸匕，日三服。

滑石白鱼散方

滑石二分　乱发二分（烧）　白鱼二分

上三味，杵为散，饮服方寸匕，日三服。

茯苓戎盐汤方

茯苓半斤　白术二两　戎盐弹丸大一枚

上三味，先将茯苓、白术煎成，入戎盐再服，分温三服。

此条论述了小便不利的三种辨证论治方法，用蒲灰散、滑石白鱼散、茯苓戎盐汤治疗。蒲灰散中蒲灰有止血功效，滑石利水，配伍使用可治疗血淋。滑石白鱼散也有利尿的功效，白鱼、乱发有止血功效，也为治疗血淋的方剂。滑石白鱼散中的白鱼有两种，一种为食物小白鱼，另一种是名为蚨白鱼的蛀虫，白鱼有利尿的作用，古人认为蛀虫通过摄取谷物中的微量水及谷物代谢后产生的水，无中生有生出自己所需的水，同时蛀虫可以蛀洞，因此取象比类，认为白鱼可治疗尿道不通、小便不利的症状。蒲灰散、滑石白鱼散都可以治疗血淋，其中滑石白鱼散治疗血淋伴小便不利比较严重者，亦可以治疗由于低蛋白血症导致的水肿小便不利。

茯苓戎盐汤可治疗尿路结石，戎盐不是海盐，也不是湖盐，而是岩盐，是岩石中的盐。西北地区柴达木盆地有一种盐是从岩石缝中渗出的，为岩盐，对尿路结石有很好的化石作用。还有一种岩盐是自贡井中的井盐，是从石头缝中渗出后溶解于井水中。另外，在西藏雅鲁藏布江晒的五色盐也是岩盐，即戎盐。用少量戎盐配伍茯苓、白术来治疗尿路结石引起的小便不利，也可以用来治疗低钠血症时的水肿伴小便不利。

渴欲饮水，口干舌燥者，白虎加人参汤主之。（方见中暍中）（12）

此条论述了热盛伤津消渴病之中消的证治。肺胃热盛、津气两伤之消渴即为中消，有渴欲饮水、口干咽燥等症状，用白虎加人参汤治疗，同时也可辨证合用金匮肾气丸治疗。

脉浮发热，渴欲饮水，小便不利者，猪苓汤主之。（13）

猪苓汤方

猪苓（去皮）　茯苓　阿胶　滑石　泽泻各一两

上五味，以水四升，先煮四味，取二升，去滓，内胶烊消，温服七合，日三服。

此条论述了肺胃阴伤小便不利的辨证论治。患者脉浮发热、渴欲饮水、小便不利，此处存在有血淋，左脉脉象为弱，右脉脉象为浮，此为治疗尿路感染的方剂。治疗尿路感染可辨证选用蒲灰散、滑石白鱼散、茯苓戎盐汤、五苓散、猪苓汤、文蛤散等，文蛤散可治疗口渴较甚者。

猪苓汤可以和肾气丸合用，也可以单独使用。猪苓汤中阿胶有止血作用，滑石有清热的功效。老年妇女反复尿路感染时可用猪苓汤治疗，既可以利水止血，又可治疗阴虚、血虚引起的小便不利。

甘草直接火炒服用可治小便不利，此为治疗小便不利的一个偏方。急性尿路感染初期者服用后症状缓解较快。热淋者可配伍竹叶。水气不利水肿者，可以用泽泻、茯苓、猪苓等量各50克，配伍生甘草30克，治疗急性尿路感染初期疗效较好。

消渴病分上、中、下三消，治疗虚劳性糖尿病用黄芪类补虚的药物，如黄芪大小建中汤，此时黄芪需大量使用。治疗中焦胃气盛、脾气虚者，其宿食及代谢产物易造成机体二次中毒，高热量食物易引发炎性反应，可用白虎加人参汤合黄连干姜甘草人参汤治疗。治疗下消可选用金匮肾气丸，如果食欲中枢性的口渴较甚时可合用文蛤粉。

　　糖尿病的治疗，目前新的途径，一个为应用肠道的二肽基肽酶4（DPP-4）抑制剂，通过阻滞酶的功能来增加肠促胰素水平，肠促胰素通过刺激胰岛素的分泌以起到快速降血糖的作用，阻滞肠道二肽基肽酶4的药物（DPP-4抑制剂）有西格列汀、维格列汀等。另一种为降低肾糖阈，肾糖阈降低后多余的糖就会被排走，血液中的糖就会减少，降低肾糖阈的药物为钠葡萄糖共转运体（SGLT-2）抑制剂，有恩格列净、达格列净等。通过降低肾糖阈来治疗糖尿病的方法可能容易诱发尿路感染。中医治疗糖尿病有其独特的优势，治疗糖尿病引起的慢性尿路感染可用栝楼瞿麦丸治疗，也可辨证选用五苓散、猪苓汤等药物治疗。

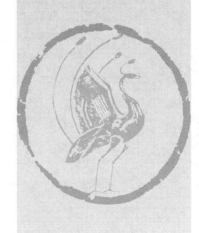

水气病脉证并治第十四

水气病篇是张仲景保存内容最完整的一篇，内容比较多。我们要从大背景下理解水气病。六经病从《伤寒论》开始首先讲水，人体当中保障生命运行的是阳气，没有阳气就没有生命。但是阳气是一种能量的储存和转换的方式，都需要水作为溶剂来参与这种转换。同时，水在身体当中既是非常重要的溶剂，又是生命活动过程中能量代谢和转化过程中的代谢产物，糖、脂肪、蛋白质分解以后都有水的产生。所有的生命活动都是在水中进行的，我们观察阳气的运行正常与否，其实主要是观察水的代谢正常与否。

从中医来讲，如果水液的代谢正常，那么阳气的运行也就正常，阳气是推动水气运行的力量，患病时候就叫水气，不病的时候就是津液。所以《伤寒论》整个篇幅里头从太阳病开始，太阳表实证即在表运行的阳气被寒气阻遏，站在水气的角度上看，水气因寒寓于表这就叫表阳证。用麻黄发汗把水气发出去，病自解，这是站到水气的角度上；站到阳气的角度上是阳气被寒气郁遏，不能畅通地在机表运行，导致水气运行的障碍，故需要把阳气打通，所以要把排出水气的那些腺体及运输腺体的毛细血管网都打开，阳气才能运行正常。阳气运行正常不仅仅是指血液循环的正常，还包括运行于血液循环当中的免疫力能够起作用，如果把免疫力简单地界定为免疫因子和免疫细胞等的话，它运行在血液内只是说明你具备了此种能力，而并非这种能力就能表现出来。中医讲运行到血液内部的这种免疫力叫营气，离开血液循环进入到细胞间组织间质当中的时候，才叫能力的表达，表现为卫气。西医经常通过血液检测免疫力，但有的人血液检测显示免疫因子和免疫细胞完全正常，却依然经常感冒、怕冷怕风，这时中医通常给予桂枝汤调和营卫，以及桂枝汤的类方黄芪桂枝汤、黄芪桂枝五物汤、大小建中汤、黄芪建中汤，通过这些办法来调节免疫。首先中医能调和营卫，实际上是增强免疫因子和免疫细胞的活性，这就是用桂枝法起到的作用。

第二是使免疫细胞能离开血液循环，透过微毛细血管进入细胞间基质的时候，这才能够起作用，真正起到具有免疫力的作用。如果起不到这种作用，指标正常我们依然叫营卫不和，这就是我们讲阳气、能量和水气之间的一些关系。

少阳病、太阳病是阳气运行受阻使水气运行受阻，少阳病受阻的部位是在半表半里，是在组织间基质和淋巴膜系统、在肌筋膜系统；太阳病是在腺体和循环系统，水气未少，阳气受损。前面一直讲阳明病是水气减少，是阳气尚足，水气减少，因为大汗出，代谢旺盛的时候需要大量的溶液，同时产生了大量水的代谢产物。阳明病主要是分解代谢而产生大量的水，大量的水随着出汗丧失，体内的水减少，承气汤证、白虎汤证都是溶液少、反应高，所以通过降低反应保存体液。显性蒸发和隐性蒸发丢失很多水，水是个溶剂，所有的化学反应都在这个溶剂内进行，而化学反应加快，就会出现烦渴引饮。在那种情况下，大量的喝水会引起心脏、胃肠道的问题，同时也会引起发热的中止，发热反应受冰伏以后，产生一系列从三阳病急剧变为三阴病的表现，变为三阴病治疗起来更复杂。所以采取降低机体的反应性，降低以后既保存能量又保存溶液，此时的能量就是体力，同时也是机体的免疫力。能量以体力和免疫力的方式出现，所以这个时候清热用白虎汤是最重要的办法。倘若有机能的不足，细胞机能下降则用白虎加人参汤；如果是以糟粕大便、宿便停留在肠道，造成机体的二次中毒，那么就得防止二次中毒，用承气汤法让它排走，这就是阳明问题。三阴问题本质上是代谢产物也就是水相对增多，这就是水气，而机体阳气的能力、抗病能力、自愈能力相对不足。

我们可以理解成从《伤寒论》开篇到最后，一直是讲阳气和津液、阳气和水气的关系，也可以理解成是津液和水气的关系。津液是正气，水气是邪气，水气可通过弥散的方式出现，也可以有形的形式出现。比如刚痉或者柔痉，此时有水气停聚，以弥散的无形的方式出现，起码在宏观上看不见，在微观上能看见，因为这是个脑脊髓膜炎，表现为红肿热痛，然后刺激脊髓和脑组织的运动神经，紧张兴奋引起肌肉张力的增高，这就叫痉。

经方阳三十年
金匮要略教程

实际上是有水气，用肉眼看不见，但是古人认为这是水气病的表现。水气比较弥散，水饮就是比较具体的，它停留在某些部位，以稀薄痰的形式吐出来，以胸腹水的形式存在。支饮、溢饮，再黏稠一点称之为痰，比较稀薄类似于水一样的东西就叫饮，比较弥散就叫水气。仅仅是形式不同，它的背后都与阳气的运行有关，一是阳气的运行受阻，一是阳气的不足。阳气运行受阻是三阳病，比如越婢汤证，风水即晨起脸肿、上下眼睑肿、脚肿；如果早晨起来面部憋胀，眼睛也肿，活动活动就消散，这叫水气。但是此时与张仲景描述的风水依然有差距，这是一种血管神经性的水肿，用已知此类的方子去解决，比如越婢汤加逍遥散，女同志经常有神经血管性的水肿。它的反应和风水的反应机理有相似性，但是它不是风水，风水是有条件的，风水就是阳气的运行受阻，此类风水必须把炙甘草、生姜、大枣换成理中加附子，再加上越婢汤，这是既有寒凝又有风水，是太阴与少阴的本病，风水是标。此时既有阳气运行不足，又有水气的停聚。津液变成水，就是生理性的溶液和生理性的代谢产物变成病邪的形式出现的时候，背后的逻辑一定是阳气的运行受阻，或者是阳气的不足，没有它背后的逻辑，前者是不存在的。所以看见水肿、水饮、水气、痰饮，必须要考虑阳气充足与否，运行通畅与否。

讲了这么多，我们讲具体水气病，痹症、关节疼、中风、历节病也是这么回事，历节病也是水气停留在关节，痉湿暍病里面湿家是湿气就在身体里，它只有缓解期、加重期，没有愈合期。就是未发病的时候，身体当中产生湿气这个病理代谢产物的病灶还在，还没有进入急性发作期，是以慢性发病存在。所以水气并不是特殊的病，是和阳气运行受阻有关的问题。

师曰：病有风水、有皮水、有正水、有石水、有黄汗。风水，其脉自浮，外证骨节疼痛，恶风；皮水，其脉亦浮，外证胕肿，按之没指，不恶风，其腹如鼓，不渴，当发其汗；正水，其脉沉迟，外证自喘；石水，其脉自沉，外证腹满不喘；黄汗，其脉沉迟，身发热，胸满，四肢头面肿，久不愈，必致痈脓。（1）

此条文论述风水、皮水、正水、石水、黄汗的脉证，并提出风水及皮水的治疗原则。风水是"其脉自浮，外证骨节疼痛，恶风"，除了水肿，还有"其脉自浮，骨节疼痛而恶风"；风水因初得，主要是面部浮肿，不是很明显的可凹性水肿，相当于急性肾炎的早期。风水是表证，"外证骨节疼痛"，也是有表证的指征，故"脉自浮，外证骨节疼痛"就是表证。如果历节病在急性发作期呈现出表证，历节病就有骨节疼痛，但是不进入急性发作期，它没有表证，没有脉浮而是沉弦脉，甚至于是沉紧脉，故历节病摸见沉紧脉是里证，不是表证。比如三年的历节病，历节病出现浮脉，得好好进行判断是死脉还是好转脉，由三阴出三阳，由里证转成表证，凡是阴证出现脉浮都不是好事情。

"皮水，其脉亦浮，外证胕肿"，其脉也有浮的时候，此外证主要是全身浮肿，按之没指，肿得厉害，虽然脉浮但不恶风。"其腹如鼓"，会出现腹水，腹中比较胀。皮下水肿渗出增多，腹部也会有渗出。"不渴，当发其汗"，皮水是可以发其汗的，用大量的麻黄来发汗，风水可以发汗，皮水可以发汗，两个可以发汗的病。

"正水，其脉沉迟，外证自喘"，迟为心阳不足，沉为寒邪凝滞，故"外证自喘"，不能动，一动就喘；正水的水肿是腰以上的水肿，或者是上半身的水肿，有喘，会影响到心脏和肺的功能。石水"其脉自沉"，外证是腹满不喘，主要是腹水；石水的脉和正水的脉是相似的，甚至于是相同的，但石水的外证是腹胀、下肢肿为主。病水肿者，上半身水肿当发其汗，下半身水肿当利其小便。如果上下身都水肿，就分开治，先发其汗再利其水。如果先用麻黄类方，那就看看他的心脏功能，心脏功能如果能受得了，就先发其汗，把在表的能够通过汗腺发出来的水气排掉，然后再利其小便。

"黄汗其脉沉迟，身发热，胸满，四肢头面肿，久不愈，必致痈脓。"前面讲黄汗提到"汗出入水中"，有汗表明人在劳作或暴晒在太阳之下出了汗以后，又浸到凉水中，变为黄汗。当人体出汗的时候又受风寒或浸入在冷水中，温差比较大，体表汗腺、血管网、肌筋膜关闭引起疼痛，黄汗也是如此表现。此外还有身体发热、胸部满闷、四肢头面部肿胀，久不愈，

徐方阳三十年
金匮要略教程

浸入水中以后人体在不断活动，让肌筋膜在不断打开，正邪相争，反复的一个过程。这个过程就会导致里虚、胃肠道功能减弱、消化液的代谢减少，因为让体表再运动起来是需要有效血液循环量的，而体表有效血液循环量是需要胃肠道调集的，而且胃肠道需要足够的热力才能调集。若出汗当中反复受寒湿，或者就受了一次寒湿，中焦的阳气、中焦的津液又不足，运行受阻，血管闭塞，身体当中代谢产物就需要淋巴系统进行循环，就会产生胸胁满闷、头面肿，上半身淋巴回流障碍。出了汗以后血管又要进行调节，而身体当中的胃气又不足，引起下半身代偿，上半身亢奋，有寒凝、湿气在里面，久不愈则会出现化脓性表现。

实际上黄汗是中焦在内里的功能，包括肝胆胃肠道的功能不足，人体产生亢奋性的反应，一定是上半身表现为亢奋反应，下半身为上半身亢奋代偿。解决此类问题常用的方子是柴胡桂枝干姜汤，柴胡桂枝干姜汤只解决热的问题，没有解决水湿。这种病是血脉先受损，出了汗到水中活动，有的血管为保证肌肉的运动要扩张，而维持汗腺周围血液循环的血管受阻，结果肌肉里面运动的热散不出去，郁热导致身体做出反应，要把郁热排出，所需的胃肠能量不足，所以就必须进行一个代偿，把下半身的血管关闭。结果中焦的阳气依然不足，这些代谢产物就停留下来，在身体中失代偿的部位进行刺激，刺激的结果就会产生痈脓。

不知道这种病的胆红素是否高，曾经看到过几个黄汗患者，其化验结果显示都不高，全身是黄染的患者我就见过一例，局部的黄染见过很多例，有位患者腋下到胸胁部都是黄绿的，还有个患者腋下和腹股沟都是黄汗，选用"黄芪桂枝苦酒汤"无效，后来加上治疗黄疸的麦苗也无效，最后选用黄芪桂枝苦酒汤加柴胡桂枝干姜汤加大黄、芒硝，把浊气泄掉，病情才缓解。还有个黄汗患者伴焦虑，选用黄芪桂枝苦酒汤加祛瘀血汤，把血分里面的郁热攻走以后情绪马上就好了，治疗效果也不错。"身发热"不一定是身体发热，有人表现为烦躁，这个病涉及血分，血液里有瘀阻。若没有黄芪、桂枝、白芍是打不开的，张仲景用苦酒往回收，这些药不是让外走，而是用酸收的药带着黄芪、桂枝、白芍往里走，破开深部的营卫不合，还可用点鳖甲。

脉浮而洪，浮则为风，洪则为气，风气相搏，风强则为瘾疹，身
体为痒，痒为泄风，久为痂癞；气强则为水，难以俯仰。风气相击，
身体洪肿，汗出乃愈。恶风则虚，此为风水；不恶风者，小便通利，
上焦有寒，其口多涎，此为黄汗。（2）

此条文论述风水病产生的病因与病机。五种水气病，不管哪种水气都
有浮脉、沉脉，此时既有浮脉又有洪脉，浮则为风说明有表证，洪则为气
说明胃气盛。张仲景讲洪脉的时候一定是指阳明脉，如果在太阳病局面下
此时为太阳阳明合病，在风水的局面下考虑，风气相搏，肺气盛，又受了
风，风邪阻遏水气运行。如果风特别强，身体表现为瘾疹，以皮肤病的形
式表现出来，主要为瘙痒而不是水肿，瘙痒的结局是要把风气泄出去。因
为水气在里面，会成为痂癞、感染疥疮，形成溃疡性的疾病、化脓性的感
染。过去头上长的癞疮就很难愈，反反复复好不了，这讲的是同样的脉。
身体当中有水气，同时气强，胃气盛，表现为卫分消耗机体的阳气引起失
代偿。胃气强与风气受阻在一起，表现为洪脉，就是胃气把风气挡到体表，
体表的反应性增强，导致脾胃阳气不足，内生阴寒，水气停聚，胃内调动
正气到体表与风邪交蒸，表现为脉浮而洪。时间长了以后造成表热里寒，
里寒导致水气停聚。外证未愈，体内水气停聚，看上去体表有水气，而体
内有支饮、寒饮，故难以俯仰。水气和支饮联系到一起，二者有底层逻辑
关系，都是阳气不足，在温阳的基础上解表水肿减轻，支饮也会好转，病
痰饮者当以温药和之，如治疗得不恰当，外有水气、内有支饮，就不是单
纯的水气，而成了水饮。

"风气相搏，风强则为瘾疹"，瘾疹是就像荨麻疹一类的病，这里面透
露出张仲景认为荨麻疹和急性肾炎的水肿有共通之处。我们讲，水谷在胃
肠道消化后进入血液循环，从汗腺排掉，达成动态的平衡。人成年以后，
体重维持得较稳定，说明进和出是平衡的。胃气正常的时候，可以把水谷
消化掉，然后从最内部的肠道往外排到最表，变成汗液。对于大便、小便

等排泄物我们可以感知得到；唯独出汗的时候，有时候是显性出汗，有时候是隐性出汗，所以这是一个自里而外的循环。循环达成需要有三个条件，一是卫气的正常；二是营卫和动、静脉循环平衡；最后是营气能够变成卫气，吸收到血液里面的水气和营养物质能够离开血液循环系统进入组织间，最后通过汗腺排出体外。如果最后的阶段受到影响，就易发为荨麻疹。荨麻疹是水气排不到体外，暂时排到汗腺周围。中医认为荨麻疹也是皮下的局灶性水肿，哪怕整个面部都有荨麻疹也是局灶性的，局部的微循环和局部的汗腺障碍。

我们在前面讲过，腺体组织遍布于我们身体中的很多器官，比如肾脏。可以把肾脏看成是汗腺的特异化体。所以出现"脉浮而洪""风气相搏"的时候，不一定都会出现急性肾炎，有一种情况就是荨麻疹，这两个病的机理是相通的，所以也用同样的办法进行治疗。瘾疹，"身体为痒，痒为泄风"，痒是要把风气泄掉，痒是皮肤的一种异常感觉，通过痒传递信号试图让汗腺机能恢复正常。治疗可以用麻黄汤、桂枝汤、小青龙汤、大青龙汤，麻杏石甘汤，越婢汤也会用，麻黄附子细辛汤、麻黄附子甘草汤都会用。久为痂癞，痒就抓，日久皮肤表面结构改变（如淀粉样变），破坏皮下组织的微循环使水气排出更加困难，痒或者误治都可以导致痂癞。

笔者认为西医治疗此类疾病的方式值得商榷。过敏反应其实是身体的保护机制，汗腺散不出去，肥大细胞释放出组织胺，刺激水肿，组织水肿把多余的水气就停留到体表，水气停留到体表总比水气停留到身体当中好，副作用是最小、最轻的，此时让毛细血管、微循环、汗腺恢复，疾病就好了。西医给予抗组织胺的药，让肥大细胞变得稳定，把表证就变成里证。"气强则为水，难以俯仰"，桂枝加天花粉汤证就是气强，项背强几几，水气严重出现难以俯仰，就发为痉证。

"风气相击，身体洪肿，汗出乃愈，恶风则虚，此为风水。"身体洪肿即水液代谢异常。我们排泄水液的部位除了从汗腺排泄以外，还可从肾脏排泄，肾脏的基本组织和汗腺的基本组织是相近的。当风气相击时，不光影响到汗腺组织，同时更加影响到肾脏腺体组织——肾小球、肾小管组织，就出现了急性肾炎。风气激荡的时候，身体出现肿胀，脉是浮洪脉，正好是发汗的时候，轻者是越婢汤，重者是大青龙汤，还可加白术，大青龙加术汤，只要让其发汗，出完汗就好转。恶风则虚，身体虚的人才会如此，身体健壮者，不怕风。如有的虚人一受风就打喷嚏、流鼻涕，此为风水，解除风水轻者用越婢汤，不伤正气，麻黄、石膏、炙甘草、生姜、大枣轻轻地把汗腺的功能恢复；重者大青龙汤，大青龙汤的桂枝可把汗腺下面的血管和毛细血管的机能完全恢复。

"不恶风者，小便通利，上焦有寒，其口多涎，此为黄汗。"不恶风者，小便通利，不是这样的，不论是否恶风，都有小便不利，水气到体表，小便都不通利。上焦有寒，其口多涎，此为黄汗，黄汗和水气一样都有寒，不要以为有热，书中写的全是有湿热，其实是内有寒瘀凝结，有寒邪、瘀邪、湿邪。湿邪是寒瘀凝聚的产物，湿邪若有正邪激荡的话，一定有部分热化，不要看到黄汗就认为是湿热。寒湿之邪，亦可为黄，不以黄色的明亮与否来鉴别阳黄和阴黄，而是凭脉，就是说黄汗一定是内有久寒。一次性受寒使人体处于静止状态是闭证，但不是黄汗，它是长期受寒湿导致的。瘀血和阴寒内阻引起水液代谢紊乱，水气、瘀血、阴寒凝结出现化热，一部分化热发为黄汗，没有化热的依然是瘀血和阴寒，所以我们治疗以破阴寒，化瘀滞，最后病方可痊愈。黄汗跟腋臭不同，腋臭除腋下发臭外没有发黄的。

故黄汗不是一次性受寒，而是长期受寒湿，经常出现"汗出入水中"，类似于经常正出着汗就跳到水里，冷热刺激特别突然，汗腺就猛然关闭起来，久而久之彻底把汗腺闭掉。排水气主要从小便排，汗腺与肾脏的水液代谢代偿，故小便通利。长期的"汗出入水中"，汗出伴有胃气问题，入水中的时候就伤了胃气。然后这些人喜食辛辣，刺激胃气，久而久之就"上焦有寒，其口多涎"，口里面就经常唾涎沫。

所以恢复汗腺的正常机能需要三个条件：一是恢复脾胃的功能；二是恢复血管的机能；三是恢复腺体的机能。张仲景恢复腺体机能的办法主要是用麻黄，如果是热证——血管周围的炎症，用麻黄不合适可换成防己；

虚证用黄芪，实证就是麻黄、桂枝、芍药；胃气不足用生姜甘草大枣、干姜甘草大枣、干姜甘草人参、干姜甘草附子一直往下走，张仲景就给了六个热性的药，桂枝、附子、姜、吴茱萸、蜀椒、细辛；然后恢复胃气、恢复脾气用白术或者苍术。有了浆膜腔的积液另当别论，可使用葶苈大枣泻肺汤、十枣汤等。

寸口脉沉滑者，中有水气，面目肿大，有热，名曰风水。视人之目窠上微拥，如蚕新卧起状，其颈脉动，时时咳，按其手足上，陷而不起者，风水。（3）

此条文论述风水而水气偏盛的脉证。这条与急性肾炎早期——急性肾炎的急性期的描述相似。张仲景那时摸脉摸的是人迎、寸口、趺阳，寸口候胃气，胃气沉而滑，为中有水气。中焦的阳气运行不畅原因有二，一方面是阳气不足，另一方面是阳气受阻。中焦阳气运行不畅而产生了水气，又复受外感，以致面目肿大，此时又有热，名曰风水，这是风水的一种。此时的风水，里面有阳明的郁热用石膏，或是内有承气证，或者内有石膏证，外有风热，可以用小青龙汤加石膏，也可以用大小青龙汤加承气汤。如果是越婢汤证，不要用承气法，当以温而通之。因为越婢汤证本是对应虚人，故当温而通之。脉中沉滑者有湿也，又有水气还有湿，可以是苓桂术甘汤去桂，外加越婢汤，即苓术甘加上人参、生姜、大枣、麻黄、石膏，既解决里虚寒的问题，又解决内里水湿停聚的问题。也就是说虚人应该这样治，壮实的人应该那样治，一定不能见到风水就是越婢汤，要看到内有水饮，外有风水。

"人之目窠上微拥，如蚕新卧起状，其颈脉动，时时咳，按其手足上，陷而不起者，风水。"这是风水，仅仅是面目肿、手足肿，晨起后上眼睑水肿如新蚕卧起状。新蚕要一次一次蜕皮，刚蜕完老皮新皮出来时色泽特别鲜明，水泡泡的那个蚕，张仲景这样描述再形象不过。水肿时，汗腺及汗腺周围的微毛细血管痉挛，心脏阻力就增加，故"其颈脉动"，颈动脉的波动明显，可以伴有上呼吸道的症状即"其人时时咳，按其手足上"，刚开始小腿上也可以没有水肿出现，有的人手上都不肿，就是脚的前面有点肿或者手有点憋胀感，这是风水。如果慢性水肿又伴纤维化，那肯定不是新蚕，那是病已久矣；如果是一个久病之人出现纤维化，就不能用治风水的办法，要化痰、化浊、化瘀、软坚。

太阳病，脉浮而紧，法当骨节疼痛，反不疼，身体反重而酸，其人不渴，汗出即愈，此为风水。恶寒者，此为极虚，发汗得之。渴而不恶寒者，此为皮水。身肿而冷，状如周痹。胸中窒，不能食，反聚痛，暮躁不得眠，此为黄汗。痛在骨节，咳而喘，不渴者，此为脾胀。其状如肿，发汗即愈。然诸病此者，渴而下利，小便数者，皆不可发汗。(4)

此条文论述水气病的辨证及治疗原则。"太阳病，脉浮而紧"，脉浮而紧是麻黄汤证或葛根汤证，"法当骨节疼痛"，太阳病脉浮而紧时一定伴有骨节疼痛，"反不疼"，身体不疼反而出现了"反重而酸，沉重酸困，其人不渴，汗出即愈"，实际上此病和太阳病机理类似，所以有的医家会讲急性肾炎的前驱症状是上呼吸道感染。

我们现在的急性肾炎有一部分是自己得的，还有一部分是医者给治出来的，如一个急性重感冒患者如果失治、误治，重感冒先是累及了汗腺及腺体周围的微毛细血管，失治以后逐渐累及肾脏的微循环。凡属感冒都需要解表，如温阳解表、滋阴解表、利湿解表、散寒解表、清热解表、表里双解等。外感应该是骨节疼痛——寒，如果有沉重感即为湿邪。胃气盛脾气弱，能吃但运化不好。本来就有湿邪堆积着，外感受寒把全身的汗腺闭住，引起腺体周围的微毛细血管痉挛，此时水气就排不掉，即为"身体反重而酸，其人不渴"。如果身体当中没有多余的水气，仅寒，则症状表现就是骨节疼痛。

疼痛是寒，酸而重是水湿，酸而重就是水气多，水气多寒气少，其人不渴，汗出而愈，这是风水。这样倒过来就好理解：其人不渴，此为风水，汗出而愈。

反复的发汗湿气不去，出汗独伤其阳，造成身体极虚。在水气病的局面下，口渴而不恶寒者为水肿，这指的是皮水不是风水。恶寒，"此为极虚"，恶寒者为极虚，为阳气不足，用扶阳的药物，如附子理中类方，此为正治，如越婢加术汤合附子汤。此条文实际上有麻黄甘草附子汤证在里面，麻黄附子甘草汤解决里水。阳虚者容易出汗，发汗易伤阳，故"此为极虚……渴而不恶寒者，此为皮水"，口渴而不恶寒，诊断是风水即有面目水肿，皮水是全身弥漫的水肿。"身肿而冷，状如周痹"，除了冷以外还有水气的停留，同时又有血容量的不足。肾脏原来是腺体出了问题，疾病进展，红细胞生成素减少，血液循环障碍则周痹，有麻木感和疼痛感；肾炎肾病期同时还有蛋白的减少，不光有微循环、腺体的问题，同时血管亦有问题。水谷之气受心火下降，化汁而为赤，心阳不足不能把水谷之气化汁而为赤——红细胞生成障碍，心脾的阳气都不足，出现少阴和太阴的病变。原本此病变在太阳——风水以太阳为主，失治、误治后就出现了太阴和少阴同病，太阳未解，就是皮水。

"身肿而冷，状如周痹，胸中窒，不能食，反聚痛，暮躁不得眠，此为黄汗。"身体肿而冷，状如周痹，遇暖即舒，是阴证，为皮水即广泛性的水肿。身体当中有水气类似于太阳病，太阳病又有胸中窒，不能食，胸胁苦满，默默不欲饮食，仿佛是个少阳病，反而有聚痛，暮躁不得眠，是个阳明问题。反聚痛，停滞的那种痛，静止的痛，再加上肿胀可以定为黄汗。有没有黄汗是迟早的事情，看你治疗得法不得法。治疗得法，清内部阳明的瘀滞，解掉少阳肌筋膜、半表半里淋巴系统的瘀热，散出表的水气，就不会黄汗。否则凝聚下来发为黄汗，三阳病全部有，然后还有水肿，迟早变为黄汗。

"痛在骨节，咳而喘，不渴者，此为脾胀。其状如肿，发汗即愈。"骨节疼痛，咳嗽而喘，口不渴，是阴证，此为脾胀，不对，应是此为肺胀，脾是个笔误，是肺上的病。其状如肿，患者面容是肿的，上半身是肿的，口渴，咳而喘，是支饮，支饮和水气合病，支饮和正水合病，两个问题同时存在，发汗而愈。

"然诸病此者，渴而下利，小便数者，皆不可发汗。"诸如此病，口渴而小便下利，皆不可发汗，又有口渴又有大便次数多，是太阴和阳明的问题。阳明有郁热，太阴本不足，小便又数，阳气就更虚，禁不住小便，阳气虚了表现出小便利或不利，利就是小便数，这几种都不可以发汗，要温阳利水。此乃里水，不是风水也不是正水，阳气受损，要温阳利小便。所以大便多，又有水气，是阳气受阻而引起来的。三阳病，单纯的发汗是用麻黄方发汗，得从中焦调集阳气，炙甘草、生姜、大枣都是从中焦调集阳气，此时中焦阳气都不足，还去强发汗，让心脏、交感神经、汗腺都在兴奋，兴奋后是更加的疲惫，独伤其阳，所以没有任何意义。

里水者，一身面目黄肿，其脉沉，小便不利，故令病水。假如小便自利，此亡津液，故令渴也，越婢加术汤主之。（方见下）（5）

此条文论述皮水郁热证的证治。在风水的局面下也有里证和表证，不要以为风水只有麻黄加术汤，要辨表里。上面的条文讲风水、皮水其脉浮，此条开始就是其脉沉。里水，一身面目黄肿，这不是黄疸的黄，里水患者皮肤是暗黄、苍黄的，而风水初期的患者皮肤是绷得亮亮的。这里面目黄、脉沉、小便又不利，故令病水，越婢加术汤主之，实际此时还应加附子——麻黄附子甘草汤治疗里水。

"假令小便自利，此亡津液"，水肿伴有小便自利，肾脏病逐渐进入多尿期。在肾病有时候可以见到有的患者用利尿剂后，小便虽然多但依然水肿。水肿、面目黄肿、小便自利可以用大量的肾气丸加上白蛋白，或肾气丸加一点固涩的药。

亡津液是阳气不足，不能用越婢加术汤，先用茯苓四逆汤温阳利水之后再辨证。治疗里证时可用四逆汤、茯苓四逆汤，从表散出去再用越婢加术汤，不要拘泥于越婢加术汤，就认为只有越婢加术汤治疗里水，这其实是风水的另外一个表现——里证，就像感冒有"少阴病，始得之，反发热脉沉者，麻黄附子细辛汤主之"，也是一个表证，但是用麻黄附子细辛汤。

"里水者，一身面目黄肿，其脉沉，小便不利"，此处白术一定要用量大，量小无效，白术要用到 60 克，小于 60 克，白术对消除水肿的作用很受怀疑，30 克只能看到患者舒服点但看不到好转，用上 60 克大便就变得通畅，小便也变得更加通畅，治疗痹症时如果有使用白术的指征，白术的用量也要大，痹症也是水气的集聚；麻黄可利小便，里水者身目黄、汗腺闭塞，开始用的时候量小了打不开闭塞的汗腺，表现为小便增，麻黄量用得大一点，麻黄用一两，此处讲的一两是 30 克。

趺阳脉当伏，今反紧，本自有寒，疝瘕，腹中痛，医反下之，下之即胸满短气。（6）

此条文从脉象阐述形成水气病的机理。"趺阳脉当伏，今反紧"，趺阳脉当伏，胃脉伏表明胀，胃脉滑表明有热；"今反紧"，紧是寒，有寒疝瘕痕在腹部，已经出现了紧脉用附子，别人把紧脉当成沉细脉来滋阴，或者认为紧脉是阳虚，但不敢用附子、肉桂，用巴戟天、淫羊藿、仙茅温肾阳。滋阴的办法在短时间内会有效，能降低疾病的反应性，把病情掩盖起来，在低水平状态下维持一个平衡；用补肾阳的办法在脉沉紧还不严重的时候可以起到一定作用，因为这种补肾阳的药物可以刺激生殖轴细胞的活性，进而倒逼盆腔供血的改善，但其激发的是能得到血液循环那一部分细胞的机能，而没有得到血液循环的那一部分细胞会更加地缺血，久而久之就会出现器官的衰竭。为了避免这种情况的出现，一是要掌握好应用补肾阳药物的时机，不可过度依赖补肾阳药物；二是要在有紧脉的时候给予温阳药，散寒解凝，解除血管痉挛，改善血供，用这样的方式解决下焦的寒凝问题。

"本自有寒，疝瘕，腹中痛，医反下之，下之即胸满短气。"本来中焦肠道有寒气和疝痛，然后有腹中痛，应是大小建中汤证，结果医生用承气汤下之，伤了阳气，下完以后就胸满短气，寒疝瘕痕还在，脉紧得更厉害。古人讲肺为水之上源，胸满气短的时候也会造成水气不利，亦会出现水肿，故发为里水又发为支饮。

趺阳脉当伏，今反数，本自有热，消谷，小便数，今反不利，此欲作水。（7）

此条文论述水热互结的水气病成因。遇到里水，不要乱用下法徒伤阳气。里水是阳气的不足，寒凝不能下，又有数脉即食欲旺盛，小便还不利，本来是个寒证，寒证为本，胃中的虚热为标。阳明有热又有水气，病水气一定是用温药，把少阴和太阴的寒凝解开，水气当自去。但是解决寒凝的时候又会使郁热加重，此时一起治，温阳的基础上加用茯苓，附子理中汤加茯苓，阳明有热，我们才用石膏、知母清掉，如果有湿或者实就用大黄、枳实、厚朴、黄连等，清热和祛湿都是为了恢复胃气的正常，理中汤托正气，恢复胃气、气化，并给水气找出路，始终把握里水本质上是阳虚。

阴寒内生、阳明有热的时候，先使小便利，小便不利也要出现水肿，故水肿是阳气的不足，要阳气足。越婢汤证，是身体已经出现荨麻疹了，用炙甘草、生姜、大枣自然就好。

寸口脉浮而迟，浮脉则热，迟脉则潜，热潜相搏，名曰沉；趺阳脉浮而数，浮脉即热，数脉即止，热止相搏，名曰伏；沉伏相搏，名曰水；沉则脉络虚，伏则小便难，虚难相搏，水走皮肤，即为水矣。（8）

此条文通过脉象进一步论述水热互结形成水气病的机理，阳虚有水气是里水，里水本质上是阳虚水泛，结果出现浮脉，浮则为热，阳虚有水气有一部分要化热，里水的一部分化热，仿佛是越婢汤。但它依然是个阴寒脉，有越婢汤证又有寒饮水的停聚，破水气要用白术，破寒要用附子，是越婢汤加术附（白术、附子）汤。这是一层一层讲的，实际上还是在里水，里水刚才号的是寸口脉，现在号的是趺阳脉。"趺阳脉浮而数，浮脉即热，数脉即止，热止相搏，名曰伏。"浮则为热，数实际上是有水气又出现热，依然是里水，里水出现浮脉，浮而数，是正气本来不足，因有水气使它做出应激反应。此时依然是要温阳，温阳的过程要把水气化掉。又有热，浮而数，在伤寒的层面上出现是余邪未尽。里水，我们前面讲了是越婢加术汤加附子，越婢加术汤里面有麻黄，现在脉数的时候我们用麻黄要慎重，因为麻黄会加重数，会使心率加快。可用术附汤加生姜、炙甘草、大枣加竹叶石膏汤去麻黄，去麻黄以后水气没有去路，实际上竹叶也可以去水气，也有一定的解表作用，把虚热清下去以后，脉不数，再返回头来用越婢加术附汤。也就是说，遇到此类情况，仿佛有用麻黄的脉，有越婢加术汤的指征，但是数得很厉害，此时我们要用麻黄就得量大一点，量小了不管用，与其量小了不管用还有副作用，倒不如不用。用个竹叶石膏汤降低机体的反应性，增强机体的机能，把阳气增强，我们用白术让水气通过大小便排出去，竹叶石膏汤把虚热清掉，让机体的反应不要过强，机体反应过强的标志就是交感神经兴奋，心率加速，于我们治病有害而无益。此时应用竹叶石膏汤加术附汤，加炙甘草、生姜、大枣。

"沉伏相搏，名曰水"，说伏脉和沉脉还可以相搏，沉脉是阳气不足，伏脉是水气的停聚和虚热的存在。"沉则脉络虚，伏则小便难，虚难相搏，水走皮肤，即为水矣。"胃气盛、脾气虚代谢不掉，需要溶液来溶解它。排不掉、发散不掉就叫阳虚，停留下来、湿气盛就是脾虚，停留下来为伏，阴寒凝滞为沉，沉伏相搏就是有水气。有水气里面又是沉伏脉，只好水走皮肤，名为水矣。遇到这两种情况治疗的时候就更不容易治，水走皮肤，水气停聚，脉浮数，尺部脉是沉脉，本质上关以下是个沉脉。故里水本质也是阴寒证，但也有阳水的情况，所谓的阳水只是胃气比较旺盛，这种情况下不能伤胃气，因为它是消化药力的动力出发点，所以此时一要护胃气，二要存胃气，故石膏及利水药等需要跟温阳药在一起用。

治疗的时候一定是先温阳，因为是里水故当先温其阳，清虚热，一步一步地来解决，因为治疗里水本来就是一个长期的过程，在治疗的过程中这个变局会很多，治疗的时候一定要抓住根本问题，还要把每个阶段的变局把握住，才能治疗里水。

寸口脉弦而紧，弦则卫气不行，即恶寒，水不沾流，走于肠间。少阴脉紧而沉，紧则为痛，沉则为水，小便即难。（9）

此条文从脉象论述水气病的形成与肺肾功能失调密切相关，弦紧讲的是卫气不行，营行脉中卫行脉外，当血管绷得太紧的时候，营气不能从血管间渗透到组织间去——卫气不行。细胞能够得到营养，从营气转化成卫气，需要力量的推动，血管需要保持正常的紧张度。如果血管的紧张度太差，血、白蛋白等营养物质都流失了。弦紧时细胞得不到营养物质，故恶寒。"水不沾流，走于肠间"，细胞得不到营养物质，大量的营养物质就充斥于血管中，最后要从浆膜腔渗透出去，即"走于肠间"。换言之，寸口脉弦而紧，弦为有水气，水气束缚卫气的运行，卫气为彪悍之气即能脱离血管进入组织间的气。有了水气，卫气就走不动，没有卫气运行于体表，我们就觉得怕冷。实际上就是水气流不出去，不易通过体表以发汗的形式散去，也不易通过小便散去，出现水走肠间沥沥有声。身体水肿，肠道有水气，先解决水走肠间沥沥有声，用泻法，己椒苈黄汤借助大建中汤，调中焦的胃气，让肠道的气化变得正常，就为进一步祛除身体水气提供条件，也可以己椒苈黄汤加术附汤加大建中汤增强气化排除水气。

"少阴脉紧而沉，紧则为痛，沉则为水，小便即难。""少阴脉沉而紧"，前面寸口脉指的是上部，这是指下焦，下焦要是沉而紧，水气停聚、小便即难，通过肾脏的血流就减少。肾脏功能本来正常，但是通过肾脏的血流减少了相当于肾脏不能正常地过滤水液。肾脏功能不正常出于两种情况，一个是血管的痉挛，另一个是肾脏机能的损害。肾脏机能损坏时，细胞需要营养物质减少、血管痉挛，通过肾脏的血流减少，肾脏能力下降，故小便难、出现水肿。这是有痹症又有水气，按痹症去治，把化水气的白术、茯苓增益，找到用药的极效量，大便痛快，小便增多，阳气温起来，四肢变暖，正气增强，又没有上火表现，不需要竹叶石膏汤来反佐。

脉得诸沉，当责有水，身体肿重。水病脉出者死。（10）

此条文论述水气病的主脉及预后。脉沉，首先看有没有水气，如果身体肿那就是有水气；如果身体没有肿，沉脉表阳虚，胖也是水气，表现为体胖水还没泛出来，把水气以合成脂肪的形式储存到细胞里，这就是体胖。如果身体肿而重，就是水病，一定是沉脉。摸见脉出于肌肤，出现浮脉，为死脉，阳气暴脱的脉。

夫水病人，目下有卧蚕，面目鲜泽，脉伏，其人消渴。病水腹大，小便不利，其脉沉绝者，有水，可下之。（11）

此条文论述用下法治疗水气病。前面讲风水的时候，一看水病人目下有卧蚕，面目鲜泽，是个浮脉。现在摸见是伏脉，其人消渴，又有水气的停聚，停聚到体表，其实是水气阻遏阳气的运行，口不渴现在变成口渴，水气不能变成津液，所以要口渴，这种病人的口渴是多多少少能喝点，但也不想多喝，脉是沉脉。此种情况可以理解成是一个慢性肾病的一次急性发作，慢性肾病已经成为里水、正水、石水，应该是沉脉，然后急性发作，表现出来就是风水的表证，是急性发作，脉没有呈现出来，那么就是阳气的受损更重，就变成伏脉。遇到此类情况，一定要判断它原来是不是就有水气，又突然加重，故患者有病水、腹大、小便不利。正水和石水都可以有腹水，正水是腹以上，石水是腹以下。

"其脉沉绝者，有水，可下之。"祛除水气成为恢复阳气运行的重要的手段，通过下之、利小便，水气对阳气的阻遏减少，心血管系统恢复，脉就起来，不是沉弱脉。沉紧脉的时候一定要利小便，大量利小便（"脉沉绝"指肿胀得非常厉害的时候脉就很难摸见，压得很深，才能摸见细细的一根脉），与温阳利水不矛盾，利水也是在通阳气。叶天士讲温阳气的办法就是利小便，当阳虚水泛的时候利小便，阳气也就通利。

不是所有水病的病人都要用汗法，有的人就要用下法。脉伏，其人消渴，腹胀、腹大、有腹水，小便不利脉沉绝者，有水，可下之，此时可用下法利水。

问曰：病下利后，渴饮水，小便不利，腹满因肿者，何也？答曰：此法当病水，若小便自利及汗出者，自当愈。（12）

此条文论述病下利后形成水肿的机理。病人下利了以后想喝水，伤到的是什么？下利的过程当中，它不仅仅是把多余的水气排掉，同时要丢失身体当中的水电解质，水电解质是有生理功能的水电解质。因为必须有足够的有效血液循环才能把水利出去，出现了口渴欲饮水的时候，表明利水的过程当中把有效血液循环里面的水分也给排出去。小便自利、汗出者并不是阳气恢复，利水的时候用下利的办法，患者口渴、想喝水，这是伤了津液、伤了阳气，导致有效血液循环量不足，维持有效血液循环量的是阳气，又伤阴又伤阳。"此法当病水，若小便自利及汗出者，自当愈。"怎么能让小便自利和汗出，还得温阳气，温阳化阴、温阳滋阴，一方面用温阳的办法，一方面用滋阴养血的办法，温阳滋阴养血加上点利水的药物，既让维持有效血液循环量的能力恢复，又让维持有效血液循环量的物质也同步恢复，同时把水气利出去；温阳利水、温阳发汗用麻黄附子类方加上理中汤，可以用阳和汤加上猪苓汤，脉阴阳俱沉紧或俱微弱就是用附子的指征。

心水者，其身重而少气，不得卧，烦而躁，其人阴肿。（13）

肝水者，其腹大，不能自转侧，胁下腹痛，时时津液微生，小便续通。（14）

肺水者，其身肿，小便难，时时鸭溏。（15）

脾水者，其腹大，四肢苦重，津液不生，但苦少气，小便难。（16）

肾水者，其腹大，脐肿腰痛，不得溺，阴下湿如牛鼻上汗，其足逆冷，面反瘦。（17）

此条文集中叙述五脏水的辨证，下面张仲景按五脏分类讲水气，心肝脾肺肾的分类方法。"其身重而少气"，喘息不上有水气停聚，"不得卧，烦而躁，其人阴肿"，心衰的病人就会出现阴肿；"时时津液微生，小便续通"，小便一会儿通一会儿不通，此处的津液指痰涎，痰涎不断地生出来，肝硬化的患者经常有痰涎排出来。"肺水者，其身肿，小便难，时时鸭溏。"一边走路一边就便出像鸭子便似的稀大便，鸭子的大便旁边有一团水洄，此是形容便里含的水多。"脾水者，其腹大，四肢苦重，津液不生，但苦少气，小便难。"脾水也是小便难，但大便不是鸭溏而是稀便且不通畅，稀便的产生原因是吸收不良，可用实脾饮。"肾水者，其腹大，脐肿腰痛，不得溺"，此时阴下不肿，是又冷又潮。"阴下湿如牛鼻上汗"，阴下潮湿就好像牛的鼻子总是又湿又黏的。"其足逆冷，面反瘦"，得了肾病的人面是瘦的。心水阴囊是水肿的，没有渗出；肾水除了阴囊肿，还有潮湿，用真武汤；肝硬化的腹水、肾病的水肿都可以有这些情况。

师曰：诸有水者，腰以下肿，当利小便；腰以上肿，当发汗乃愈。（18）

此条文论述用利尿、发汗法治疗水气病。腰以下肿，当利小便；腰以上肿，当发汗，那全身水肿则先发汗再利小便，如黄芪和麻黄合用又能发汗又能利小便。发汗和利小便的过程当中不要忘了阳气，全身水肿首先要温阳运脾，脾主运化，就自行把水气利掉。所以在经方体系里面只要有了水肿就最重视白术，白术是经方体系当中治疗水气、湿邪、水饮、水肿最重要的药物之一，依靠它来把中焦运化开、解决气化问题，不光是解决胃肠道的功能问题，还有细胞的机能问题。所有的病追根溯源、探其究竟都是细胞功能障碍，细胞功能恢复正常病就好了。

发汗利小便，温了阳气还是汗不出、肿不消，玄机在于瘀血内停。总结治疗水气病就两个办法，一个是利水气，在表的水气用麻黄法，在里的水气万变不离其宗，茯苓、白术、泽泻、猪苓，张仲景用到这里就到顶点了。五苓散、猪苓汤，麻黄法这些是张仲景常用的办法。然后还有一些办法是根据水气停聚的部位不同来治疗，浆膜腔水气停聚用葶苈子、甘遂、大戟、芫花；在表的地方用麻黄、桂枝；血管周围的水肿用桂枝和防己；最后运用附子、乌头等类药增益阳气；机能不足的时候用黄芪。

师曰：寸口脉沉而迟，沉则为水，迟则为寒，寒水相搏。趺阳脉伏，水谷不化，脾气衰则鹜溏，胃气衰则身肿。少阳脉卑，少阴脉细，男子则小便不利，妇人则经水不通，经为血，血不利则为水，名曰血分。（19）

此条文从寸口、趺阳、少阳、少阴等脉的变化，论述水气病发生的病机和症状。"寸口脉沉而迟，沉则为水，迟则为寒"，治则为温阳、利水。"水谷不化"，因为寒气，阳气受阻，不仅水气停聚，同时因为寒气水谷都化不掉。"脾气衰则鹜溏"，对于"鹜溏"有两种说法，一是大便停不住，鹜是指鸭子，鸭子是直肠子，吃完就拉；另外一层意思，说的是有水气，肠道里有水气，小肠里面有水气往外排的那种稀便不成形，便出来以后还飘在水上面，叫鹜溏。脾为阴脏，"胃气衰则身肿"，身肿是在体表的，故属阳。实际上脾胃气机衰竭的时候，里面和外面都有水，说明脾胃气机不足会出现水肿，可用参苓白术散，也可以用平胃白术散。

"少阳脉卑，少阴脉细，男子则小便不利，妇人则经水不通，经为血，血不利则为水，名曰血分。"还有一种水肿，是因为血分受阻，"少阳脉卑"，少阳脉出现下沉脉。左关部脉涩是有瘀滞，与柴胡脉是相反。肝脉弱肾脉细，肝肾阳气不足，肾阳不足用附子，肝阳不足用蜀椒、吴茱萸之类的药来暖。两脉皆沉，肝主藏血，肝阳弱不能主藏血，女子则经水不通日久水肿，男子为小便不利。故阳虚血瘀，男子就小便不利，女子为经血不通，这是因为血不利引起的水肿。所谓的血不利即为水，不是说血停到那个地方，是血管内膜有炎性病变，局部炎性病变。它的病变特征是以血液循环障碍，血管内壁不光滑、水肿，然后血液当中的血小板和凝血因子等反应增高引起一系列的炎性反应。这种炎性反应不是单纯的红肿热痛，还有血管内的炎症和微血栓不断地形成和消除。但是身体还能启动一个机制，不断地把微血栓再化掉，这种状况叫瘀血，它是一个炎症。炎症会引起机体的水肿反应，因为我们身体要把这种炎性的代谢产物溶解掉，需要很多的溶液，这是第一。第二，还需要把因瘀血停留，又有溶液又有炎性代谢产物的这些东西，要么排出去，要么会包裹起来，储存下来，所以身体就变得肥胖。变得肥胖也是一种水气，实际上是血不利，月经不利的人就容易肥胖。

西医说是雌性激素分泌过多引起的脂肪合成增多，而造成身体的发胖；中医说是经水不利，经水、瘀血代谢产物在身体内部停留下来。脂肪富含水，把这些代谢产物溶解进去，储存到身体的细胞里面，然后变得就越来越胖，这就是肥胖。还有一种形式就变成水肿，很多女性的水肿和肝肾功能的损害有关，就是有瘀血先形成。先有了瘀血，经水不利，然后出现水肿，所以利水总是利不掉，因为没有化瘀滞。男性也有，比方说表现在膀胱，中医气化的器官叫膀胱，其人水气不利则小便不利，其人还如狂，好多人性格有变化、脾气有变化，表现为焦虑。检查前列腺发现肿胀，中医认为前列腺和周围的炎症引起瘀血，然后引起一系列的炎性因子刺激机体产生水肿反应，我们通过号脉、看情绪与精神的变化，表现出坐卧不安、焦虑烦躁，便可得知是血分的问题。

滋阴家给出的方子叫归芍地黄丸，我们用温经汤加金匮肾气丸。此方中麦门冬汤肃降肺气、补金生水，只用金匮肾气丸会出现服药后病人特别有精神特别亢奋，能量全部激发起来然后被调走、但病依然在，麦门冬汤让其静下来处于"阳气者，精则养神"的状态，让病恢复，所以补金生水就是让人安静下来以后肾气自然就足。

下面讲水分，有血分就有水分，血和水是相连的。

问曰：病有血分水分，何也？师曰：经水前断，后病水，名曰血分，此病难治；先病水，后经水断，名曰水分，此病易治。何以故？去水，其经自下。（20）

此条文论述妇人病水，有血分、水分之分的机理。水肿引起的闭经、月经不利，故水气利，月经自来。有的患者调月经，身体特别胖，月经不来，温阳利水化痰，月经就来了，这个病好治。有的患者是因为经闭水肿，再利水，利水就需要一部分阳气，化瘀又需要一部分阳气，而瘀血乃是水肿的底层逻辑，水气瘀血，阻滞阳气的运行，阳气不够，所以使这个病治起来就比较麻烦、比较慢。温阳、化瘀、利水三者协调起来就比较复杂，这是讲了水肿的一种特殊情况。

问曰：病者苦水，面目身体四肢皆肿，小便不利，脉之不言水，反言胸中痛，气上冲咽，状如炙肉，当微咳喘。审如师言，其脉何类？

师曰：寸口沉而紧，沉为水，紧为寒，沉紧相搏，结在关元，始时当微，年盛不觉。阳衰之后，营卫相干，阳损阴盛，结寒微动，肾气上冲，喉咽塞噎，胁下急痛，医以为留饮而大下之，气击不去，其病不除。后重吐之，胃家虚烦，咽燥欲饮水，小便不利，水谷不化，面目手足浮肿。又以葶苈丸下水，当时如小差，食饮过度，肿复如前，胸胁苦痛，象若奔豚，其水扬溢，则浮咳喘逆。当先攻击冲气令止，乃治咳，咳止，其喘自差。先治新病，病当在后。（21）

此条文举例说明治疗水气病必须依据先后缓急的原则。病者苦水，面目身体四肢都肿，是正水，小便不利，脉应该是沉脉，但此时摸不到沉脉和浮脉，而是气上冲胸脉，寸部脉浮滑上冲，是气上冲胸脉，就有胸痹、心痛。上冲咽部的话咽喉不利，像有梅核气吐之不出，吞之不下，有时候还咳嗽，活动活动就咳嗽。水气脉的正脉当是沉脉，现在变成脉上冲，冲上来的是邪气。

患者开始发病的时候寸部脉是沉而紧的，沉为水，紧为寒，阳虚寒水停聚。沉紧相搏，结在关元，阳虚水气不利，患者下腹部看上去微微有点肿、满、胀、胖。关元部位觉得凉，这个时候关元的寒刚开始，很轻微，什么也不觉得。50岁以后，阳气衰，阳气虚，营卫相干，营行脉中，卫行脉外，所有的地方都存在一个营卫相合的时候，结果关元这个地方痉挛、小肠寒、血管痉挛温度低，连带的膀胱的温度也低，膀胱老处于收缩状态，小便不利，经常想小便。膀胱寒了以后前列腺循环不好，前列腺增生，大小便不利，这就是阳虚。此时血液循环阻滞，营卫相干，营行脉中，卫行脉外，血液循环不通，变得痉挛，营气变不成卫气，实际上就是阳损阴盛，阴寒越来越盛，"结寒微动"。这个时候就出现了肾气上冲，老年人腿是软的、凉的，上头是火的、热的。"喉咽塞噎，胁下急痛"，实际上这个时候当暖其关元，艾灸关元，用大建中汤加金匮肾气丸及其类方。如上焦热盛，心烦焦虑，但头汗出，那就合柴胡桂枝干姜汤，柴胡桂枝干姜汤合上大建中汤、金匮肾气丸，内有久寒者合上吴茱萸，以这种方法来治疗。"医以为留饮而大下之"，医生认为是留饮，饮留到这个地方了，破饮邪，攻一下，"气击不去"，疾病不除，更伤阳气。医生已经没招，再用吐法，病在下焦，上焦的阳气都虚弱，并且中焦的阳气都虚，出现虚烦，然后"咽燥欲饮水"，下焦的寒凝不能让水气上升，气化不利，"小便不利，水谷不化"，化为了鹜溏。此时出现面目手足浮肿是阳虚水泛，老年性肾功能衰竭而阳虚水泛，此类患者病比较多。开始是阳虚寒凝，然后一系列的误治，造成阳虚水泛，面目肿，又用葶苈丸下水，当时好转一点，胃气恢复以后，饮食过度、劳累，又伤胃气，浮肿如前，患者复发。"胸胁苦痛，象若奔豚，其水扬溢，则浮咳喘逆"，看上去又是肿胀又是水气又有支饮，还有奔豚。"当先攻击冲气令止"，先用桂枝的类法，一边用桂枝加桂的类法，桂枝加桂解决上焦和下焦，中焦还得往开运，桂枝加桂是在中焦正常的情况下，中焦也有寒凝，桂枝加桂加上理中、建中及大剂量的茯苓。如果桂枝加桂都不行，加硫黄，下焦的阳气受损，终极武器是加硫黄。桂枝加桂加上温阳利水的，加上黑锡丹，加上硫黄也行，患者冲气不往上逆，喘止，然后苓甘姜辛五味再止咳止喘。喘止了以后再温阳利水气，温阳利水气的办法很多。遇到此类情况就得先把上中下三焦的阳气先恢复起来，水的运行通道才能通畅，才能把这些水气利出去。通篇讲了如何祛寒、化水气、祛饮邪、祛湿邪，都讲的是要保护住胃气，胃气就是生命，胃气就是后天之本，疾病康复之本就在于此。

这是张仲景讲的一个最复杂的案例，解决关元此处的寒，关元应对的就是小肠，解决小肠的寒是解决水气的一个不二的法门。

风水，脉浮身重，汗出恶风者，防己黄芪汤主之。腹痛者加芍药。（22）

防己黄芪汤方

防己一两　黄芪一两一分　白术三分　甘草半两（炙）

上锉，每服五钱匕，生姜四片，枣一枚，水盏半，煎取八分，去滓，渴服，良久再服。

此条文论述风水表虚证的证治。"脉浮身重，汗出恶风"的风水，给出的方子是越婢汤、越婢加术汤。此时是疾病以风水的面目出现，有脉浮有水肿，这是和风水相鉴别，给出的方子是防己黄芪汤，这个风水不是新发病的风水，是一种慢性肾炎的急性发作。这种风水不仅是腺体受损，还有大量的水停聚在微血管的周围，也就是炎性产物带上水气停聚在血管壁的周围，身体机能又下降，防己黄芪汤主之。

治疗风水时用甘草、桂枝通心阳，甘草、麻黄排水气，白术、炙甘草、生姜、大枣来增强气化，石膏清热。一部分水气被气化排走，还有一部分在汗腺、血管周围，通过改善汗腺、血管的机能排出去，如利尿、发汗等，此时仍用白术。越婢汤证时人体的正气还在，黄芪则为正气虚不能固表，造成"汗出恶风"。"脉浮"，应为浮而弱，用黄芪、白术增强气化。桂枝通心阳时必须保证血管周围的水气或者炎症并不严重，而防己黄芪汤证时血管壁上有热且有水气，故用防己。防己清热利水，专清血管周围的热、利血管周围的水。方中黄芪、白术将水气往表散，到达血管周围时因血管有炎性改变故用防己控制炎症，使机能恢复正常，水气自然而利。生姜、大枣相当于防己、甘草。不能用桂枝，因为衄家不可用桂枝。

防己黄芪汤与桂枝去芍药加附子汤相对应，水肿伴有汗出恶风、脉浮弱，就将桂枝换成防己。如果有腹痛需要加芍药还要需加一点黄芩来解决炎症。防己已经把芍药的苦寒替代了，腹痛者加芍药，这个是后人加上去的，没有意义。

桂枝去芍药加附子汤治疗汗出收不住，此时没有水肿，表明肾脏功能正常。汗腺管周围血管的问题用桂枝，如果机能差，汗腺经常处于开放状态，加炮附子，这也是一种汗出恶风但不伴水肿。防己黄芪汤证时有汗出恶风伴随水肿，汗出恶风表明腺体周围的血液循环开放，水肿表明血管周围有炎症，所以不用桂枝和麻黄，用防己。所以此时不是单纯的风水，其实是皮水，需要鉴别风水和皮水，风水是水气聚集到腺体和血管的周围，可波及肾脏，具有局限性。

风水恶风，一身悉肿，脉浮不渴，续自汗出，无大热，越婢汤主之。（23）

越婢汤方

麻黄六两　石膏半斤　生姜三两　大枣十五枚　甘草二两

上五味，以水六升，先煮麻黄，去上沫，内诸药，煮取三升，分温三服。恶风者加附子一枚，炮。风水加术四两。（《古今录验》）

此条文论述风水夹热证的证治。"脉浮"，脉浮微微有一点弦紧。上一条的脉应有一丝滑象，浮弱滑；这条应为浮弱弦。皮水和风水要区别开。越婢加术汤可以治好多病，不光是治疗风水。我们知道皮肤过敏和风水机理相通，所以皮肤过敏你也可以用此法来治疗。如果单有抓痕可用桂枝汤或者柴胡桂枝汤的类方，如果局部有风团，可用麻黄汤的类方。

越婢汤可以治疗"续自汗出"。有的人过敏起风团，出完汗以后，风团依旧下不去。有热的地方一定有充血，有的人皮肤风团是红色的，有的人是面目充血。当然要面目肿严重时用葛根汤，轻度的用越婢汤。越婢汤可以和附子、细辛联用，若脉微细，且依然有风水，面目是肿的、续自汗出，实际上就变成既往有里水复发。

"风水恶风，一身悉肿，脉浮不渴，续自汗出，无大热"，是风水，麻黄用到6两，当时的麻黄6两是90克，张仲景那个时候用了90克，我们现在为了平稳起见，麻黄30克，风水给出两个方子来，慢性的反复发作的用防己黄芪汤；急性的越婢汤，如果合并有里水的，越婢加术汤。

皮水为病，四肢肿，水气在皮肤中，四肢聂聂动者，防己茯苓汤主之。（24）

防己茯苓汤方

防己三两　黄芪三两　桂枝三两　茯苓六两　甘草二两

上五味，以水六升，煮取二升，分温三服。

此条文论述皮水脾虚证的证治。皮水，大青龙汤主之，小青龙汤亦主之。皮水和溢饮不好区分，大青龙汤能治疗，小青龙汤也能治；防己茯苓汤也治，只是把麻黄去了。因为这种水肿是血管周围有炎性产物沉着，有炎性代谢产物就有水气。此时的水肿，除了大小青龙汤，得有一个防己黄芪汤、防己茯苓汤。如遇到皮水马上会想到温阳利水，不要忘了越婢加术汤。

皮水也是血管的通透性增强，相对于皮下而言，血管通透性增强使水气都瘀积到组织间，仍旧需要通过血液循环来排出体外，故仍用防己。之前的条文讲的是虚，此条讲皮水的正治。

治疗皮水的主要药物是防己。此时用黄芪增强气化，人参也增强气化，但人参是解决缺氧状态下的代谢问题。黄芪本身可利水，人参没有利水的作用。在治疗水肿虚证时，要用黄芪，脉浮而弱，水气停聚组织间。防己可以与桂枝及白芍组成药对，此方加上白芍、麻黄、附子，是乌头汤加防己，温阳行痹利水，适用于水气凝聚得更深、阳气更虚、寒气凝结得更严重。

里水，越婢加术汤主之，甘草麻黄汤亦主之。（25）

赵婢加术汤方 （见上，于内加白术四两，又见脚气中）

甘草麻黄汤方

甘草二两　麻黄四两

上二味，以水五升，先煮麻黄，去上沫，内甘草，煮取三升，温服一升，重覆汗出，不汗，再服，慎风寒。

此条文论述里水夹热证及皮水郁表证的治疗，里水可以用越婢加术汤，里水阴寒凝聚在关元，然后讲里水可以用越婢加术汤，言外之意，要与附子理中汤、麻黄附子细辛汤或者四逆汤合用。因为有水气，所以要加术。麻黄甘草汤是治疗水气病的一个配伍、方根。麻黄甘草汤的适应证是什么样呢？皮肤表现可以是疏松的，也可以是致密的，疏松就加术或桂枝；里证加附子、乌头之类的药物；若心动悸，可与炙甘草汤一起用。

麻黄用了四两，用的量要大于甘草的量，先煮麻黄再煮甘草。"温服取汗，不汗，再服，慎风"，只要汗腺恢复正常就表明肾脏的腺体也恢复正常，不光治里水也可以治风水。

水之为病，其脉沉小，属少阴；浮者为风；无水虚胀者为气；水，发其汗即已。脉沉者宜麻黄附子汤；浮者宜杏子汤。（26）

麻黄附子汤方

麻黄三两　甘草二两　附子一枚（炮）

上三味，以水七升，先煮麻黄，去上沫，内诸药，煮取二升半，温服八分，日三服。

杏子汤方（未见，恐是麻黄杏仁甘草石膏汤）

此条文论述风水与正水的证治。"水之为病，其脉沉小，属少阴"，麻黄附子细辛汤、麻黄附子甘草汤。脉浮者麻黄汤，脉沉者麻黄附子甘草汤。有的病很简单，发其汗就好。发汗其实是把身体所有能分泌水气的腺体都打开，水停留在那个地方就是腺体打不开，腺体打不开的时候就开腺体，能通过大便排的时候就通大便，能利小便的时候就利小便。这条属于总结。但凡是少阴病，不管是水气病还是寒气病皆可。

厥而皮水者，蒲灰散主之。（方见消渴中）（27）

此条文论述皮水阳郁见手足厥冷的治疗。厥就是没有汗，四肢厥逆，蒲黄散，实际上不是蒲黄散，是当归四逆汤加蒲灰，加蒲草就行。厥是血不利，血脉痹阻，又有水肿，当归四逆汤加蒲灰，加上蒲灰湿热就清利。蒲草是中空的水生植物，中医取类比象，但凡中空者皆可利水，如白茅根。如果是寒水用麻黄；如果化热，或用防己或用蒲。

问曰：黄汗之为病，身体肿（一作重），发热汗出而渴，状如风水，汗沾衣，色正黄如药汁，脉自沉，何从得为之？师曰：以汗出入水中浴，水从汗孔入得之，宜芪芍桂酒汤主之。（28）

黄芪芍桂苦酒汤方

黄芪五两　芍药三两　桂枝三两

上三味，以苦酒一升，水七升，相和，煮取三升，温服一升。当心烦，服至六七日乃解。若心烦不解者，以苦酒阻故也（一方用美酒醯代苦酒）。

此条文论述湿热交蒸所致之黄汗的病因、病机和证治。黄汗里边的内容比较多。实际上这个酒是苦酒，有四味药，没有炙甘草、生姜、大枣，炙甘草、生姜、大枣是把胃气和了以后往外发散，苦酒是收的，一定是内里，内部是胃肠道或者肝、胆、胰、脾这些部位既有血管的动脉静脉血流比例失调引起的代谢紊乱，又有机能的不足，即动静脉血管运动比例失调引起的一系列疾病，病比较深，用苦酒去治疗。此处黄汗是色素代谢异常，我们身体有黑色素，肯定不是胆红素代谢异常。不要死到黄芪桂枝苦酒汤这个方子下面，它有寒凝血瘀在里面了，其人躁狂，有瘀血，祛瘀血汤、抵当丸、抵当汤主之。如果有胸胁苦满，可以合厥阴和少阳。厥阴病就给吴茱萸的类方、乌梅类方，乌梅类方给上以后，和苦酒汤的方子有同工异曲之妙。它有血脉痹阻、机能不足的问题在里面，会波及营卫，就是黄芪苦酒汤；如果波及少阳，胁下、肌筋膜、淋巴系统，就用柴胡剂或者乌梅剂去触动它。

黄汗之病，两胫自冷；假令发热，此属历节。食已汗出，又身常暮盗汗出者，此劳气也，若汗出已，反发热者，久久其身必甲错。发热不止者，必生恶疮。若身重，汗出已辄轻者，久久必身瞤。瞤即胸中痛，又从腰以上必汗出，下无汗，腰髋弛痛，如有物在皮中状，剧者不能食，身疼重，烦躁，小便不利，此为黄汗，桂枝加黄芪汤主之。（29）

此条文论述水湿郁表所致的黄汗证治及其与历节、劳气的鉴别。前面讲黄汗之病，有身热、胸胁苦满，有烦躁。此处讲"黄汗之病，两胫自冷；假令发热，此属历节"。黄汗和历节可并见，要从历节来治，用乌头汤。两条腿冷而痛，中间有肿胀，这是历节病的急性发作，但是这只是冷而没有疼、没有红肿热痛，上热下寒，但不是柴胡桂枝干姜汤的表现。还有黄汗是一种特殊的类型，是里，即胃肠道和胃肠道的附属器官里面有营卫不和、机能低下引起的那种炎性的代谢产物经由体表排出而出现的一种汗液颜色变黄的一种疾病。"食已汗出，又身常暮盗汗出者，此劳气也"，除了汗出入水中以外还有一种情况，身体经常劳累，吃完饭出了汗然后马上躺下，暮卧、盗汗。阴寒里面结住，躺下以后就出汗，成年人躺下以后就是身静汗止，结果这个人躺下以后汗还蒸蒸地外出，里一定有寒凝，此为劳气，劳的本质是血痹。"若汗出已，反发热者，久久其身必甲错。"汗出完，身体发热，可能是体表温度高，可能是烦躁的，久久其身必甲错，身体出现甲错，是内部有瘀血的征象，此为血痹。"发热不止者，必生恶疮"，发热不止者容易体表生疮、生癞疮；此时寒热错杂，饭后、睡觉皆出汗，水谷之气不能循常道就要生恶疮，里边有瘀滞外边也易生癞疮。

　　黄汗的一种情况是汗出入水中，另外一种情况是劳气，劳者伤气和汗出入水中，在水里运动，这种情形是一样的，都是把胃肠道的机能调到体表，然后不注重劳力之后的调摄，日久天长就造成了内有寒凝。上焦发热是一种祛病反应，这种祛病反应是以下焦的代偿为前提的。"若身重，汗出已辄轻者"，若身体重，这是水气，出完汗身体就轻快一点，"久久必身瞤"，久久肌肉会瞤动，水气停到肌肉里面会瞤动，瞤动则血脉更加不通，会出现胸中痹。"又从腰以上有汗出，下无汗"，还是一种失代偿的结果。"腰髋弛痛，如有物在皮中状，剧者不能食，身疼重，烦躁，小便不利，此为黄汗，桂枝加黄芪汤主之。"有物在皮中窜着、蚁行感，神经感觉异常，严重的吃不下东西，身体重痛烦躁，这是阳气不足、血脉痹阻。此条在讲黄汗、血痹、虚劳、历节痛等相关性疾病。

　　如果只是有皮肤蚁行感，是黄芪桂枝五物汤证，黄芪桂枝五物汤治的是血不利、血脉痹阻，但是此时食欲差，身体重，血脉痹阻阳气虚又有水气，给出来的方子是桂枝加黄芪汤，两方面都能解决。故黄芪桂枝五物汤加上桂枝加黄芪汤，必有炙甘草，炙甘草、生姜、大枣是一个组合，它是增强胃气的。此时不能单用黄芪桂枝五物汤，黄芪桂枝五物汤没有炙甘草时，生姜大枣会迅速把胃气增强，推到体表来，把血脉的痹阻运行起来，但没有炙甘草，这个病就没有缓释剂，疗效就不持久。如果不以炙甘草、生姜、大枣这个组合把胃气持续地增强，里面的寒不会得到改善，提示我们这里头有茯苓四逆汤使用的可能性，有理中汤使用的可能性。

如果脉浮弱用桂枝加黄芪汤；如果腹中痛用小建中汤加上黄芪或黄芪建中汤，皆可与祛瘀血汤、大黄䗪虫丸一起用。如果脉沉、黄汗，可把生姜、甘草、大枣换成醋，实际上都是在解决本质问题——血痹。

为什么又把黄汗和水气病放到一起？其实大有讲究，水气病的本质也是血痹。用麻黄、桂枝，越婢汤、防己黄芪汤，里水、石水的本质就是阴寒之气结在关元，结在关元是下焦的血管痉挛、血液流通不畅，最后就导致血痹。从痉湿暍病开始，到中风历节病，都不离开循环。

师曰：寸口脉迟而涩，迟则为寒，涩为血不足。趺阳脉微而迟，微则为气，迟则为寒。寒气不足，则手足逆冷；手足逆冷则营卫不利；营卫不利，则腹满肠鸣相逐，气转膀胱，荣卫俱劳；阳气不通即身冷，阴气不通即骨疼；阳前通则恶寒，阴前通则痹不仁；阴阳相得，其气乃行，大气一转，其气乃散；实则矢气，虚则遗尿，名曰气分。（30）

此条文论述气分病的病机、脉证和治则，这一条是此篇里的难点。前面讲水气病有两种情况：血分、气分。引入一个概念叫血分，引入血分没有给出方子，然后讲黄汗，给出方子来，而且黄汗的条文里面讲其本质就是血痹，提示水气病的本质也有血痹，只不过治疗时不要用寻常的活血药，需要增加津液——脾胃当中的阴液、增加胃气及气化，胃气恢复是治疗水气病的关键。

然后再讲还有气分的问题。

"师曰：寸口脉迟而涩，迟则为寒，涩为血不足。趺阳脉微而迟，微则为气"，气不足，"迟则为寒"，气也不足，血也受阻，又有寒凝。"微则为气"，气讲的是胃气——气化之气，寒指的寒凝，因为胃气不足引起的寒凝，此寒凝与我们现在讲的寒气是两回事，寒是寒、气是气，寒气既有寒又有胃气不足。"寒气不足，则手足逆冷"，手足逆冷就是营卫不和；"营卫不利，则腹满肠鸣相逐"，营卫不利一方面是动静脉血管的比例失调，另一方面是微小血管的痉挛。水谷之气在血管当中运行到不了组织间，细胞利用不上，营气变不成卫气也是营卫不利。"腹满肠鸣相逐"，腹部胀满、肠鸣，肠管蠕动，看着是脾阳虚，实际上病理变化是胃肠道里动静脉血流比例失调。"气转膀胱，荣卫俱劳"，寒气转到膀胱，结到下焦，出现小便不利。寒气从中焦结于下焦，从胃肠道变成泌尿生殖系统的问题。"阳气不通即身冷，阴气不通即骨疼"，阳气即心阳，心阳不达即身冷；阴气不通，水谷之气不通即骨寒，讲的是阳气的两个方面。"阳前通则恶寒，阴前通则痹不仁"，阳前、阴前的概念我们没有接触过。换成"不"就好理解啦。前面讲"名曰气分"，说阴阳不通就出现了水肿是气分的问题，治疗时一直从下焦暖到中焦，然后散到表。"阴阳相得，其气乃行，大气一转，其气乃散"，大气讲的是胃气和元气，"其气乃散"的"气"讲的是邪气，此为气机协调的真理。"实则矢气，虚则遗尿，名曰气分"，讲的是气分。

从血分、水分讲到气分，气分的病看上去是大小便不利，大小便伤着气，气机不能运转，大小便就不利，除了大小便不利还有很多问题，骨节疼痛、肠道里面有肠鸣，还有手足的逆冷，这就叫气分。气分的病怎么治？后面就讲气分的治疗。

气分，心下坚大如盘，边如旋杯，水饮所作，桂枝去芍药加麻辛附子汤主之。（31）

桂枝去芍加麻黄细辛附子汤方

桂枝三两　生姜三两　甘草二两　大枣十二枚　麻黄二两　细辛二两　附子一枚（炮）

上七味，以水七升，煮麻黄，煮取二升，分温三服。当汗出，如虫行皮中，即愈。

此条文论述脾肾阳虚的气分病证治。此时先要解决气分的问题，有水气的停聚，就得去掉芍药，芍药是阴药。麻黄附子细辛桂枝加上炙甘草、生姜、大枣解决动脉的运行障碍问题，先把胃气增强解决动脉运行障碍问题，这是气分的病。"心下坚大如盘"，这是肝硬化早期，边如旋盘，制陶坯的时候用的旋盘，张仲景描述摸肝这个地方，肝硬化早期就像心下有个旋盘，肝脾肿大的早期，脉象上是气分的脉，赶快温通阳气把寒气散出来。用桂枝去芍药加麻黄附子细辛汤治疗。此法温阳之力甚大，解决的是阳不通、气不通。附子解决下焦的阳气不足，炙甘草、生姜、大枣增强胃气，然后桂枝、甘草通心阳，麻黄、附子、细辛散阴寒，把阴寒从最深处散出来。

水气病影响到血脉循环，血管系统有炎症，要用牡丹皮或者是防己。如果血液流动性出现了问题，如血小板出现了聚集或微血栓形成的时候，就叫血分问题，需要治疗血痹。水气病的本质就是两条：一种是血痹；一种是血痹和阴寒。在桂姜草枣黄辛附子汤证中，如果有湿气停聚，可加上白术。

气分和血液凝聚没有关系，不要芍药说明静脉的回流良好，是动脉出现痉挛引起腺体的机能下降，水电解质的代谢出现问题，就是以小血管的痉挛，腺体机能的障碍导致的疾病。不需要用芍药等阴药，直接用麻黄、附子、细辛、炙甘草、生姜、大枣，增强胃气，把大血管、小血管及腺体同时兴奋起来即可。

阴不通是水谷之气不通，用炙甘草、生姜、大枣加上麻黄、甘草来解决阴不通，麻黄、附子、细辛加上桂枝来解决阳不通。麻黄附子细辛汤治疗少阴病；桂枝甘草汤解决心阳不足；炙甘草、生姜、大枣是增强胃气；细辛可以助麻黄兴奋汗腺。张仲景讲的气分就是阴寒阴证，解决阴寒阴证首先要增强胃气。

心下坚大如盘，边如旋盘，水饮所作，枳术汤主之。（32）

枳术汤方

枳实七枚　白术二两

上二味，以水五升，煮取三升，分温三服，腹中软，即当散也。

此条文论述脾虚气滞的气分病证治。"心下坚大如盘，边如旋盘，水饮所作，枳术汤主之。"这也是气分，拿枳实行气，白术化水气，服药后肠鸣、排大便，后腹中就软，大如旋盘，就是这样来治。这是水气停聚在特殊的部位所导致的疾病，所以张仲景在这儿把黄汗给大家讲得更透彻，把水气病最隐秘的东西讲出来。讲水气停聚的早期表现即肝炎，肝炎的一个早期表现是水肿，它在水肿期就是这样治，两个办法，要用麻黄，表明肝脏也是一个由众多腺体构成的一个脏器，这样就可以把肝叶的水气给利掉。有了黄疸，用麻黄连翘赤小豆汤，但此处是个阴证，所以桂枝汤去芍药加麻黄附子细辛汤。所有炎症的早期都是腺体运行的障碍，身体就像汗腺的组织，广泛地分布在我们机体的结构当中，所以中医治疗疾病一个最重要的办法就是汗法。汗法就是恢复腺体功能的障碍，以及改善腺体周围血液循环的机能，这是治疗疾病的一个大的方法，不仅仅是为了让身体出汗，我们出汗的办法是看见汗腺通畅，实际上是急性炎症使得器官腺体受损，如急性肾炎是肾脏的腺体机能受损，肝炎是肝的腺体功能受损，心肌炎，心肌最末端的器官结构就是汗腺。所有的腺体、所有的器官，它最微观的解剖学上都有上皮组织，有腺体，下面是血液循环。汗法就是解决急性期腺体机能的障碍，所以水气的停聚也要以恢复腺体功能的障碍为一个手段。既是手段，也是治病的一个门，是祛病的一个门。

这是讲特殊的水气即肝炎，张仲景那个时候认识到的肝炎，有没有黄疸就摸到有肝大、脾大，有一个旋盘样的东西，张仲景就敏锐地认识到这也是水气。那么水气的治疗两种办法，一个是从太阴少阴论治之，枳术汤是从太阴论治；另一种是从少阴和太阳论治，桂枝去芍药加麻黄附子细辛汤。肝脾大居然可以用这种办法。

水气停滞就可以用枳术汤，不可以单用枳术汤。如果在气分，枳术汤与麻黄附子细辛汤加桂枝、生姜、甘草、大枣。枳术汤是中性处方——配伍模块；如果是血分需与鳖甲煎丸合用，或温经汤加枳术汤方，再慢慢地配上鳖甲煎丸。

治疗水气病一个是从血分治疗，"血不利则为水"；一个是从阳气治疗，麻黄附子细辛汤、麻黄附子甘草汤，启动腺体的机能，桂枝、芍药、附子改善血管的运动，防己解决血管周围的水肿，黄芪增强气化利水，这都是解决水气的排泄问题。水气如果实在是排不动——从小便里面排不动，从汗腺也排不动的时候，要考虑枳术汤。枳实促进肠管的蠕动，白术利水。枳实和白术增强气化，把水气从大便排走。

附方

《外台》防己黄芪汤 治风水，脉浮为在表，其人或头汗出，表无他病，病者但下重，从腰以上为和，腰以下当肿及阴，难以屈伸。（方见风湿中）

《外台》防己黄芪汤治疗风水，"脉浮为在表，其人或头汗出，表无他病"，风水有表病的表现，此时没有表证，"病者但下重"，下肢沉重，"从腰以上为和，腰以下当肿及阴，难以屈伸"，但还要从上面往外解，用防己黄芪汤。此时告诉你防己黄芪汤的另外一种使用情形，看着是风水，实际上不是。"腰以上为和"，腰以下肿得厉害，也可以把防己黄芪汤和真武汤联用。有时候下焦的病，下肢沉重、水肿、憋胀，用桂枝甘草、柴胡桂枝干姜汤亦可，和中焦、加附子，然后把上焦的瘀热散掉，下肢的水肿就减轻了。实际上病变的反应——下肢沉重，是因为血液循环不好、水气排不掉，就启动上焦的机能故有汗出。

风水有两种情况，一种情况面目肿大、上肢肿大；另一种情况面目肿大、上肢没有肿，下肢肿，都可以从风水论治。防己黄芪汤提示治疗风水不要"死"到越婢汤这个条文之下，要把思路打开。

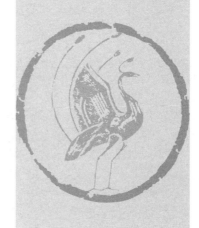

黄疸病脉证并治第十五

《伤寒论》论述的黄疸类似于甲肝等急性黄疸型肝炎，以六经辨证为体系从伤寒的角度零散地讲外源性感染引发的皮肤、面目、小便发黄的疾病，张仲景给出了以麻黄连翘赤小豆汤、茵陈蒿汤、茵陈五苓散、茵陈术附汤等为体系的一整套的方案。在《金匮要略》里我们讨论的黄疸病除了甲肝等最终演化成慢性肝炎或肝硬化的情况外，还包括其他型肝病引发的黄疸。其中张仲景也观察到了急性黄疸有些是自限性的，有些是服用药物后可以痊愈的，但还有一些会转为慢性黄疸的肝病，转为黄家后有另外一套治疗办法，这是第一种情况。第二种情况，不是由感染性的黄疸型肝炎转变的，而是由其他的器官疾病引发的，或其他的诱因引发或加重的黄疸，比如说饮酒引起的酒疸。这种病明显与外源性的感染、微生物的感染无关，它是由饮酒引发的黄疸，张仲景就很敏锐地把它拿出来作为一个独立的疾病进行考量。第三种情况，是它原本有一个黄疸性的疾病，比如说酒精性肝硬化引发的黄疸，又加上房劳，加重了这个黄疸，酒疸的基础上加上女劳疸变成黑疸，这样就加重了。第四种情况，是这个病有机体自身原因形成的谷疸，是胃气盛脾气弱，湿邪内郁而引发的。胃气盛脾气弱就是它的消化能力、肠道运化吸收的能力下降，食欲中枢还在亢奋，就这两个矛盾引发了黄疸，这就是我们常见的十二指肠的病变、胰头的病变，而十二指肠的病变、胰头的病变影响到了胆汁的排泄，导致胆红素的升高而引发黄疸。第五种情况是免疫问题，我们叫胆汁瘀滞型的肝硬化，也是阴黄。张仲景肯定认识不到这有遗传问题，但是张仲景敏锐地发现有这么一类问题，所以就拿出来在这一篇中专门讲。就是说除了感染引发的黄疸，其中有一部分慢性黄家，在当时也是分不清的，比方说胆汁瘀滞型的黄疸和慢性迁延性肝炎出现的黄家，在当时是分不清，但是张仲景给出方案了。我们这样就把《伤寒论》讨论的黄疸和《金匮要略》讨论的黄疸既联系又区别起来，作为一个引子这样讲起来。

寸口脉浮而缓，浮则为风，缓则为痹。痹非中风，四肢苦烦，脾色必黄，瘀热以行。(1)

此条讲黄疸病的病因病机。在《伤寒论》当中我们听过这样的描述"伤寒脉浮而缓，手足自温者，系在太阴，太阴当身发黄，若小便自利者，不能发黄"，这个条文是在伤寒的局面下出现了脉浮缓，手足自温，那么有两种情况，小便不利和小便自利，小便不利容易出现黄疸，小便自利就不发黄，这是判断疾病发展的标准。它还没有出现黄疸呢，仅仅出现了脉浮缓、手足自温者，然后就问小便好不好，小便好就不会发展为黄疸，小便不利就有可能变成黄疸。

此病看上去就像外感，脉浮而缓。如果有脉浮而缓，头项强痛，汗出，就是桂枝汤证。虽然急性甲型肝炎开始发病的时候有发热、恶寒、身疼痛，也有表证，但为什么此处的脉是浮缓的呢？此处浮则为风，缓则为痹，伤寒中风的脉浮缓是血管里面内容物因为出汗而少了，心脏搏动就下降了；外面没有张力了，里面的津液不足了，所以就出现脉浮缓。它这里讲的痹是不通，是湿邪把脉束缚住了，湿邪阻滞了心脉和心血管系统的运行而出现了缓脉，所以缓则为痹。如果把这个脉仔细描述的话是缓而濡。你看说痹非中风，这种痹不是风寒湿邪杂合引起关节的那个痹，而是另一种心血管系统运行缓慢的痹，是讲湿邪。

四肢苦烦和手足自温没有明显的区别，四肢苦烦是指湿气重，手足自温、手足濈然汗出是阳明问题。阳明问题出现了太阳中风的脉，然后有小便不利，小便不利不是个阳明问题，手足自温是个阳明问题，脉浮而缓又不是个太阳问题，它有另外的机理在里面了，是个湿邪内蕴，其实是黄疸的毒素刺激心血管系统变得血管开放，脉浮缓，湿邪阻滞使心血管运动变得慢了。四肢苦烦就是个湿邪，湿邪就是从脾中来。由于脾的不运产生的湿邪然后引起阳明的湿热，出现了四肢苦烦。这是影响到了脾中阳气的运行，湿邪导致脾中阳气的运行障碍，脾的本色是黄色，瘀热把脾的本色逼

徐方阳三十年
金匮要略教程

252

出来了，其实本质是运化的问题。内因就是脾中有湿气，长期瘀滞使脾阳不运，然后在诱因作用下，浮则为风、为劳，就会出现这种情况。

单纯的湿邪和热邪是黄的吗？不是的，它还有红肿热痛。它这里是说脾的本色被逼出来了，它就变成黄疸。这个时候是讲湿邪了，湿邪怎么治疗，伤寒脉浮缓，身不痛但重，无少阴证时，大青龙汤发之。大青龙汤本来是解决内有瘀热外有寒，但是有了湿邪的时候，大青龙汤有解表发汗的作用，把湿邪也能透发出来，大青龙汤也可以治疗痹症。和刚才讲的脉浮缓的条文是有对应的，但也不是完全对应，脉浮缓是在没有表证黄疸的局面下，你看到黄疸出现了脉浮缓，就明白这是湿邪把脾阻滞了，脾的本色出现了。脉浮缓是这样理解的。

跌阳脉紧而数，数则为热，热则消谷，紧则为寒，食即为满。尺脉浮为伤肾，跌阳脉紧为伤脾。风寒相搏，食谷即眩，谷气不消，胃中苦浊，浊气下流，小便不通，阴被其寒，热流膀胱，身体尽黄，名曰谷疸。额上黑，微汗出，手足中热，薄暮即发，膀胱急，小便自利，名曰女劳疸，腹如水状不治。心中懊恼而热，不能食，时欲吐，名曰酒疸。（2）

此条文论述黄疸病的分类及其主证。这里主要讨论谷疸、女劳疸（女劳疸是在谷疸的层面上再进一步发展）、酒疸。黄疸病古人也不好治，所以张仲景在此条特意和你进行一下探讨，这和我们在《伤寒论》里讲的黄疸不太一样。

跌阳脉即脾胃的脉，"跌阳脉紧而数，数则为热，热则消谷，紧则为寒，食即为满"，数是胃热盛；紧则为寒是脾阳虚，脾阳虚生寒，吃下去的食物运化不掉，容易腹胀满，这是个厥阴证，本为阴寒，湿热为标，是个寒热错杂的局面。故形成黄疸都是阳虚阴寒为本，湿邪为标，湿邪可以化热。但是黄家的黄疸给你定了性，阴寒为本，湿热为标。"尺脉浮为伤肾，跌阳脉紧为伤脾。"肾的位置在下，是阴位，脾的位置在上，是阳位。"风寒相搏"是指脾不运化有了湿邪，肾不运化有了水邪内停。就是说湿邪和水邪内停,"风寒"两个字作了代表,实际上这里不是风寒,也可以理解成有了阳虚为本,再加上外邪的侵袭。本来阳虚已经运化不了水谷,再加上外邪诱发,出现"食谷即眩",吃下去东西就感到头晕目眩,因为吃下去东西就要消耗阳气,需要靠阳气运化,本来已经阳气虚、水湿盛,然后阳气进一步被谷物消耗,加上外邪的刺激,就容易引发上盛下虚,上盛是水气、痰气、湿气盛,下虚是阳气虚,就发为头眩。"谷气不消",谷气不能变为水谷精微,就停留在胃中。"胃中苦浊",胃中就有浊气,胃被浊气所苦,再加上前面的尺部脉浮,阳气受损,又有"浊气下流",运化不动,多了浊气,就出现小便不通,"阴被其寒",阴分有了寒,原来的湿气水谷、浊湿变成的浊气一凝结,就要化热,也就是当细胞到了临界的运化状态,其代谢已经出现问题,然后受了风寒,肌筋膜、血管会痉挛,导致在原有的基础上进一步影响细胞的机能,胆红素被释放进入血液,从小便中排泄,小便就发黄,此时就会出现尿道的刺激症状——灼热感,即"热流膀胱"。所以当运化食物的能力下降了,食欲还满满的,再加上外来的刺激,出现了浊气的停留,引发了一系列的问题就出现"身体尽黄,发为谷疸"。谷疸看上去是发黄了,实际上是胃气盛,而脾肾阳虚,这是谷疸的原因。谷疸病机是胃气盛脾气弱,运化出现了问题,再加上诱因——风寒。

给出的方子是茵陈术附汤,白术解决脾的问题,附子解决肾的问题,下焦的问题由附子发动起来,使脾的运化能力增强,再加上茵陈把黄去掉。如果把茵陈术附汤扩大,大建中汤加附子加上化湿气的,把白术也能扩大化,变成苍术,白术、苍术、茯苓、泽泻、薏苡仁都可以化湿气,然后再加上茵陈,这就给出了指导性的方案,为我们指出谷疸实际上是寒凝为本、湿热瘀滞的疾病。

"额上黑,微汗出,手足中热,薄暮即发,膀胱急,小便自利,名曰女劳疸,腹如水状不治。""额上黑,微汗出",额上的色素沉着严重,微有汗出,"额上黑"是肾气不足;"手足中热,薄暮即发",为内有阳明郁热;"膀胱急,小便自利,名曰女劳疸",膀胱急是个虚劳的症状,下焦虚寒,小便不利为金匮肾气丸证,即虚劳篇里面的金匮肾气丸,但金匮肾气丸没

徐方阳三十年 扶金匮要略教程

有黄疸和额上色素沉着。手足心热、薄暮即发、膀胱急这是用桃核承气汤和祛瘀血汤，是下焦蓄血的问题。所以说既有下焦瘀血内停，又有下焦的阳气不足，再加上谷疸，就知道肾气又伤了。通常这种情况下，我们就知道是"劳"，主要是房劳，就是生殖系统这个地方的衰竭，从原来的充血变成系统机能的衰竭，造成血管运动的障碍。女劳疸可由长时间的胆红素、尿胆原等增高刺激引起腹膜后血管系统的痉挛，出现肾脏血流减少，同时胆红素、尿胆原对膀胱的长时间刺激，引起膀胱刺激的症状，表现为"下腹急"。金匮肾气丸证也是由于下焦血流的减少引起。它的血液循环的减低是因为长时间房事所伤引起来的。

张仲景说这是房劳过度，得了黄疸是要忌劳累的。各种引发身体疲劳的情况都应该避免，也就是治疗黄疸要把"劳"考虑进去，从金匮肾气丸到祛瘀血汤到大黄䗪虫丸，从酸枣仁汤到黄芪建中汤到大黄䗪虫丸都得考虑进去。最深刻的问题是房劳，还有一个问题是劳神，劳神就是大黄䗪虫丸加酸枣仁汤。体力劳累就是黄芪建中汤加上大黄䗪虫丸，在这个基础上再祛祛黄。退黄有一系列的方子，再加上这样的思想，就构成了治疗房劳、神劳、体劳的体系，房劳用金匮肾气丸，神劳是酸枣仁汤，体劳用黄芪建中汤。不管哪一种劳都得加上大黄䗪虫丸，因为这是个慢性问题，在这个层面上进行相应的辨证。

"腹如水状不治"，女劳疸出现了腹水，张仲景觉得没有治疗的意义。

"心中懊憹而热，不能食，时欲吐"，是酒客的表现，再加上黄疸、皮肤颜色变黄，即为酒疸，这是饮酒引发的酒精性肝炎而导致的黄疸。

阳明病，脉迟者，食难用饱，饱则发烦头眩，小便必难，此欲作谷疸。虽下之，腹满如故，所以然者，脉迟故也。(3)

"阳明病，脉迟者"，阳明病应该是腹胀大便难、口干口渴、脉大，有了阳明病的表现本来应该是脉滑数、脉洪大，但此条文是说有了阳明病的消谷发热、大便不通，但是它是脉迟，脉迟就说明这是个假阳明，阳明是个假热，脉迟才是真本质。"食难用饱，饱则发烦头眩"，食欲旺盛，吃饱了就烦、头眩、腹胀。有胃气盛仿佛是阳明病，真正的阳明病是能吃能喝还比较有精神，可是此时是食欲旺盛，吃完以后没精神，是太阴的表现；吃了东西马上就饿了，一次吃得多了就头晕想睡觉，这就是胃气强、脾气虚，那么脾气虚时间久了就会引起肾气不足。就是说你的食欲很好，但运化能力不足，再加上"小便难"。如果没有小便难，那么湿邪有排出去的地方，你就不会出现黄疸，这种情况和胃强而脾弱出现黄疸的基础相似，"此欲作谷疸"。此时细胞代谢慢，代谢产物总在细胞周围堆积，不能排掉，细胞处在疲倦的状态，再刺激一下就是黄疸，这是黄疸病的基础，这也是很多肝病的基础。这个时候胰腺也会出现问题，可能易患胰头癌，胆汁排泄出现了问题，胆汁容易出现瘀滞，容易梗阻，就是谷疸的原因。我们现在看到的胰头癌、胆汁淤积性的肝硬化在没有发病之前多表现为食欲很好，但是大便不通、小便难，出现了黄疸，这其实是胰腺疾病、胆汁淤积性肝硬化的诱因，从这里倒推出，胰头癌也是这样的，食欲好，吃完饭就想睡觉，小便不通畅，脉迟，这是胰头癌引发的黄疸，张仲景把它归到谷疸。"虽下之，腹满如故，所以然者，脉迟故也"，因为本质上是寒证，只有食欲中枢在兴奋，故不能下。

夫病酒黄疸，必小便不利，其候心中热，足下热，是其证也。(4)

此条文继续论述酒疸的症状。"夫病酒黄疸，必小便不利"，此为下焦有瘀热，热是因为代谢产物排不出去，排不掉是因为近端或远端的血管痉挛。不要把这个热当成本质，热只是一个现象。"心中热"，是指心中烦；"足下热"，瘀阻不通的时候就会出现手足心热，当阳明有热的时候就会出现手心烫；当下焦膀胱盆腔有瘀的时候，就会出现足热。故饮酒的人得了黄疸，一定有个小便不利，足下热，心中热。

酒黄疸者，或无热，靖言了了，腹满欲吐，鼻燥，其脉浮者，先吐之，沉弦者先下之。(5)

此条文论述酒疸证治。酒黄疸有热，没有热时"靖言了了"，语言清晰不混乱。"腹满欲吐，鼻燥，其脉浮者，先吐之"，脉浮时可以用探吐的方法让他吐一吐；脉弦者，先下之，用温脾汤的办法下之，附子理中汤加上大黄、芒硝或火硝，还可以加点活血药，把胆红素及肠管里的毒素排一排，就能减轻肝脏的负荷，给肝细胞的修复提供空间。故得了酒疸的治疗原则，一个是吐一个是下，把胃肠道的负担减轻，脉浮者病在上，就吐一吐，脉弦者就泄。

酒疸，心中热，欲呕者，吐之愈。（6）

此条文论述酒疸可吐之证。酒疸心中热，欲吐者，吐之则愈，心中热，上焦有热，吐了就好了，这就是酒疸的治疗。但是酒客得了黄疸，不一定是酒精性黄疸，吐一次相当于发一次汗。因为酒客不喜甘，不能用桂枝汤；如果是酒客出现了小便不利、口渴即吐，可用茵陈五苓散、栀子豉汤，也可以用吐法。

酒疸下之，久久为黑疸，目青面黑，心中如啖蒜齑状，大便正黑，皮肤爪之不仁，其脉浮弱，虽黑微黄，故知之。（7）

此条文论述酒疸误下变为黑疸的证候。实际上这种患者不能用下法，尤其不能用清热解毒——寒下的办法。因为酒疸的本质就是阴寒内结，或者叫寒瘀内结，故不能寒下。"酒疸下之，久久为黑疸，目青面黑"，酒疸用下法，但一味地用攻下的方法，时间久了就会转发为黑疸，肝硬化的程度就更加的严重，眼睛青黄青黄的，皮肤又黑又黄，真的是目青面黑。"心中如啖蒜齑状"，心中就好像吃了蒜那样烧心，肝硬化引起门脉回流不畅，导致胃底部和食管下段静脉曲张瘀滞，吃东西的时候有刺激感，不吃东西的时候静脉曲张有渗出、炎症，都有这个烧灼感，所以张仲景讲的这个酒精性肝硬化非常对。"大便正黑"，大便是黑的，倒不一定出血，也有可能出血，往出渗血。"皮肤爪之不仁"是血脉痹阻的结果。此时摸脉来是浮而弱的，说明深层次已经寒凝了，深部血管和微血管都痉挛了，浅表的血管都浮起来，血流回流不通畅造成了食道静脉曲张、身体感觉麻木。"其脉浮弱，虽黑微黄，故知之"，黑是肾的颜色，肝硬化的本色是黑色，还有一点黄，所以就知道它是个酒精性肝硬化，酒精性肝硬化门静脉高压、上消化道的出血这些讲的都是酒疸。

师曰：病黄疸，发热烦喘，胸满口燥者，以病发时，火劫其汗，两热所得。然黄家所得，从湿得之。一身尽发热而黄，肚热，热在里，当下之。（8）

此条文论述火劫发黄的机理及治则。"师曰：病黄疸，发热烦喘，胸满口燥者，以病发时，火劫其汗，两热所得。"得了黄疸，早期有发热烦喘，急性期有热，胸满口燥，初得病的时候黄疸是个实热，刚开始讲了即使是个感染性的黄疸也不能发汗，外感的病不能火劫发汗，如果火劫发汗，本来就有实热，两热所得，黄疸就会出现发热烦喘、胸满口燥的突然加重，因为一个是用热药出汗，一个是火劫其汗，急性期是实热，不敢用热药，不敢强行发汗。"然黄家所得，从湿得之。一身尽发热而黄，肚热，热在里，当下之。"实际上这是个急黄证，用大量的大黄、芒硝往外泄，30克大黄、20克芒硝，迅速泄之，效果显著，否则急进性黄疸就会变成肝硬化肝萎缩。

脉沉，渴欲饮水，小便不利者，皆发黄。（9）

此条文论述湿热发黄的脉证。"脉沉"，沉是阳气虚，"渴欲饮水，小便不利"是什么情况？如果脉浮、渴欲饮水、小便不利是五苓散证。沉是有湿邪，湿邪阻滞阳气运行，小便不利，是茵陈五苓散，把湿邪利开，脉就不沉了。

腹满，舌痿黄，躁不得睡，属黄家（舌痿疑作身痿）。（10）

此条文论述寒湿发黄的证候。肚子胀，舌头看到都是萎黄，已经出现了肝硬化，烦躁不得眠，里面有热有黄属于黄家，也就是黄疸。

黄疸之病，当以十八日为期，治之十日以上瘥，反剧为难治。（11）

此条文论述黄疸病的预后。急性黄疸要及时治疗，治得对，会很快好起来，六日是从六经辨证治疗，三六十八天是一周期，治疗的时间再长就拖成慢性的。它这个窗口期是在二十天、三周以内，如果急性黄疸在这三周以内痊愈了，也就好了。如果过了三周以后越来越重，肝损害出现了，就拖成慢性的，治疗起来就比较困难了。

疸而渴者，其疸难治，疸而不渴者，其疸可治。发于阴部，其人必呕；阳部，其人振寒而发热也。（12）

此条文专论黄疸病的预后。黄疸有口渴者为阳证，很难治，因为黄疸本身是湿邪，口渴不是滋阴便是清热，湿邪阻滞津液不生，津液不生、口渴不欲饮水就得温阳；口渴津液已伤，湿邪又在，滋阴就容易生湿加重，利湿又加重了伤阴，所以治疗起来就比较难。疸而不渴者好治，它本来就湿邪弥漫，治疗时清热利湿即可。"发于阳部"，是在阳明，"发于阴部"，振寒而发热是急性黄疸，故发于阴部就要呕，发于阳部就要发汗。

谷疸之为病，寒热不食，食即头眩，心胸不安，久久发黄为谷疸，茵陈蒿汤主之。（13）

茵陈蒿汤方

茵陈蒿六两　栀子十四枚　大黄二两

上三味，以水一斗，先煮茵陈，减六升，内二味，煮取三升，去滓，分温三服。小便当利，尿如皂角汁状，色正赤。一宿腹减，黄从小便去也。

此条文论述谷疸证治。"谷疸之为病"，谷疸是胃强脾弱，湿邪停聚，"寒热不食，食即头眩，心胸不安，久久发黄，为谷疸，茵陈蒿汤主之"。此病不能一直就是用茵陈蒿汤治，它仅仅是个湿热型的证治。它本质上是阳明有热，把阳明的热一清，黄疸会下得非常快，但是会到平台期，甚至还反弹，此时茵陈蒿汤就用的过了，该用茵陈理中汤或茵陈平胃散。此时是以太阴为主的问题，已经不是阳明的问题。

要是苍术用得很好也可用，若不敢用苍术，认为其燥得厉害，亦可用三仁汤，白蔻仁把脾胃气运化开。茵陈理中汤内干姜量太大会加重黄疸，纯粹是太阴证时可以用，加有阳明的时候还会继续化热，可以把干姜换成白蔻仁，照样温中但是已经不太热。白蔻仁很平和，化湿邪的效果也很好。

黄家日晡所发热，而反恶寒，此为女劳得之。膀胱急，少腹满，身尽黄，额上黑，足下热，因作黑疸。其腹胀如水状，大便必黑，时溏，此女劳之病，非水也，腹满者难治，硝石矾石散主之。（14）

硝石矾石散方

硝石　矾石（烧）等分

上二味，为散，以大麦粥汁和服方寸匕，日三服。病随大小便去，小便正黄，大便正黑，是候也。

此条文论述女劳疸兼瘀血证治。"黄家日晡所发热，而反恶寒"，黄疸日晡所发热是阳明问题，实际上是个茵陈蒿汤证。日晡所发热应恶热，此时反而恶寒，这个恶寒不是表证，怕冷提示阳气不足，为女劳疸，湿热内蕴，阳气不足，"此为女劳得之。膀胱急，少腹满，身尽黄，额上黑，足下热，因作黑疸。其腹胀如水状，大便必黑，时溏，此女劳之病，非水也。""腹满者难治"，在黑疸的基础上又有女劳疸，黑疸本来已经够重了，黄疸时间久了引起黄疸性的肝硬化，再加上房劳，进一步的伤了肾气，就变成腹胀如水状、大便必黑、时溏，这叫女劳疸，"非水也"，这个时候的女劳疸不能利水，"腹满者难治，硝石矾石散主之"。硝石矾石散是治疗女劳疸非常好的方子，女劳疸的本质就是有寒瘀导致的假阳明，最多见的是溶血性黄疸。溶血性黄疸日久容易造成郁热，铁离子最后就要沉积在血管里造成郁热，同时刺激肾脏、膀胱。硝石我们课本上讲的是芒硝，此处用火硝最好，矾石是硫酸铝钾，用大麦粥和服，治疗此类型的黄疸效果非常好。服用后就泄，精神就好转了，其实大小麦粥都可以，相当于缓释剂，可以保护胃黏膜，避免火硝对胃的刺激太强，刺激太强容易引发肠穿孔肠出血。硝石矾石散和大黄蟅虫丸给患者吃上效果更好。

在临床中硝石矾石散为治疗梗阻性黄疸（十二指肠病变引起的）、胰头癌（阴寒为本，瘀热为标）、胆管癌提供了线索。

酒黄疸，心中懊侬或热痛，栀子大黄汤主之。（15）

栀子大黄汤方

栀子十四枚　大黄一两　枳实五枚　豉一升

上四味，以水六升，煮取二升，分温三服。

此条文继续论述酒疸证治。喝了酒引起的那种黄疸用栀子大黄汤，是小承气汤和栀子豉汤化裁出来的方子，心中懊侬栀子豉汤主之，心中有热痛用大黄枳实往下泄热。提示所有苦味的、黄颜色的药物，都可以治疗黄疸，栀子、连翘、黄连、黄芩、黄柏、大黄，包括黄芪。

诸病黄家，但利其小便；假令脉浮，当以汗解之，宜桂枝加黄芪汤主之。（方见水气中）（16）

此条文论述黄疸兼表证的证治。"诸病黄家，但利其小便。"黄疸者，胆红素太高，在尿液当中排泄的时候尿道会有涩痛感，快好的时候，胆红素在小便当中的量就少了，小便就痛快了。黄家的治疗要利小便，这样解释"但利其小便"：茯苓、泽泻、猪苓，然后加上车前子、白茅根，实际上是在稳定肝细胞；黄连、黄芩、黄柏、连翘、栀子都有解毒作用，减轻毒素对肝脏造成的刺激，给肝脏自我修复提供一个机会。所有病的黄家，治疗的过程中让小便通利了就快好了，不是单纯的利小便，茵陈五苓散利小便了，茵陈术附汤是大小便都利了，麻黄连翘赤小豆汤也让小便通利了。

"假令脉浮，当以汗解之，宜桂枝加黄芪汤主之。"脉浮紧无汗，是麻黄连翘赤小豆汤；微有汗——皮肤潮湿，即为桂枝加黄芪汤。黄疸有血管微循环的损害，会出现营卫不和，用桂枝汤调和营卫，改善肝细胞供血；黄芪可以使得受损的细胞机能正常化，即益气（人参是让缺氧的细胞机能正常化）。故此方既调和营卫——改善微循环，也修复受损的细胞机能从而治疗黄疸，这种黄疸主要是因为身体虚劳，故桂枝加黄芪汤主之。

诸黄，猪膏发煎主之。（17）

猪膏发煎方

猪膏半斤　　乱发如鸡子大三枚

上二味，和膏中煎之，发消药成，分再服，病从小便出。

此条文论述胃肠燥结的黄疸证治。除了硝石矾石散要泻下攻之以外，还有一个方子就是猪膏发煎可以润下之，就是把人的头发在猪油里面一直熬，用猪油将头发中脂溶性的胶质蛋白熬致溶解，"发消药成"，然后给患者吃，可以利黄，主要是针对梗阻性的黄疸。注意把人头发放到猪油里不是炸，油温不要太高。有瘀滞要用硝石、矾石往开散，当散不开的时候需要润，故用猪油，猪油、猪皮胶是滋阴的。高热时间长，患者消耗、瘦得很厉害，用猪皮胶——猪肤膏，滋养结缔组织中的蛋白纤维。黄日久，人很消瘦了，此时脉证里没有用硝石矾石散的指征，用茵陈蒿汤就寒了，攻之无法、泻之不能、消之不及、温之不可，寒之不能，就用猪膏发煎。适用于黑干、瘦的黄疸患者。在民间就有这样的方子，主要是祛瘀通利水道的。不是血余炭，一定不要理解成是猪油和血余炭，血余炭是止血的。为了能让此方喝起来不腻，可以放一点蜀椒，蜀椒降气又能暖肝。

黄疸病，茵陈五苓散主之。（一本云茵陈汤及五苓散并主之）（18）

茵陈五苓散方

茵陈蒿末十分　　五苓散五分

上二物和，先食饮方寸匕，日三服。

此条文论述湿重于热之黄疸证治。黄疸病，脉浮、口渴、不欲饮水、小便不利，茵陈五苓散主之。服药后小便就增多，大便也增多，出汗也要增多，它一下会把三个排泄黄疸的通道都开放了，茵陈和五苓散的比例是二比一。此方需要与桂枝加黄芪汤、麻黄连翘赤小豆汤鉴别。茵陈五苓散证与五苓散证脉类似，舌质淡、舌体胖，水滑苔。

黄疸腹满，小便不利而赤，自汗出，此为表和里实，当下之，宜

大黄硝石汤。（19）

大黄硝石汤方

大黄　黄柏　硝石各四两　栀子十五枚

上四味，以水六升，煮取二升，去滓，内硝，更煮取一升，顿服。

此条文论述实热重于湿之黄疸证治。"黄疸腹满，小便不利而赤，自汗出，此为表和里实，当下之，宜大黄硝石汤。"这是急黄，黄疸的胆红素太高，小便是红色的，又有汗出，里热未清，故用大黄、黄柏、栀子清热利湿，肝里阴寒内结故用硝石破阴寒，此时硝石最好是火硝。服药后泄之，开始泄的时候大便通了，小便便出大黄和黄柏的颜色，小便更浓了，等排出黑便，小便马上就变清了。

黄疸病，小便色不变，欲自利，腹满而喘，不可除热，热除必哕，哕者，小半夏汤主之。（方见痰饮中）（20）

此条文论述黄疸误治变证的证治。黄疸病后期，小便的颜色越来越好的时候，此时出现了一个问题"小便自利"。古人没有化验，此时化验一下胆红素还是高的，它已经进入恢复期了，但疾病还没有好。"腹满而喘，不可除热"，看见腹满而喘还以为是阳明病，准备用承气汤的办法再清一清，这个时候的腹满不是下焦有热，是中焦的热，不能除热，故小便的颜色比较浅、腹满为主是茵陈术附汤证，不能过度地用大黄硝石汤。不可除热，"热除必哕"，到了临界点，实际上黄疸刺激身体引起的热已经很轻，但肝细胞还没有完全恢复，仍处于机能非常低下的状态。清热就会过之，只需要很平和的健脾利湿，时方就是三仁汤，经方用理中汤去干姜，因有腹满把干姜换成厚朴。厚朴温中、行气又能去湿气，清阳明热的药物伤了胃气、脾气，就出现恶心，"热除必哕，哕者，小半夏汤主之"。比如用了大黄、黄柏、硝石下之，患者马上就肝坏死，不停地呕吐，赶快用小半夏汤降逆止呕。只要出现烈性呕吐，就用半夏生姜。半夏解决整个胃肠黏膜的水肿，没有这个水肿刺激就不呕，是因为水肿才呕的，生姜解决降逆止呕，也能解决黏膜下的血液循环。虚寒者用茵陈术附汤或加大建中，呕家如果胃脘满闷用小建中，呕得就更厉害，故先用大建中，肠道暖了呕就止，小半夏加大建中效果更好。

诸黄，腹痛而呕者，宜柴胡汤。（必小柴胡汤，方见呕吐中）（21）

此条文论述湿热反侮少阳的黄疸证治。柴胡类方属于半表半里证。讲茵陈蒿汤清里、解表时，不能忘了和中。半表半里的实证，可用大小柴胡汤、柴胡建中汤；半表半里的虚证和阴证要润，猪膏汤。

男子黄，小便自利，当与虚劳小建中汤。（方见虚劳中）（22）

此条文论述萎黄的证治。小建中汤的表现：虚劳里急、腹中悸、衄，脉和桂枝加黄芪汤的脉有接近的地方，可以用小建中汤也就可以用黄芪建中汤。"男子，小便自利"，其实是劳疸的轻证，是腹中、脐周有拘急，不是少腹部的拘急。此时劳是因为房事所伤，能用金匮肾气丸就能用小建中汤也能用酸枣仁汤，但是要知道瘀在里，不仅仅是虚劳用小建中，还得解决它的黄，这是劳黄。治疗黄疸就是卧床休息，结果还过度体力劳动，黄得更厉害，故虚劳小建中加上茵陈术附汤；如果还劳心劳神，三天没睡觉那就加上酸枣仁汤。

徐方阳三十年扶金匮要略教程

附方

瓜蒂汤　治诸黄。（方见暍病中）

瓜蒂汤治诸黄，用哕的办法，吐出来张力改善，黄就减轻；瓜蒂汤在痉湿暍病里面讲过，用吐就可以缓解宿食。

《千金》麻黄醇酒汤　治黄疸。

麻黄三两

上一味，以美清酒五升，煮取二升半，顿服尽。冬月用酒，春月用水煮之。

春天采麻黄，升发之气足，肝脏也是大腺体，治疗初得黄疸的时候需排泄通畅，故用嫩麻黄。嫩麻黄的麻黄碱并不特别丰富，兴奋迷交感神经的作用不是很强，仅有加快代谢的作用。其应用指征是有表证，如风水，到了实水用麻黄就不对了。古人治疗的黄疸大部分是微生物介导的黄疸，故发病伊始皆应有表证。米酒度数比较低，但比醪糟的度数稍微高点。醪糟煮麻黄可以治疗黄疸，同时醪糟煮麻黄也可以解表，醪糟就把桂枝、炙甘草、生姜、大枣代替了。

麻黄除了能发汗利小便，大量的麻黄加上酒可利血脉、通血痹，但是最好要和酒在一起。同理，村里的人拿麦苗加黄酒治疗黄疸，没有麻黄也可以拿麦苗，麦苗捣汁兑上黄酒都能治疗黄疸。那个时候麦苗相当于茵陈，它正好有三春上升升发之气，既能当茵陈来使，也有一定的升散之气，也能有麻黄之性，所以放点黄酒煮一煮麦苗，这都是治疗轻症黄疸，用麻黄加酒来治是个寒湿比较重的。这种黄疸是阴黄，麻黄连翘赤小豆是治疗湿热重的阳黄。

肝脏的本质就是腺体，但是肝脏有自身的特殊性，也有表里及半表半里，只要有腺体的地方就遵循由表到里的六经辨证。所以黄疸的治疗思路，是从六经全面的整体治疗，一直从麻黄治疗到乌梅丸、猪膏发煎治疗半表半里的阴证。

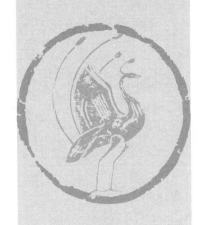

惊悸吐衄下血胸满瘀血病脉证治第十六

这篇内容不多，但是信息量很大。惊和悸是两个问题，吐衄指的是吐血和衄血，包括下血和大便出血或仅仅是瘀血导致的胸满。这类型疾病都有一个大前提是受了惊恐以后出现的心悸及出血性疾病：吐血、衄血、下血等；胸满、瘀血严格意义上讲是惊悸引起瘀血导致的胸满。所有的出血、衄血、下血都与惊恐有关，惊悸本身也是受到惊吓引起的一种反应，在短气胸痹篇和前面的病篇里，发病其实都与受惊恐有关。内伤疾病都与喜、怒、忧、思、悲、恐、惊有关，一个人愤怒持续的时间总是比较短，是一过性的，会对机体造成一定的损伤；喜对机体有损害，但更多的是带给机体愉悦感；忧对身体造成的是一种慢性的损害，整个《金匮要略》里面讲的所有的病变，其实都与慢性损害有关系，忧与思经常一起出现。悲伤对人造成的损害也是非常大的，如果没有原发病或者没有引起其他疾病，悲伤最多持续三年，它是有期限的：第一个期限是麻木期，通常是七周，神经反应会屏蔽，处于一种麻木状态；过了七七四十九天以后悲伤的情绪才会唤醒，七周到十五周，50～100天是急性损伤期，会产生思念、哀悼等一系列的情绪反应，一百天急性损伤期过去了；一年以后悲伤感消除一大部分，三年以后就正常生活。如果没有造成抑郁症或其他的疾病，这种悲伤感就会从大脑中清除掉，以后看到某种东西经常会想起亲人来，或到了忌日会想起来，但没有悲伤带来的痛苦感觉。惊是外界的生活突然刺激引起的情绪反应，如果没有对这个事情做出预防，突然受到惊吓，对身体造成的损害是急性的、强烈的，有时候这种损害是巨大的和不可逆的，这就是惊吓，惊吓对身体造成慢性损害，会在心灵当中留下阴影，所以《金匮要略》中把惊悸放在一篇中讲述是有意义的。现代心理学上讲，人受到外界刺激时有三种反应：战斗、逃跑及木僵反应。战斗反应时，大脑皮层高度运转，心跳加速，胸廓、上肢肌肉充血，肌张力升高，准备战斗。当战斗没有希望的时候我们做出逃跑反应，下肢肌肉马上就有了力量。当无法做出是战斗还是逃跑的判断时就呆住、懵了——木僵反应。三种反应都有血液的重新分布，故伴随血管相应的扩张、收缩。突然的刺激就会引起心脏收缩力量的改变、心率的变化，超过神经感受的范围，就会感到心悸，故惊会引起悸。悸是主观感受，惊是客观刺激。

受到惊吓以后，首先引起交感神经的应激反应。应激反应从西医学来说，表现为大脑皮层高度兴奋，肾上腺皮质激素分泌，人的肌肉的紧张，心输出量的增加，心脏搏动的增快、搏动的有力，血管、肌肉相应地做出一些调节，然后就是瞬间所有的系统，包括胃肠系统、神经系统做出调节。神经做出来的调节是以惊悸来表现的，血管做出来的调节，严重的时候如果身体内有个潜在病灶、慢性炎性病灶或溃疡病灶，就会造成血管过度的扩张和收缩，引起吐血、衄血、下血等一系列出血性疾病，所以把惊悸和出血放在一篇来谈。惊悸是诱发出血的重要因素，有的患者无出血症状但造成血管调节机制紊乱，即瘀血会造成胸满，甚至会造成一系列的问题。但此处讲胸满为特点的瘀血，其他地方瘀血我们可用祛瘀血汤、桃核承气汤、抵当汤等，胸满应该怎么处理，本文给出了具体的论述，这就是本篇的内在逻辑性。

当体内有水气、痰浊的时候，会出现胸满。简单的茯苓杏仁甘草汤就可以解决水气，有痰浊则加半夏、瓜蒌、薤白等。惊悸、胸满可以不伴吐衄、下血，但惊悸和胸满是吐衄、下血的基础，如果进入失代偿期，血管破裂就会出现吐衄和下血。当然，吐衄和下血除了与惊悸有关系，还与其他的原因有关，尤其是下血——大便出血，主要原因在于脾胃的运化，同时与情绪的应激状态有关系。经常处于应激状态就会影响脾胃的运化，思虑伤脾是慢性应激，急性应激是肝旺。

这一篇的主要内容讲吐血、衄血、下血、惊悸、胸满。惊悸我们在《伤寒论》讲桂枝证、桂枝加龙骨牡蛎汤及柴胡加龙骨牡蛎汤已经都讲过了，胸满我们在胸痹篇里也讲过了，所以我们在这里主要讲吐衄下血。

经方扶阳三十年
金匮要略教程

寸口脉动而弱，动即为惊，弱则为悸。(1)

此条文从脉象论述惊和悸的病因病机，受到惊吓寸部脉可见动脉。关于"动脉"，山西已故经方家刘绍武先生认为，脉在关上冲一下，关下冲一下，搏动点不固定。可以感觉到肌肉在动是受到惊吓的表现，人受到惊吓时，眼球也在动，动表示受惊吓，是实证，需要潜镇，动是因为受刺激，收缩增强，引起心输出量增加，引起血管搏动的增加；"弱则为悸"，悸的原因是心脏的搏动增快，但是输出的量并没有明显增加，血流及血管壁的张力并没有明显增加，故感到是弱脉；所以当正常机体受到惊吓时，会表现为亢奋性调节，若机能低下，做不出亢奋性调节时，感到心脏搏动有异常，脉很弱为悸。这是张仲景对此种疾病的分类，并把这种悸能在脉上捕捉到的叫结脉、代脉。故惊是实证，悸是虚证。

师曰：夫脉浮，目睛晕黄，衄未止；晕黄去，目睛慧了，知衄今止。(2)

此条文从望诊切脉以判断衄血的预后。"夫脉浮，目睛晕黄，衄未止"，吐血、衄血都伴有球结膜的充血和瘀血。尤其是经常吐衄的人，其血管要进行重新分布，既有收缩又有扩张，其人白睛晕黄且直视、可伴有焦虑紧张。故目睛晕黄，眼睛还有点发直，尺部脉又是浮的，表明出血还不会马上止住。西医除了给止血药，给垂体后叶素与镇静剂，只有让情绪平和下来，血管的张力才能改善，出血才能有效地止住。

通过结膜下血管情况判断身体血管还处于扩张态势，则容易出血，这是古人的办法。而且有晕黄，则说明有炎症、有热、有瘀滞，热会迫血妄行，瘀滞使血不循经而出血，治疗的过程当中晕黄去，眼睛变得有神，但不是亢奋性的有神，不是惊悸，而是眼神变得正常。所以脉变沉弱，"晕黄去，目睛慧了"，眼睛有神、很灵活，就知道衄血会止住。

又曰：从春至夏，衄者太阳，从秋至冬，衄者阳明。(3)

此条文论述四时气候与衄血的关系。春天到夏天的出血性疾病是太阳证，太阳是升散的，为表证；从秋到冬衄者属于阳明，为里证。古人把万事万物分为阴阳，春天体表的血管呈现出扩张的态势来，出血就是体表的血管运动障碍，则是太阳；从秋到冬阳气是收敛，胃肠的热多，这时候出现的吐血衄血疾病为里证，这是张仲景的看法。

衄家不可汗，汗出必额上陷，脉急紧，直视不能眴，不得眠。（4）

此条文论衄血禁汗及误汗的变证。述衄家不可汗，出血性疾病是血管内容物丢失，汗为心液，出汗时也是血管内容物丢失，所有出血性疾病再用发汗的办法就进一步加重机体血容量的丢失，出现一系列问题，汗出额角这个地方就塌陷下去，出现脱水的情况。失血以后心脏做出应激性反应，心率增快，脉变紧急，失血以后人处于应激状态，变得惊恐、紧张，目直不能眴，睡不着觉。

凡衄家不可发汗，尤其是不能用麻桂法发汗。我们现在能看见的反反复复不断出血的患者类型有什么呢？临床上见到的有血管性的紫癜、肉眼血尿等。紫癜患者是微循环血管内皮细胞之间的通透性增强，间隔大于红细胞的直径。出血是局部的问题，因为自我修复的机制，要出现痉挛，衄家近端及远端的血管皆会出现痉挛。因为桂枝解决微循环血管的痉挛问题，但此时通透性的问题没有解决，用桂枝后增加出血，同时出汗会使血浆内容物丢失、红细胞相对增多，渗出增加，故不可用。紫癜患者，其实是血管（内）壁的炎症，我们在特定的情况下是可以用桂枝法的，如紫癜伴肚脐周围的疼痛，可以用小建中汤。因为此时痉挛是最终发病的主要原因，可用牡丹皮解决血管壁炎症。

病人面无色，无寒热，脉沉弦者衄；浮弱，手按之绝者，下血；烦咳者，必吐血。（5）

此条文论述衄血、下血、吐血的不同脉证。患者面色苍白，没有血色，是贫血的患者即亡血家，贫血是红细胞产生减少或者丢失增多，患者没有血色，也没有寒热即无感染性的疾病；又有寒热又没有血色是白血病即失荣；疟疾会导致贫血，日久有寒热，发热恶寒，发热早期体表的血管都在收缩，脸色是青白的。如果有发热、恶寒是表证，无恶寒，单纯的发热，面色苍白，要么是失血，要么是少阴病"脉弦细，但欲寐"。但是少阴病也有热，感染性疾病发展到少阴有热，此处脉是沉弦脉，有少阴脉，没有寒热，没有血色，这是出血性疾病。"脉沉弦"，弦是有寒凝、沉是机能不足即肌筋膜和血管壁有痉挛，这是衄血。

如果出现沉弦脉而没有发热恶寒这个感染性疾病的情况，那就是失血性疾病。尤其过去的女同志，生完孩子大出血，医生号脉，说失血；吐血摸脉不是很微弱的，患者也不是很平静，那患者肯定还要吐，这是双向的。

如果"脉浮弱，按之绝"，脉空荡荡的，沉取即无，因为血管扩张，没有血，故脉空，按下去没有脉，这是下血，消化道出血能看到大便黑，出血量一定很大，鼻衄的出血量肯定没有消化道出血的量大，消化道出血呈现出浮弱脉那是血管进行重新的调节。

如果出现烦躁的咳嗽，很容易把血管咳破，出现吐血。

这是对衄血、下血、吐血从脉和体征上进行的一个诊断。

夫吐血，咳逆上气，其脉数而有热，不得卧者，死。（6）

此条文论述吐血的预后，古人对于吐血与咯血分不清，凡是从口鼻里出来的不是吐血就是咯血。后人把有食物夹杂的是吐血，没有食物有痰的是咯血。"咳逆上气"有可能吐血也可能咯血。"脉数而有热，不得卧者"，脉数出现吐血咯血，咳逆上气，气机上逆，心输出增加，血管紧张度增高，上半身的血管处于扩张的状态，然后烦躁不得卧，焦虑，这是死证，很快在短时间内，身体中有效血液循环里的血全部丢失就会死掉。

不管是吐血还是咯血，都咳逆上气，其脉数而有热者，身体处于肝气旺、紧张的状态。气上逆，容易紧张、烦躁不能平卧，会引发大量的出血，会死掉。故凡是出血性疾病要避免一切刺激，保持安静，不能让血管扩张与收缩失去调节，否则肯定要大出血。

夫酒客咳者，必致吐血，此因极饮过度所致也。（7）

此条文论述酒客咳、吐血的病因病机。经常嗜酒的人咳嗽，不管是有痰的咳还是无痰的咳，反复地咳必定会出现吐血或咯血，是因为喝酒过度所致。喝酒了以后，胃肠道、血管、肝脏进行一系列调节，长此以往会损伤胃肠道黏膜、损伤肝脏、损伤血管系统。酒本身对胃肠道损伤导致炎症和溃疡，对肝脏损伤导致门静脉的扩张、门静脉的迂曲，甚至会咳嗽。咳嗽剧烈就会造成食管下段、胃底扩张的血管出血，出现吐血、咳血。喝进去的酒精要分解成二氧化碳和水，故饮酒的过程当中会产热，散掉热时体表血管要扩张，故经常饮酒的人会出现表层散热，血管、黏膜下血管的扩张及深层次血管痉挛，所以在刺激下就会出现血管破裂。

寸口脉弦而大，弦则为减，大则为芤，减则为寒，芤则为虚，寒虚相搏，此名曰革，妇人则半产漏下，男子则亡血。（8）

此条文论述虚寒亡血的脉象，"寸口脉弦而大"，面色比较白，代表虚劳和失血，虚劳和失血在治疗时有共同的地方，均可使用当归黄芪建中汤治疗。

"弦则为减，大则为芤，减则为寒"，实际上是弦则为寒，脉管比较紧，大是脉管里有效血容量充盈的不够，表现为芤，这种虚寒相兼的脉叫革脉。出现革脉，妇人就是半产漏下、血崩，产后胎盘剥离得不完全，导致不断出血，可用生化汤生新祛瘀；男子则是受了金创，打仗外伤失血，或长期痔疮出血，长时间的痔疮出血也会出现贫血情况。

亡血不可发其表，汗出则寒栗而振。（9）

此条文论述亡血禁用汗法及误汗伤阳的变证，"亡血不可发其表"，大量出血的人、亡血家不可发其表、发其汗。出完血、出完汗后有效循环血容量不足，患者就会恶寒怕冷，表现为寒栗而振。亡血不光是血细胞的丢失，同时还有血浆内液体的丢失。汗为心液，汗全部是从血液里面出来的，会造成有效血容量的进一步丢失，加重贫血，也会加重贫血的症状。贫血会导致心功能的损害，一出汗就更易虚脱。贫血的患者感冒了，稍微给点解热镇痛药，就会出现虚脱、心慌、心跳、头晕、疲乏等，即"汗出则寒栗而振"。这就是亡血家不可发其表的原因，容易虚脱。

病人胸满，唇痿舌青，口燥，但欲漱水不欲咽，无寒热，脉微大来迟，腹不满，其人言我满，为有瘀血。（10）

此条文论述瘀血的脉证，在前面胸痹短气篇已经讲过因为水气、水湿、痰饮、痰湿、瘀滞等一系列原因导致的胸满、胸痹。此处为瘀血导致的胸满，它的特征是唇痿舌青，长时间慢性瘀血的患者口唇会萎缩。临床上很多患者有这种表现，舌头伸出来是发青的，口干燥，欲漱水不欲咽，瘀血内停，唾液腺分泌的津液减少，仿佛是想喝水，但是因为瘀血的原因导致机能低下，气化功能减弱，即化学反应减慢，所以患者出现但欲漱水不欲咽。"无寒热，脉微大来迟"，是瘀血导致的，不是炎症，故无寒热。脉大来迟，一是脉宽大，一是来迟，脉大是因为体内有瘀血，摸见体表血管如桡动脉就宽大。体内血管要做出调节进行代偿，血管代偿的结果是彼处的血管会有一点轻微的扩张。但因血管的阻力增加，心脏的输出量也会减少，脉会变得迟。就像血痹虚劳篇中所讲的脉大为劳，表面上看是虚劳，实际上是有血痹，体表的血管扩张，实际上体内的血管是痉挛、收缩和瘀血的状态。"腹不满，其人言我满"，看上去患者胸部、腹部并不是胀满的，无桶状胸，但患者自己感觉到胸部满闷。这里应该讲胸不满、其人言我满更好，这就是瘀血导致的胸满，瘀血刺激产生信号传递到大脑，大脑做出感觉反馈——疼痛、胀满。轻度的疼痛就叫痒，根据疼痛的程度可有疼痛、胀满、拘挛等感觉。故患者并没有腹胀的情况，自己感觉到腹满，是因为瘀血。

病者如热状，烦满，口干燥而渴，其脉反无热，此为阴伏，是瘀血也，当下之。（11）

此条文论述瘀血化热的脉证并出其治法。"病者如热状"，患者好像在发热，其实体温却不高，表现为胸满而烦，口干燥而渴，但欲漱水不欲咽。"其脉反无热"，脉象无滑数等热象表现，此为阴邪内伏，是瘀血表现的这些状况，当下之，抵当汤、桃核承气汤、祛瘀血汤等这些方子进行选择运用。所有的病理产物，分子量比较大就从肠道里面排出去，小分子量的就用汗法。瘀血相对来说比较大，不可能从毛孔里面排走，就从肠道里面排走。肠道是排走病邪的门户，所以在用承气汤的时候，问患者大便怎么样，摸见脉是实脉，即使患者大便也照样用下法；若脉滑实而涩，则承气汤加上祛瘀血汤，一下就清爽了。

火邪者，桂枝去芍药加蜀漆牡蛎龙骨救逆汤主之。（12）

桂枝救逆汤方

桂枝三两（去皮）　甘草二两（炙）　生姜三两　牡蛎五两（熬）　龙骨四两
大枣十二枚　蜀漆三两（洗去腥）

上为末，以水一斗二升，先煮蜀漆，减二升，内诸药，煮取三升，去滓，温服一升。

此条文论述火劫发汗致惊的治法。患者本来受了惊，医者又用热灸的办法让他发汗，又失血又发汗，则桂枝去芍药加蜀漆牡蛎龙骨救逆汤主之。这个方子我们在《伤寒论》中也讲过，失血了又让患者大量出汗，体内炎性病灶分泌的水气、水液、痰浊变得浓度更高，一方面是惊悸、心慌、心跳、烦躁，另一方面用一般的祛痰方法祛不掉，只能用蜀漆来祛痰，本来是苓桂术甘汤治疗的水气，用半夏可以化掉的痰，结果因为火逆，让痰变得浓度更高了，就得用蜀漆来解决。

服用蜀漆会导致消化道反应比较重，但效果来得也比较快，若有足够的时间可以用瓜蒌、半夏、川贝母配合温阳药的办法来解决。如果可以买到蜀漆，患者的正气比较足，痰浊明显当用蜀漆时，可提前告知患者会吐出或排出黏液，但排完后，身体会很疲乏、没有精神，不过休息一段时间就会好转。

心下悸者，半夏麻黄丸主之。（13）

半夏麻黄丸方

半夏　麻黄等分

上二味，末之，炼蜜和丸小豆大，饮服三丸，日三服。

此条文论述水饮内动之心悸治法。心下悸，其人叉手自冒心，桂枝甘草汤；如果有水气，用苓桂术甘汤；如果脐下悸用苓桂枣甘汤，用桂枝法来解决心下悸，用祛水气、祛水饮、祛痰饮的办法去解决阻滞心阳运行的因素，此处给出半夏麻黄丸，用半夏是因为痰浊和气壅导致的气逆，气逆影响了心阳的下降；如何理解麻黄和半夏组合起来治疗心悸。因为悸是虚证，麻黄是祛实的不是补虚的，此处之心悸乃是心率减慢引起的心下悸，正好是桂枝法的反面。桂枝法治疗的心悸是心跳比较快的，用半夏麻黄丸的时候是心率减慢的，麻黄可以起到提高心率的作用。所以，当慢性心律失常的患者感觉到心悸时可以用麻黄，当然虚证时还可以用一些补虚的药物。

在此处，张仲景特别提示出现了悸，尽管是虚证，但仍用麻黄，乃是因为此处的悸，是由心率减慢又有痰浊内停所导致的，所以用半夏麻黄丸。如果水气导致了心率的减慢，那就是茯苓白术加麻黄，麻黄加术汤、麻黄白术茯苓汤。麻黄有时候用到 30 克以上才起效。生半夏和麻黄等分，此为蜜丸，故不用甘草。慢性心律失常引起的心悸，因为痰浊水气阻滞心阳运行，麻黄本身能强心阳、利水气，半夏降逆化饮邪。通过摸脉、看舌质分辨清浊，舌质水滑的就是茯苓，有点黏腻的就是半夏。此方的应用指征就是窦性心动过缓，然后伴有期前收缩。

吐血不止者，柏叶汤主之。（14）

柏叶汤方

柏叶　干姜各三两　艾三把

上三味，以水五升，取马通汁一升，合煮取一升，分温再服。

此条文论述虚寒吐血的证治。"吐血不止者，柏叶汤主之"，吐血的患者用一般的方法止不住的时候，可采用见血休治血，当先降其气，即降其气，清其火。张仲景给出的办法是用柏叶、干姜、艾叶、马通汁，马通汁即马粪的汁，用马粪泡下的水加以上三味药熬制。柏叶清热凉血止血，艾叶温经止血，马粪清热降气泻火，即两个寒药、两个热药。张仲景提示我们关键是艾叶和干姜，当用常规的办法止血止不住的时候，一定要想到出血固然是因为血管的扩张，还要看到出血不止的时候存在远端血管的痉挛使血管回流的阻力增加，如果不解决远端血管的痉挛，不解决阻力的增加，单纯止血是止不住的。血管的扩张是急性炎症的表现之一，表现为红肿热痛，但不要看见出血、红肿热痛就认为这是火，凉血就一定要用柏叶、大蓟、小蓟。张仲景指出，寒证引起的出血则要用干姜、艾叶。在临床上，用炮姜、甘草加阿胶来止血也是同样的道理，这是寒证引起的出血，而且出血性的疾病往往有寒象，马通汁是止血最重要的一个药物。

下血，先便后血，此远血也，黄土汤主之。（15）

黄土汤方 （亦主吐血衄血）

甘草　干地黄　白术　附子（炮）　阿胶　黄芩各三两　灶中黄土半斤

上七味，以水八升，煮取三升，分温二服。

此条文论述虚寒便血的证治。先血后便是近血，是痔疮出血；先便后血乃远血也，是肠道的炎症引起的出血。出血性的炎症，如结肠炎、出血性的肠炎、出血性的结肠溃疡等引起的远端的出血，叫远血，黄土汤主之。前面学习过白头翁汤治疗热痢，痢有血那是热，用黄连、黄柏、秦皮清热治疗出血；单纯的寒性出血用桃花汤。

对于有红肿热痛的炎症导致血管扩张引发的出血，出血时间久了会寒热错杂，所以给出的方子也是寒热错杂的。用干地黄降低炎症的反应性，黄芩和解、中和炎症的代谢产物即解毒，用甘草、白术、附子来解决虚寒，用阿胶来养血止血。同时，用灶心黄土起吸附作用，把黄土通过高温反复加温以后，变成类似于活性炭一样有非常好的吸附性，一是把这些药物吸附到肠黏膜上，广泛地覆盖在肠道的炎性病灶上，既消炎又止血，二是解决慢性炎症引起的寒凝的表现，即血管痉挛。黄土的黏附性和吸附性对出血性的病灶起一个吸附作用，把病灶上面的病理代谢产物、炎性产物吸附走，使它们不再刺激病灶，给病灶一个修复的机会。所以灶中黄土在此起着非常重要的作用。在临床中也可以用炒过的八面蒙脱石散、打成细粉的活性炭代替灶心黄土，效果也很好。

讲完肠炎出血，然后讲痔疮出血。

下血，先血后便，此近血也，赤小豆当归散主之。（方见狐惑中）（16）

此条文论述湿热便血的证治。赤小豆当归散治疗痔疮出血，赤小豆用于痔疮出血局部有水肿、有水气、有湿气停聚，其解决炎性产物堆积、解决炎症渗出问题，当归调节血管运动，所以用赤小豆当归解决既有渗出又有血管调节障碍的问题。

痔疮发病的地方，血管调节本身就有障碍。人是一个站立性的动物，痔静脉不好回流，再加上腹部的压力，使痔静脉回流不好，容易引发炎症、渗出、水肿渗出，这一系列问题赤小豆可以解决，而当归可以解决痔静脉血管调节机能障碍，所以这是治疗痔疮出血非常好的一个方子。

剩下的问题是胃肠道功能障碍，可以用理中汤、泻心汤、大小建中汤来治最本质的问题。用当归赤小豆的时候亦用地榆、侧柏叶。

心气不足，吐血，衄血，泻心汤主之。（17）

泻心汤方 （亦治霍乱）

大黄二两　黄连一两　黄芩一两

上三味，以水三升，煮取一升，顿服之。

此条文论述热盛吐衄的证治。心气不足，吐血衄血用泻心汤，可以是黄芩黄连大黄泻心汤，也可以是干姜泻心汤和甘草泻心汤。如果是单纯有热，是个急性的出血，黄芩、黄连、大黄治疗急性出血非常好。如果还有热，治疗胃出血用大黄柏叶汤，柏叶就是侧柏叶，效果就很好。泻心汤经常与好多方子合一起使用，黄连、黄芩、半夏、人参、炙甘草、干姜、生姜、大枣，把生姜、大枣去掉，把干姜留下，作为泻心汤经常在用。所以它讲的心气不足是心悸，出血的人都有点紧张，尤其大量出血的人心慌，出血时的心慌一定是个虚证，所以心气不足，用黄连、黄芩、大黄把血止住，如果又反复出血好几次，用大黄、黄连、黄芩和柏叶汤一起来使用，或者是泻心汤把生姜、大枣去掉，不再发散，不再对小血管起扩张作用，就可以来用，寒热并用，这个方子就讲到这儿。

胸满瘀血证，桃核承气汤、抵当汤、祛瘀血方、鳖甲煎丸、大黄䗪虫丸都是在这里用，要视情况而定。胸痹短气篇里水气、痰浊、寒凝都有，再把瘀血放进去，就形成很完整的篇章了。热性的出血性疾病、寒性的出血性疾病、气虚的出血性疾病都讲了，气虚的出血就是虚劳里急，用黄芪当归建中汤；出血性疾病带来紧张用桂枝加蜀漆龙骨牡蛎汤；反复出血引起的紧张用酸枣仁汤，出血引起的紧张，睡不着觉，可以用大量的酸枣仁，酸枣仁汤加上泻心汤、酸枣仁汤加黄土汤、酸枣仁汤加柏叶汤，还可以加半夏麻黄丸，酸枣仁汤是安神的，半夏化痰化浊气，麻黄提高心率，都可以放到一起来使用。

尽管这一篇条文不多，但我们把既往的东西整合后，治疗血证就成了一个比较完整的篇幅。

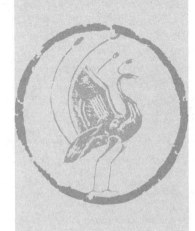

呕吐哕下利病脉证治第十七

在《伤寒论》六经病的霍乱病篇对呕吐与下利都已经有了详尽的描述，呕吐是疾病中的一个症状，见于六经病中的某些过程，还有某些特定的人群，比方脾胃虚弱、胃气上逆的人群患外感病的时候就会出现。有的时候是误治所致，即使是正治，也有呕吐，比如柴胡证、五苓散证，小青龙汤也是治疗吐涎沫，不一定非要咳喘，有涎沫、又有外感，是外感风寒，一定是用小青龙汤来解决。所以呕吐在六经的证治当中已经给了我们很详细的、很明确的答案，在《伤寒论》中，已经学习过呕吐、哕、下利，太阴证、阳明病热结旁流、少阳病均可出现下利症状，里面提到葛根芩连汤、葛根汤可以治下利。呕吐多见于少阳病篇。我们鉴定外感病到底有没有少阳问题，鉴别点就在于是否有呕的表现，其人干呕、呃逆，我们就知道可能有少阳病。

在这一篇里面，单独把呕吐、哕和下利提出来，大概是张仲景在临床实践当中就发现呕吐是这类疾病的特征性症状，比方说胃反、朝食暮吐、暮食朝吐就是以呕吐作为发病的主要特征，就可以做出粗浅的判断，知道幽门有问题。在此篇当中就提出了一个明确的概念，呕家是患者的胃肠功能紊乱，经常呕吐，现在因为有很多的药物及治疗的手段，这种呕家病变越来越少。但是胃食管反流这个问题依然存在，逐渐发展会成为呕家，现在干预手段比较多，给予胃肠道动力药如甲氧氯普胺、莫沙必利、制酸药物等治疗后，呕家不多见，但是胃食管反流家很多见。因为食管反流引起的哮喘、鼻炎很多，呕家这类人群是存在的，是值得我们大家单独把它拿出来进行研究的。如果只有呕吐的动作，没有呕吐物就叫呕，如果把胃内容物也吐出来，那就叫吐。呕、吐既有联系，又有区别，都是胃肠道的逆蠕动。

下利既可以作为一个症状，也可以作为一个病而存在。在《伤寒论》

里面，它是葛根芩连汤证的一个症状，但是下利也可以作为一个病，比如胃肠道的炎症、菌痢、急性痢疾、慢性痢疾、阿米巴痢疾、休息痢、结肠炎、肠道激惹综合征等。它既可以作为一个症状存在，也可以作为一个病存在。当然我们在《伤寒论》里面，主要讨论的是症状，现在我们是单独把下利这个病拿出来。《伤寒论》中讲述过的，此篇不再重复，这种方式在古代叫"互文"。哕是消化道胃气上逆的一个症状，这个症状比呕和吐都轻。

此篇要讨论的是以呕吐、哕、下利为主要症状独立的病，所以张仲景在这里讲呕吐哕下利，主要症状就是呕、吐，或者是哕，或者是下利，就是个以此症状为主要表现的疾病。所以这个病一年当中可能反复发病，间断发病，也可以作为长期不愈的病，像食管反流，它一般不可能治愈，只能是症状的控制，会因为饮食的不当、情绪的波动、劳累等而加重，经过适当的治疗和调养可以减轻。所以张仲景就提出呕家，长期腹泻叫下利家。

夫呕家有痈脓，不可治呕，脓尽自愈。(1)

此条文论述痈脓致呕的治疗禁忌，长期或者间断呕吐的患者，突然有化脓性的感染，此时不要治呕，要治痈脓，痈脓净，呕家也就自愈。过去人讲痈脓靠呕才能加快排出，有一定的道理。如果是体表的化脓性感染，长了背疽，背疽与呕，先治疗呕，这个患者呕的时候背疽的地方就疼，呕家一定是胃肠功能以虚寒为本质特征的、寒热虚实错杂的一类疾病。而痈脓在局部是实热证，局部红肿热痛，最后化脓、排脓。呕家的痈脓治疗，一定是考虑这个患者的基本面，然后再用药。这个基本面是以虚寒为本，当脓未成，以红肿热痛为主要表现，脓顶高悬、发热的时候，此时局部要用清热解毒药、清热凉血药，内部解决虚寒的基本面，然后再加清热药的这种办法。因为在没有抗生素使用情况下，最终痈脓的康复，是要通过调胃气来治疗，而不仅仅是止呕。呕存在，胃气还能往上逆，对于痈脓还能往外托，还有胃气向上向外驱邪的机制。如果没有解决脾胃虚寒的基本面，单纯治呕，呕虽然暂时止住，但痈脓就会内收，造成走黄，所以这种病的初期治疗是桂枝加桂汤再加清热解毒药，后期要用暖脾、生肌排脓的药物来进行治疗。张仲景给出来的方子是术附汤，薏仁败酱散也是排脓的，如果化脓厉害的时候应该是用理中汤加上桃核承气汤；如果这个脓顶很小，比如我们针刺的地方受了风，感染了，中医给出的办法是艾灸，艾灸加桂枝加桂汤。如果是个小脓头，则艾灸加桂枝加桂汤，如果是个大脓头，创面很大，多个脓头，用于内痈、外痈，用桃核承气汤加理中汤、大建中汤来解决，或者是大黄牡丹皮汤。这种解决基本面的同时治疗痈脓的办法，实际上暗合呕家有痈脓的治疗原则，是根本性的治疗思路和办法，所以脓好了以后，正好机体的免疫力也经过了一次锻炼，我们以扶正祛邪的方法进行治疗，同时胃肠功能也得以恢复，脓净自愈。这也暗合旧病和新病同时有，先治新病后治旧病；里证与表证同时存在，先解其表再和里。

先呕却渴者，此为欲解。先渴欲呕者，为水停心下，此为饮家。呕家本渴，今反不渴者，以心下有支饮故也，此属支饮。（2）

此条文论述水饮致呕的辨证，呈现呕吐家的转归。呕吐的人不管干预还是不干预，吐完以后欲饮水，这种病要好转。呕家本来胃里面有水饮停聚，出现一个排病反应，要把水排出来，所以才呕，水饮和食物须往出排。排完以后想喝水，表明饮邪祛，津液不足，阳气又能化水气，这就是疾病有一个好的转归。

"先渴欲呕者，为水停心下，此为饮家。"口渴，喝多喝少都要往出呕，是原来就有水在心下或胃里面停留，这不是呕家是饮家，应该用苓甘姜辛五味汤来治疗，饮家不要用半夏、生姜去治。呕家呕完以后就想喝水，呕完以后胃排空就能吃饭，就能进食，以后受到情绪的波动，又开始呕，不影响生命，只影响生活，这才叫呕家。如果呕吐影响生命，死了，就成了呕病，而不是呕家。

"呕家本渴，今反不渴者，以心下有支饮故也，此属支饮。"呕家本渴，呕完以后照样吃喝，今反不渴，吐出清涎，还不想喝水，心下有支饮故也，胃黏膜不断分泌清稀的水液，这不是呕家，此乃饮家，治疗的方法不是治呕，而是治疗水饮，可能是苓甘姜辛五味汤证，也可能是五苓散证，甚而可能是猪苓汤证，但这不是呕家，不要乱治，不要再用生姜、半夏。

问曰：患者脉数，数为热，当消谷引食，而反吐者，何也？师曰：以发其汗，令阳微膈气虚，脉乃数，数为客热，不能消谷，胃中虚冷故也。脉弦者虚也，胃气无余，朝食暮吐，变为胃反。寒在于上，医反下之，今脉反弦，故名曰虚。（3）

此条文论述虚寒胃反的病机。"病人脉数"，脉数是在上面框架下讲的，呕吐的患者脉数，"数为热，当消谷引食，而反吐者，何也"，呕吐的人，数脉应该是阳明脉，即想吃东西、食欲旺盛，而且消化得也快，但为什么反而呕吐？凡是呕吐的人基本上全是脉数，胃要出现逆蠕动，膈肌就要抬高，胃里面的食物反流到食管，食管要从下面往上膨胀，皆会对心脏造成挤压、影响心脏的搏动，心率要增快。"师曰：以发其汗，令阳微，膈气虚，脉乃数。"恶心时总是伴有汗出，汗出就导致阳微——伤了阳气，然后"膈气虚，脉乃数，数为客热"，此时为假热，数为客热，不能消谷，非阳明，呕家是因为胃中虚冷故也，这种呕吐是因为胃中虚冷。

仔细摸脉，为数而弦弱，"脉弦者虚也"，讲的是两个问题，脉既弦又弱，弦者为寒，弱者为虚。虚寒是患者之本，数为客热，是假象，这是虚寒使膈气虚，呕吐导致心率加快，所以因为虚寒而不能消谷，没有多余的胃气，食物进入胃后连第一次消化腐熟的功能都没有，就变得朝食暮吐，再发展下去变为胃反。寒在上，上指胃、膈间，与小肠相对而言，医反下之，肯定是下肠道里面的东西，今脉反弦，故名曰虚。此处看上去是数脉，其实有弦脉在里面，数是因为呕吐刺激膈肌，膈肌再通过心脏引起心率增快，故引起脉数。这个脉是虚热，是膈上阳微气虚引起的，是个客热，不是身体当中本质上的能量代谢增强引起，而是虚寒引起的胃气上逆导致心率增快。遇到此类情况，遇到虚性的数脉，就像劳累后汗出、心率增快，一定不能用寒凉类的药物，一定不能用下法，如治疗方法不当的话可发展为胃反，造成胃反就麻烦了。一定不能用白虎汤，竹叶石膏汤可治疗虚羸少气，余邪未尽，竹叶石膏汤也当慎用，而要用理中汤加竹叶石膏汤来缓解疲劳。

"脉弦者虚也，胃气无余，朝食暮吐，变为胃反。"朝食暮吐，早晨吃上饭到晚上吐出来，这种情况我们在临床上多认为是幽门不完全梗阻或者痉挛。什么情况下会出现幽门的痉挛呢？一是寒——受寒邪引起幽门水肿，幽门水肿引起的痉挛；另一个情况是反复发作的十二指肠球部的溃疡，导致了幽门的痉挛，胃排空减慢，胃内总有一部分食物异常发酵，胃就要把它排出来，故吐；还有一种情况，是严重的胃下垂，幽门本身的问题并不严重，胃壁松弛不能及时地把食物全部蠕动到小肠去，也是要通过呕吐的方式把它排出来，这是胃自身的一个保护机制。脉虚弦，弦为寒，呕家长期发展，脉由数变为虚而弦，此时胃气无余，连刺激心率增快的一点余热都没有，变为胃反。

"寒在于上，医反下之，今脉反弦，故名曰虚"，这种病多是医源性疾病，病在上，药物作用的部位在下，久而久之导致下边越来越寒，"其脉反弦"，弦为收引。故见到呕吐的患者不敢冒用下法，除非就是弦数实脉，呕吐的患者可以用吐法解决，一般胃脘的问题慎用下法，十二指肠的问题用调胃承气汤，小肠的问题用小承气汤，大肠的问题用大承气汤，胃的实证用大黄甘草汤，适用于食完后呕，急性发病。此处讲的是呕家，是长期慢性病，所以慎用下法。

寸口脉微而数，微则无气，无气则荣虚，荣虚则血不足，血不足则胸中冷。（4）

此条文论述胃反证气血俱虚、胸中寒冷的病机。"寸口脉微而数"，数为客热，呕家除了会见到弦而虚的脉，还会见到微而数的脉，长期慢性呕吐的患者见到数脉一定注意：此乃客热，除了寒证就是虚证。微是气不足，长期的气不足就会导致血不足，营气不足也会导致血不足，血管里内容物相对较少，血不足就会心阳不足，就会胸中冷，从胃脘部一直冷到胸中，胸中痛痹。实际上讲的脉微就是阳气虚，阳气虚在少阴病里面就叫脉微细，细是因为有效血流量不足，微是血管的弹性减弱、心脏的输出量降低，血管内容物成分不足。

张仲景给出的方子是人参汤主之，此时是阳气不足，看见有血不足，其实治疗还是应该以温阳气为先导。少阴之为病，脉微细但欲寐，如果有了脉微细而数，数乃客热，不妨碍使用人参汤。

趺阳脉浮而涩，浮则为虚，涩则伤脾，脾伤则不磨，朝食暮吐，暮食朝吐，宿谷不化，名曰胃反。脉紧而涩，其病难治。（5）

此条文论述脾胃虚寒胃反的病机、脉证及预后。趺阳脉是候胃的，属中焦，寸口脉是候上焦的。呕吐家最难治的病张仲景认为乃是胃反，胃反的症状为朝食暮吐，暮食朝吐，宿谷不化。宿谷不化的原因是脾伤不磨，脾阳不足不能腐熟水谷。趺阳脉浮而涩，虚劳脉是浮脉，脉大为劳，极虚亦为劳，浮为虚劳，涩为脾阳不运，中焦的阳气不运还有气血阻滞，所以脉是涩的。这个涩脉与瘀血的涩脉不同，瘀血的涩脉是紧而涩，这里的涩脉是弱而涩，有宿谷停滞，胃里面有食物停滞下来，胃的蠕动无力；再者，瘀血的脉一定是沉取才有涩脉，此处的脉是浮弱而脉来不利，人参汤主之，既温之又补之。

如果出现紧而涩是附骨脉，是肿瘤脏结，是十二指肠周围有了肿瘤压迫所致，吃了东西就吐；要不就是压迫住胆管出现黄疸，把十二指肠挤扁；要不就是十二指肠长了肿瘤；要不就是胰腺长肿瘤把它压住；要不就是腹腔里面有肿瘤把十二指肠压住，这是脏结脉，所以其病难治。既有黄疸又有胃反病，这是胆管癌或者是胰头癌，故其病难治。所以张仲景在前面把简单的问题都讲了，现在提出来一个复杂的严重的问题来。胃反就这么几个病，除了刚才讲的肿瘤外，还有幽门梗阻，现在我们见的最多的是先天性幽门痉挛和先天性幽门梗阻，小孩一生下来吃了就吐，在十二指肠处能摸到一个西医描述为橄榄核样的东西，中医描述说像个枣核样发硬的东西，西医在内窥镜下切开做手术即可。儿童见得多，小孩多是先天性的幽门异常；成人多是肿瘤或者十二指肠球部溃疡多次发作形成瘢痕，使幽门变得狭窄，由于情绪的波动或劳累也都会出现胃反，出现胃反脉就是虚涩脉还有紧涩脉，脉如果是浮而涩可治，出现紧而涩就比较难治。紧涩脉一般就是脏结，紧是阳气不足、寒邪凝聚，就是肿瘤脉。

病人欲吐者，不可下之。（6）

此条文论述病人欲吐的治疗禁忌。病人欲吐，不能用下法，要因势利导地吐出来。因为病人欲吐，一定是十二指肠上端，是上消化道的问题。

哕而腹满，视其前后，知何部不利，利之即愈。（7）

此条文论述哕而腹满的治则。哕的程度比较深，干呕连声，连续不断往上呕叫哕。哕有实证也有虚证，虚寒证居多，实证较少，实证一般在上者，吐完就没事，不会反复得吐。哕比较复杂，小肠堵了会哕，小肠不通是温脾汤证，小肠的虚寒不通用温脾汤，如果是实热证承气汤就可解决。哕一般伴有腹满，是肠管蠕动障碍，胃蠕动障碍是胃痞、胃胀、呕。腹满一定是肠管蠕动障碍，有肠胀气。腹满有瘀血是"腹不满其人言我满"，有瘀血是自觉满闷，有气滞是他觉腹满和自觉满闷都有，这个有虚寒证有实热证，有实热证就通大便，虚寒证用温通的办法，也可以用温而降的办法，就是一边降胃气一边用温通的办法。

呕而胸满者，茱萸汤主之。（8）

茱萸汤方
吴茱萸一升　人参三两　生姜六两　大枣十二枚
上四味，以水五升，煮取三升，温服七合，日三服。

此条文论述胃虚寒饮呕吐证治。腹满可在少腹也可在大腹，少腹满更是虚寒在下，少腹满叫疝，要用肉桂、小茴香等药才能解决。一般说胸满、气上逆，呕而胸满者吴茱萸汤主之；要是气上逆、胸满、心悸者，要用桂枝汤类方来解决，水饮、水气都是桂枝汤的类方解决。但是也有用吴茱萸汤来解决的，"呕而胸满者，茱萸汤主之"。有的不是桂枝汤证，而是吴茱萸汤证，所有的汤证都是凭脉来定。左关部脉沉而紧一定是吴茱萸汤证；左关部的脉是弦滑数脉、呕而胸满，是小柴胡汤证和大柴胡汤证；左关部脉沉而紧、呕而胸满那是吴茱萸汤证，张仲景在六经辨证里已经反复强调过吴茱萸汤证的脉是厥阴病的问题。所以呕家是以虚寒为本的，会想到桂枝类方，其实吴茱萸汤的方子在呕家是很常用的。

吴茱萸破肝经之寒，寒饮水气聚于胸中，用吴茱萸化掉即可。吴茱萸量是一升，应该在 60 克左右，我们在《方剂学》上限制用的量是 3 ～ 6 克。肝癌、胰腺癌、乳腺癌，肝经有寒，辨证准确的情况下吴茱萸 30 克是起手量，60 克是有效量，还可以往大用。吴茱萸一定要陈化，放的时间久一点，把燥烈的挥发油成分挥发掉，其破寒的作用非常强。而现在的商家急功近利，人为地促使吴茱萸陈化，拿开水洗一洗，洗上几次，将《中药学》上讲的容易引起中毒反应的成分去掉。

破深部、肝经的寒，没有任何一个药物可以替代吴茱萸，附子也不如吴茱萸。吴茱萸量大一定要用大枣，因为吴茱萸很燥，吃下去胃肠道里面特别不舒服，此时一定要用大枣保护胃黏膜免于吴茱萸峻烈的刺激。

干呕吐涎沫，头痛者，吴茱萸汤主之。（9）

此条文论述胃虚停饮夹肝气上逆的干呕证治，《伤寒论》的厥阴病篇里都学过这个病，呕家胸满除得考虑典型的吴茱萸汤证。呕家吐涎沫、头痛，是小青龙汤类的苓甘姜辛五味汤证还是吴茱萸汤证，一个是饮家，一个是呕家，饮家是干呕吐涎沫，涎沫是量少，干呕是不吐，最后有一点涎沫，如果吐涎沫多就变成饮家，饮家是苓甘姜辛五味汤，呕家是吴茱萸汤，从量的多少上来区别。

干呕、吐涎沫、头痛，一定是颠顶痛，里面有阴寒凝滞、饮邪不化。吴茱萸的使用指征是关部脉沉紧。很多时候，干呕吐涎沫不能用吴茱萸汤，比如说妊娠呕吐，就是吐涎沫，偏偏吴茱萸汤不管用。日本人讲方证对应和我们讲的完全不一样，日本人理解这个"证"和我们经方温阳法理解的"证"也不完全一样。日本人认为吴茱萸汤证就是干呕、吐涎沫，我们讲吴茱萸汤证的脉证是左关部脉沉紧，剩下的是表现，没有干呕、吐涎沫，有左关沉紧照样是吴茱萸汤证。

呕而肠鸣，心下痞者，半夏泻心汤主之。（10）

半夏泻心汤方

半夏半升（洗）　黄芩三两　干姜三两　人参三两　黄连一两　大枣十二枚
甘草三两（炙）

上七味，以水一斗，煮取六升，去滓再煮，取三升，温服一升，日三服。

此条文论述寒热错杂所致呕吐的证治。肠鸣腹泻或肠鸣不腹泻，肠道里有水气，水气是阳气不化，用干姜、人参、甘草、半夏来解决。呕是寒热错杂，要加黄连、黄芩来解决；此处是呕、肠鸣、痞满都有，把肠道的问题解决，胃气就可以降下去，肠鸣是肠道的功能障碍，有气过水声，气能通过去，水就通不过去，就听见"咕噜噜、咕噜噜"的气过水声。肠管有痉挛的地方，把水位就提高了，比如这节肠管较粗，下一节肠管变得这么细，水就过不去，肠管是一节一节的，此处痉挛，彼处还是处于扩张状态，气能通过，水就通不过，气通过水的时候就顶着这样吹水泡，"咕噜噜噜"，气过水声，这就叫肠鸣，是肠管运动的障碍。一边有扩张一边有痉挛，以扩张障碍为主的是用厚朴、枳实，要增强蠕动行其气；以痉挛为主要障碍的用大建中汤，视其寒热而用。半夏泻心汤看上去治的是痞满，实际本质上是肠鸣，用黄连、黄芩解决炎症代谢产物，用干姜把痉挛的肠管改善，通过就顺利，胃气就能下降，方中还加了点半夏，所以半夏泻心汤就治疗呕、痞满、肠鸣。

干呕而利，黄芩加半夏生姜汤主之。（11）

黄芩加半夏生姜汤方

黄芩三两　甘草二两（炙）　芍药二两　半夏半升　生姜三两　大枣十二枚
上六味，以水一斗，煮取三升，去滓，温服一升，日再，夜一服。

此条文论述干呕热利并见的证治。这是个急性胃肠炎，讲的是呕家的并发症，呕家最常见的并发症就是合并肠炎。黄芩汤是黄芩、白芍、炙甘草、生姜、大枣，是治疗肠炎腹泻。而肠鸣、腹痛者，腹痛用芍药甘草汤治疗，黄芩汤本质上是芍药甘草汤，炎症用黄连治疗，解决炎症也得调集中焦之气，用炙甘草、生姜、大枣。

"干呕而利者"，此时没有痞，胃里面没有寒热错杂，仅是胃里面有炎症，表现为红肿热痛，故上呕下利，分泌多、重吸收少。我们要解决重吸收的问题，黄芩清热，芍药解决吸收的问题。炙甘草、生姜、大枣增强胃气。呕而利，在黄芩、芍药中加半夏、生姜，降逆止呕。

黄芩汤是治疗肠炎的一个要药，这个肠炎波及胃，出现恶心、干呕，呕一定是有胃黏膜及胃壁的水肿，单纯胃黏膜的水肿用半夏，若充血水肿加黄连、黄芩。生姜改善胃黏膜下血液循环，半夏是解决胃黏膜水肿。血液循环不好会水肿，换而言之，水肿会影响到血液循环，这两个问题同时存在，故生姜和半夏联用。所以中医就讲，生姜温中、降逆、散水气，半夏降逆化浊。水气比浊气清一点，浊气含的黏蛋白多，多了以后可用半夏，若水气特别轻，有生姜就可以解决。所以就要加半夏、生姜，把小半夏汤加进去，呕家也可能吃得不合适得了肠炎，小半夏汤加黄芩汤主之。

这个方子里面加点苏叶，紫苏叶既能散寒又能止呕。呕而腹泻，比藿香正气丸的腹泻要严重，肚子拧着疼，加上 30 克苏叶，马上表就解。因为有炙甘草、生姜、大枣，表一解，呕与利也就止住，苏叶又能解表又能止呕还能解毒。

诸呕吐，谷不得下者，小半夏汤主之。（12）

小半夏汤方

半夏一升　生姜半斤

上二味，以水七升，煮水一升半，分温再服。

此条文论述寒饮呕吐的证治。这是治疗呕吐、吃不下东西非常好的方子，半夏要用一升，一定是用生半夏，一升大约 60 克，少于 30 克的半夏降逆止呕的效果不好。30～60克半夏加上生姜，生姜也要大量，半斤是125克。用现在的制半夏也是30克以上，生姜用到60克、90克、100克都可以，妊娠呕吐，吃了就管用。各种呕吐，吐出来的是食物不是水饮，用小半夏汤。有寒、水饮，用苓甘姜辛五味汤；没有寒，用五苓散；吐完以后口渴，喝了水再吐，用猪苓汤；吐出来的水饮带点血丝，咽部、食管的血管破裂，五苓散加阿胶，可修复创面；还可以把五苓散和猪苓汤拆开了用，因为五苓散里有桂枝，桂枝是发热的。

也可作为治疗胃癌的主方——生半夏和生姜的组合，虚寒性的呕吐可以把其作为核心药物配伍。肿瘤日久会有局部的破溃和糜烂，胃酸刺激易导致发炎，可用黄连、黄芩；局部的组织缺血，就需要用到炙甘草、人参、干姜、生姜、附子——让正常组织机能恢复；半夏解决浊气，同时胃以降为顺，故用生半夏。

呕吐而病在膈上，后思水者解，急与之；思水者，猪苓散主之。（13）

猪苓散方

猪苓　茯苓　白术各等分

上三味，杵为散，饮服方寸匕，日三服。

此条文论述停饮致呕的调治方法。呕吐完以后，病在膈上，想喝水；如果是幽门梗阻吐完以后仍不想喝水，故病位就在胃的上部。吐完后消化液丢失，就想喝水，要急与之，急与之不是让其马上喝一大碗，而是赶快给他喝，但少少与饮之，一次喝得多了又要吐出来。有些特别想喝水的，就一边喝水一边服用猪苓散利小便。呕吐导致胃的机能障碍，出现了水气停留，需要用白术、茯苓、猪苓等把水气利掉。

吃多后把胃撑着，会有呕吐反射，这是个保护反射，迅速吐之，不吐的话要刺激患者让他吐，吐完了以后他就想喝水，喝点儿水还得喝点儿猪苓散，因为胃里面食物刺激，胃的黏膜就水肿，吐的过程当中会引起胃壁和胃黏膜的水肿更加严重，需要把胃黏膜和胃壁的水利掉，再给他喝水，才能好。如果不利水，水肿还在，再给他喝点水，吃点食物就又造成新的损伤。要么就让他喝上一两口水歇一歇，不要进食，要么就用点猪苓散，猪苓、茯苓、白术等分，这都是急诊用药，把它做成制剂，吐了以后给吃点，解除水气。这个水气不是别的，吐完病就好了，但是要保护胃黏膜，食物吃下去，消化不掉，胃黏膜肯定有水肿，食物把胃撑起来，胃扩张，产生呕吐反射，呕吐反射对胃壁肌肉是一种强烈的刺激，吐完以后胃壁和黏膜都有水肿，得把胃壁的水肿和黏膜的水肿解决，没有大病，只是伤食引起的，也用不着理中、建中等方子，把水气解决，问题就没了，解决水气用猪苓散。这就是治疗积食，吐完就没有积食，吐完要保护胃，张仲景给出来的方子是猪苓散，如果用五苓散，五苓散里有桂枝，胃黏膜下的血管本身就呈现一个扩张的态势，再扩张就会出血，所以就用猪苓散，张仲景考虑得非常周到，去一个药、加一个药都完全不一样。

猪苓散是古人用于利水气的急救成药。叶天士不用姜、桂、附，他通阳就是用利小便的办法，把多余的水气一利阳气就通畅。还有的中医大夫不敢用麻黄，而是用白茅根退热，小孩发烧连柴胡也不用，银翘散加白茅根就能退热，也是同理，小便一利阳气就通，阳气通表里就和，表里和热就退。

呕而脉弱，小便复利，身有微热，见厥者难治，四逆汤主之。（14）

四逆汤方

附子一枚（生用）　干姜一两半　甘草二两（炙）

上三味，以水三升，煮取一升二合，去滓，分温再服。强人可大附子一枚，干姜三两。

此条文论述阴盛格阳而呕吐的证治。因为呕吐的时候要抬高膈肌，要引起交感神经的兴奋，刺激心脏，故脉数。反复呕吐丢失了体液，但小便还通利，身有微热是因为呕吐反应引起的，同脉数。看到了厥证，四肢厥逆，其实是阳气不足，表明有效血液循环量也不足，胃中不断丢失消化液引起水电解质紊乱、有效血液循环量的不足，甚至出现了心功能的下降，所以这就难治了。遇到这种情况，中医给出来的一定是四逆汤，这就是呕家引起来阳气虚，不管治疗正确与否，或者误治更伤阳气，或者用药量不足，本来给30克炙甘草、30克干姜、30克党参、30克附子才能解决，结果给3克，治疗正确也是没有效果的，就出现了四逆汤证，所以赶快给四逆汤。附子生用一枚，干姜一两半，炙甘草和干姜等量，这个时候生附子一枚30克左右，为避免中毒，必须久煎。

呕而发热者，小柴胡汤主之。（15）

小柴胡汤方

柴胡半斤　黄芩三两　人参三两　甘草三两　半夏半斤　生姜三两　大枣十二枚

上七味，以水一斗二升，煮取六升，去滓再煎，取三升，温服一升，日三服。

此条文论述少阳呕吐的治法。此处讲的是，呕家如果是少阴问题就用四逆汤；呕家如果是少阳问题就用小柴胡汤；呕家如果是水气问题就用猪苓散；呕家如果是理中问题就用理中汤。所有的呕家吃不下去东西时要考虑到小半夏汤，至于小半夏汤是和小柴胡汤合用，还是和理中汤合用应视情况而定。但到了四逆汤证的时候，就不要再考虑呕了，有了命才有病，保不住命治病有何用，此时应先救命，四逆汤治完，如果还呕，再用小半夏汤加人参汤治疗。

小柴胡证的指征是左关部脉是实脉——阳脉。若左关部脉是阴脉，非小柴胡。此条讲呕家，出现了外感发热，先用小柴胡汤。

胃反呕吐者，大半夏汤主之。（《千金》云：治胃反不受食，食入即吐。《外台》云：治呕心下痞硬者）（16）

大半夏汤方

半夏二升（洗完用）　人参三两　白蜜一升

上三味，以水一斗二升，和蜜扬之二百四十遍，煮取二升半，温服一升，余分再服。

此条文论述虚寒性胃反呕吐的治法。呕吐是小半夏汤，如果出现了胃反，胃反是呕家发展的最严重的趋势，气伤得更重，所以要用人参，同时半夏增量。小半夏汤的半夏是一升，此处大半夏汤中的半夏是两升，两升用的量大，要不断地洗六七遍，洗干净，然后用人参三两、白蜜一升来解决，这是大半夏汤，呕家伴胃反，呕家已经发展成胃反。此时右关部脉是弱脉，关上上逆，可以用于妊娠呕吐，当然还得调整一下方药，半夏解除水肿，人参增强机能。

食已即吐者，大黄甘草汤主之。（《外台》方，又治吐水）（17）

大黄甘草汤方

大黄四两　甘草一两

上二味，以水三升，煮取一升，分温再服。

此条文论述胃肠实热呕吐的证治。"食已即吐者"，吃完东西后积食、吐，就用大黄甘草汤；食已而吐，以前的人吃太多撑得想要吐的情况，现在这种患者很少见。吃得太多、胃壁撑得太薄，没有力量逆蠕动，容易把胃壁撕裂，故用大黄甘草汤，赶快让它排空。大黄四两，是甘草的四倍，用以促进胃排空，仅用于此种情况——急性胃扩张，此时不可因而越之。

应把胃反和食已即吐者及时分清楚，吃完东西马上就吐，有积食，这两个绝对不能弄反。小半夏汤、大半夏汤和大黄甘草汤这两个问题一定要搞清楚，一个是虚证，一个是实证；一个是寒证，一个是热证。大黄甘草汤主要用于积食，吃得撑想呕就赶快吐，或者吐完后胃还疼，按上去还有压痛，没有压痛就是想饮水用猪苓散。有压痛就是有炎症，这个时候不是水肿，而是红肿热痛，用大黄甘草汤；胃里的红肿热痛不是轻微的水肿，轻微的水肿是猪苓散，红肿热痛是大黄甘草汤。

胃反，吐而渴，欲饮水者，茯苓泽泻汤主之。（18）

茯苓泽泻汤方（《外台》云：治消渴脉络胃反吐食之，有小麦一升）

茯苓半斤　泽泻四两　甘草二两　桂枝二两　白术三两　生姜四两

上六味，以水一斗，煮取三升，内泽泻，再煮取二升半，温服八合，日三服。

此条文论述饮阻气逆而呕渴并见的证治。同样是胃反，此时的胃反是胃下垂，水湿停于胃。"渴欲饮水者"，胃里水气停聚，用茯苓泽泻汤。用大量的白术、甘草、生姜散水气，茯苓、泽泻从小便利水气。胃下垂、胃里有振水音伴恶心渴欲饮水，可以用茯苓泽泻汤，不要只用五苓散。很多胃下垂，补中益气汤不管用，吴茱萸汤、茯苓泽泻汤都可以用。补中益气汤是虚，茯苓泽泻汤是水饮停聚。

茯苓泽泻汤是由五苓散去猪苓，加甘草、生姜组成，这是胃反的轻证，即朝食暮吐、暮食朝吐的轻证，是十二指肠球部溃疡和瘢痕在某种情况下出现了急性水肿，把十二指肠堵住，然后就出现了朝食暮吐、暮食朝吐的症状，所以把水肿解决就够了，用五苓散去猪苓，加上甘草、生姜，甘草和胃，生姜降逆止呕，又有温中的作用。

猪苓散是胃壁的水肿和胃黏膜的水肿，茯苓泽泻汤解决的是除了那些水肿外还有十二指肠的水肿。此处胃脘的问题是梗阻到十二指肠，再往下端堵，吐出来的不是完谷不化，而是肠道内容物——臭便。小肠里的东西已经开始腐熟，小肠梗阻后吐出来的是小肠里的东西，即食糜，有腥臭味，不是完谷，所以此处只能是堵到十二指肠。

吐后，渴欲得水而贪饮者，文蛤汤主之。兼主微风，脉紧，头痛。（19）

文蛤汤方

文蛤五两　麻黄三两　甘草三两　生姜三两　石膏五两　杏仁五十枚　大枣十二枚

上七味，以水六升，煮取二升，温服一升，汗出即愈。

此条文论述吐后贪饮的证治。即使是渴欲饮水而贪饮者，也不能马上给大量的水，要用文蛤汤。文蛤汤是治疗中风外感后口渴欲饮水者，《伤寒论》里面的轻证，口渴欲饮水者，大青龙汤去掉桂枝，仅仅用麻杏石甘汤加炙甘草、生姜、大枣，再加上文蛤叫文蛤汤。文蛤汤看起来是治疗风寒的，但是呕吐的患者吐完以后，渴欲饮水者要给文蛤汤。此处用麻黄有多玄妙，胃黏膜的病变和汗腺闭塞的病变是一样的，胃黏膜有黏膜腺体，腺体闭塞，不分泌，胃里面没有黏膜和消化液，吃下去当然会吐，吐完以后胃里空虚，没有消化液，所以口渴了，但腺体闭塞，此处腺体闭塞和汗腺闭塞是等量齐观，所以用文蛤汤。

这种病的机理从解剖上来说就是胃里的腺体运动障碍，和汗腺的运动障碍呈现出同样的态势来，所以就用文蛤汤。很多人不理解为什么，这种人出完汗以后，渴欲饮水，体表无汗，摸一摸皮肤是干的，正常人吐完以后会出一身冷汗，而他吐完后没有冷汗，口渴皮肤是闭的，摸起来还有浮紧脉，仿佛是文蛤汤，文蛤汤可以解表治风寒，内有郁热外有风寒，风寒的轻证。劳累完出了汗，一出门或空调一吹，皮肤闭阻，然后吃饭，吃完饭就想吐，用文蛤汤。但此时患者没有受风寒，得了胃炎，也是腺体闭塞，吐了，一摸脉，浮紧脉，摸摸身体没有汗，没有受过风寒，胃里面腺体的变化和皮肤上腺体的变化是一样的，所以用文蛤汤。此时要和猪苓散进行鉴别，还要和茯苓泽泻汤进行鉴别，茯苓泽泻汤是浮滑脉，此处是浮紧脉。有了水气、水肿是滑脉，此处没有水气是紧脉，以紧为主的局部有滑象，关部脉有滑象，其余的脉是偏紧的。如果不号脉，怎么能把猪苓散、茯苓泽泻汤、文蛤汤讲清楚呢？机理也要讲清楚，脉也要讲清楚，这样这三个方子的鉴别才能用清楚。

干呕，吐逆，吐涎沫，半夏干姜散主之。（20）

半夏干姜散方

半夏　干姜各等分

上二味，杵为散，取方寸匕，浆水一升半，煎取七合，顿服之。

此条文论述中阳不足，寒饮内盛的呕逆证治。"干呕吐逆，吐涎沫"，按照前面的条文讲，干呕吐逆，吐涎沫应该用吴茱萸汤，这是告诉你除了吴茱萸汤主之外，还可用半夏干姜散。吐涎沫的原因是因为寒，此时已经不主张用生姜降逆，生姜会燥热、辛散太过，直接用干姜温中散寒，用半夏化浊气，半夏和干姜等量打成粉，如果是呕吐、吐涎沫是苓甘姜辛五味汤主之。

干呕、吐涎沫，怎么鉴别是半夏干姜散还是吴茱萸汤呢？右关部脉沉而上冲乃是半夏干姜散，左关部脉沉而弦乃是吴茱萸汤，两者的区别就在于此。如果两处的脉都是沉脉，都往上冲，则合方。

病人胸中似喘不喘，似呕不呕，似哕不哕，彻心中愦愦然无奈者，生姜半夏汤主之。（21）

生姜半夏汤方

半夏半斤　　生姜汁一升

上二味，以水三升，煮半夏，取二升，内生姜汁，煮取一升半，小冷，分四服。日三夜一服，止，停后服。

此条文论述寒饮搏结胸胃的证治。病人胸中似喘不喘，如果有支饮，病人是要喘的。整个心中愦愦然无奈，就是因为胃气往上顶，躺不住，坐不住，胃气上逆，膈肌抬高，还有点气短，想呕也不呕，想吐也不吐，生姜半夏汤主之。这次的半夏是八两，古人一斤是十六两，半斤就是八两，半夏125克。一斤生姜汁，把生姜绞出的汁是250克，二比一的关系，然后上二味，用水三升煮半夏成两升，把半夏的毒就解了，然后把这一升的生姜汁放进去再煮，变成三升，煮取一升半，剩下一半，分四次日夜服，什么时候吐止，什么时候就停下。此方与小半夏汤组成一致，只生姜量更大一些，故降逆止呕的作用更强。治疗胃部不适、难以言表，可用嘈杂来形容。主要矛盾是胃黏膜有点水肿和逆蠕动，没有特别严重的红肿热痛，吐也吐不出来，这时候就用生姜和半夏，经常用于降逆止呕，半夏有很好的降逆及消除水肿的作用。

此病像食管反流，急性的食管损伤，既有反流又有食道的炎症，吃了刺激性的东西出现了急性食管炎，然后胃里面也有炎症，没有那么多的红肿热痛，但是已经发炎，有红肿。食道水肿，慢性食管反流性的炎症引起亚急性的变化，不是急性变化，急性变化是半夏泻心汤，亚急性的变化没有黄连黄芩证。"胸中愦愦然无奈者"，就是难受得不行。曾有一位患者喝药引起的食管刺激，心烦焦虑，坐卧不安，给他用此方，让他半躺下，和八面蒙托石散一起服用。八面蒙脱石散是法国的一个矿物，从蒙脱石提纯出来的，蒙脱石有八个面，八面体，面越多，附着、吸附能力就越强。让他把蒙脱石散炒一炒，然后和半夏生姜熬的汤和起来，半夏和生姜给的量都很大，和起来调匀，让他半躺下，喝上半夏生姜蒙脱石散，慢慢往下咽，一勺咽一点，通过食道就缓一点，流的就缓一点。蒙脱石散对消化道的黏膜起保护作用，它能附着在消化道黏膜上，能携带上这个药，把药也吸附上，同时又附着在食道和胃的黏膜上，患者吃两天就明显觉得好转。这位患者的食道炎不是红肿热痛，而是整个食道有水肿，如果红肿热痛的话就黏住了。

干呕哕，若手足厥者，橘皮汤主之。（22）

橘皮汤方

橘皮四两　生姜半斤

上二味，以水七升，煮取三升。温服一升，下咽即愈。

此条文论述胃寒气逆干呕哕的证治。"干呕哕"也是干呕，此时是气机逆乱。其实陈皮的破气作用很弱，就治疗胃脘部到腹部有胀满感。此方脉象右脉不太虚，水气也不重，微微有一点弦实。陈皮具有很好的开胃作用，服后马上就想吃饭。妊娠呕吐及脾胃虚弱的人，可用此方。因为虚弱，没有太多的热，用黄连、黄芩就苦寒受不了；加点干姜、吴茱萸就热、燥，虚不受补，就可以用生姜、甘草、大枣、人参，然后加上陈皮。

干呕哕、不吐涎沫是气滞引起的手足厥逆，但不呕，用四逆散。现在这个患者是呕，呕家是不能用芍药的，芍药是偏寒的，是刺激胃的，此处给出橘皮汤，就是陈皮生姜汤。陈皮生姜汤和四逆散使用时候要区别开。生气、受惊后四肢厥逆，用四逆散；外感疾病初期，受了寒凉刺激，腺体和血管还没有做出反应，肌筋膜先表现为四肢厥逆，用的是四逆散，这个窗口期非常短；但是生了气以后干呕、哕、四肢厥逆，橘皮汤主之，用陈皮行气，生姜降逆。以后记住，经常爱生气，一生气就手脚凉，准备两包药，一包四逆散，一包橘皮汤，呕伴手脚冰凉，橘皮汤；不呕、四肢厥逆，四逆散。

陈皮是主药，用到二斤，一般用到100克以上，用其来解决气滞、浊邪停滞。此时用党参的效果就不太好，所以在特别虚弱的情况下，除非患者特别衰竭，一般不用红参，可以用白糖参或生晒参。过去小孩儿脾胃特别弱或者大病初起的时候，党参不管用，用点白糖参又便宜又温和。生晒参也是被提取过的，没有红参燥性强，它比较温和。

没有内容物吐出来就叫呕；哕是不断地有胃气上逆，伴有膈肌痉挛，呕也有膈肌痉挛，哕比呕更频繁，因为发作的频繁，以致于会引起手足厥逆。哕有虚证、实证，有寒证，有热证，热证、实证就是承气汤证。哕如果是水气的停聚，当利小便，是五苓散、猪苓汤证，承气汤、五苓散、猪苓汤这些都是治哕的名方。寒性的哕用附子理中汤、大建中汤都可以，吴茱萸汤也可以。还有气滞的哕如"干呕，哕，手足厥"，干呕、哕，手足厥者，一个是四逆散证，一个是四逆汤证，另外就是橘皮汤证。这个橘皮要用到四两，生姜要用到半斤，量都比较大。哕而手足厥冷，是个气滞，以气滞为主要特征的，以气滞引起的胃气不降，降胃气用生姜，解决气滞用陈皮。

哕逆者，橘皮竹茹汤主之。（23）

橘皮竹茹汤方

橘皮二升　竹茹二升　大枣三十枚　生姜半斤　甘草五两　人参一两

上六味，以水一斗，煮取三升，温服一升，日三服。

此条文论述胃虚有热而呃逆的治法。这是一个虚证，所以用人参、炙甘草、生姜、大枣来解决中焦的虚，这时候橘皮的用量非常之大，为什么非常大呀？因为虚证有其他药做保障，即人参一两，炙甘草五两，生姜半斤，大枣三十枚。此时大枣的用量是非常大的，在桂枝汤中是十二枚，此时是三十枚。这是为什么呀？生姜用到半斤，甘草用到五两，把炙甘草、生姜、大枣的量变大增加，然后加上人参一两，用这些药为陈皮来托底，陈皮用到两升。我们真正在临床上看到非常严重的那个哕，实际上是胃气将绝。不仅是脑血管病，还有很多病，到了某种胃气要绝的时候，出现哕声连连。我们在看神经内科疾病的时候，尤其是神经内科大面积脑梗死、脑出血等特别危重的患者就开始出现这种情况，不断的哕，停不下来的哕。张仲景敏锐地意识到，要有大量的陈皮才能解决这个哕，要把炙甘草、人参、大枣的量都放大为陈皮打底，让陈皮来起作用。此时哕而逆是个虚证，我们知道解决胃气上逆，哕而逆可用的降气方子有旋覆代赭石汤、麦门冬汤。旋覆代赭石汤解决的是虚实夹杂以实为主的，此时旋覆代赭石汤脉证和橘皮竹茹汤的脉证截然不同，一个是上逆而有力，一个是上逆而虚弱无力，麦门冬汤和橘皮竹茹汤的脉需要加以鉴别，此时已经将呕吐、哕的治疗办法、方药从六经《伤寒论》到《金匮要略》，实际上都已经讲出来了。

夫六腑气绝于外者，手足寒，上气，脚缩，五脏气绝于内者，利不禁，下甚者，手足不仁。（24）

此条文论述下利病的病机和预后。单独讲呕吐、哕、下利，既是以呕吐、哕、下利为主要临床表现的某些病，又是一个全身危重疾病的一种典型特征性的表现。有两种情况，六腑之气绝于外者，以呕吐、哕、上气为主，手足寒、脚缩，手足寒出现四逆，要考虑到一种危重的情况是六腑的气绝；五脏气绝于内者，主要是利不禁，大量的体液丢失，甚者出现末梢循环的障碍，不光是手脚冰凉，以至于出现感觉上的异常，叫手足不仁，血痹里面用的是黄芪桂枝五物汤解决，桃花散来治疗。五脏的气绝，要认真地去考虑，一般的状况下，手足不仁会用黄芪桂枝汤加温中的药物去解决，此时五脏气绝，要收敛五脏将绝之气，解决手足不仁可以放到下一步，这是个急症、危症。

下利脉沉弦者，下重；脉大者，为未止；脉微弱数者，为欲自止，虽发热不死。（25）

此条文论述从脉象上判断下利的病情和预后。从这一条开始讲到下利，下利可以是单独的一个病，就相当于我们痢疾杆菌引起的痢疾，也可以是肠道其他病原微生物感染引起的腹泻。如果下利出现沉弦脉，阴寒结在里，那就出现下重，有里急后重的感觉，有无里急后重是鉴别痢疾还是肠炎的一个要点；很多有痔疮的患者，痔疮便血有沉弦脉，可用理中、建中；下利阴寒内结的时候，降结肠下端经常有水肿，因阴寒故肠管供血痉挛，痔静脉回流不好，易感染，刺激直肠周围出现里急后重的感觉。

"脉大者，为未止"，脉大表明正邪交争比较激烈。脉大，首先是阳明脉大，还有就是虚弱脉，身体极虚弱，无法对身体当中的气血进行重新分布而表现出来的脉，加上泻利，机体无法进行有效的自我调整、自我康复，所以也出现脉大。一个是正邪交争，一个是正气弱，所有这些都为未止。"脉微弱而数者，为欲自止"，不光是利，发烧的情况出现脉微弱数，发热、脉静的时候为不传，微弱而数，本来是丢失电解质的病，脉变得微数，表明正虚邪也衰。虽然有发热的表现也不一定是死证，未必会死。

下利手足厥冷，无脉者，灸之不温，若脉不还，反微喘者，死。少阴负趺阳者，为顺也。（26）

此条文论述脾肾阳衰下利危候的顺逆预后。下利，一方面电解质在丢失，一方面微循环的痉挛，既有体液丢失性的休克又有中毒性、感染性的休克。手足厥冷、没有脉，用温灸的办法，也可以用附子理中汤加上温灸同时来用。如果不温，体温还在下降，身体是凉的，脉不还，各种措施都用，还没出现脉象的改变，而出现了微微的喘，这是休克、心衰，心率急剧增快，这是死症。

"少阴负趺阳者，为顺也。"候完少阴的脉还要候趺阳的脉，如果尺部脉和关部脉出现了阳脉，此为顺，是好的表现。给患者量血压，一边还在利一边血压没有，紧急补液，纠正电解质的紊乱，补充有效循环量，然后再给血管活性药物，再加上激素。中医就一道药，四逆汤，脉能出来就算好，脉出不来就不行了。这句话可能是个衍文，很多人都给做过解释，有的解释得比较牵强。

下利，有微热而渴，脉弱者，今自愈。（27）

此条文论述阴寒下利病情向愈的脉证。下利患者出现了微微的发热，口渴，脉弱，是正虚邪却，有自愈的趋势。

下利脉数，有微热，汗出，今自愈；设脉紧，为未解。（28）

此条文论述虚寒下利向愈与未解的脉证。下利脉数是正气和邪气都盛，微热、汗出，说明气血已经进行了一个反向的调节，津液的分布从里往外调节，肠道的营养物质和内容物居于其表，无可借之物，当然要自愈，这是身体自己做出来的一种调节。在霍乱病篇里面讲过，遇到霍乱病时，人参汤主之，一个是用人参附子理中汤，急温其中下焦，把肠道暖起来，霍乱吐利会自止；还有一种办法，发汗、利小便，用五苓散去解决肠道黏膜上的水肿，使其水气吸收进入心血管系统，进入循环系统，无可泄之物的时候也是治疗吐泻的一个办法。"脉数，有微热，汗出"说明自身出现了一个自我调节机制，让肠黏膜水肿的水气通过微循环吸收到了体循环，然后体表的循环发生了改变，因为体表有了多余的气血，体表的循环才能发生改变而汗出，所以是身体自愈的趋势。"设脉紧，为未解"，若脉紧，出现了微热、汗出，为未解。脉紧最基本代表着表有寒，表有寒里有热，可用葛根汤来解决，如果表里俱寒要用理中汤加麻黄、桂枝、葛根往外转。

下利脉数而渴者，今自愈；设不差，必圊脓血，以有热故也。（29）

此条文论述虚寒下利而阳复太过的病机。出现下利的时候，脉数而渴，有自愈的趋势。此时的下利乃阳明下利，病到了阳明就无所复传，身体当中能出现阳明反应，乃是表明我们机体的免疫，机体的气血足够强大，可以动员全身的正气与邪气对抗，肯定是可自愈的。

"设不差，必圊脓血，以有热故也"，若便脓血，是肠道郁热使得肠黏膜由炎症水肿变成血管有红细胞渗出，产生了化脓性的炎症或痢疾。所以前面叫下利，此处叫痢疾。炎症会进一步损伤黏膜，导致血管周围有了炎症，使炎症进一步加重，变成厥阴证。一方面血管里的内容物减少，另外一方面血管壁有炎症导致出血，为寒热错杂。我们治疗此类疾病的方法是寒热同治，此时既有机能的不足，又有炎症，我们不是见血止血，而是解决出血背后的问题——毛细血管的扩张渗出增多，血管的痉挛，血管内容物发生的改变。如果有血栓，解决瘀血；血管内容物不足，用阿胶、当归、川芎；如果有血管壁筋膜痉挛，用吴茱萸。

下利脉反弦，发热身汗者，自愈。（30）

此条文论虚寒下利自愈的病机和脉证。下利脉应当滑，今出现弦脉，不是数脉、大脉、弱脉，体表有寒才会出现弦脉。发热身汗者将自愈，用解表发汗的办法就可以解决，停留在太阳阶段可以用葛根汤，太阳阶段是很好治的，因为气血很充足；有汗出用葛根芩连汤。

下利气者，当利其小便。（31）

此条文论述下利气的证治。下利的时候连气都排出来，表明肠道有虚寒，用虚寒的药物治疗还得有一个过程，先得把肠道的虚寒纠正才能解决利，所以在解决肠虚寒的过程当中，同时加上利小便的药物。严重、复杂的腹泻，通过利小便而实大便治疗，利小便实际上是和五苓散治疗霍乱的时候用的办法是一样的，同时用理中汤、桃花汤再加上五苓散解决这个问题。

面青、发烧不出汗，用葛根汤；如果既有大便又有气，小便又便得少，此时要分辨到底是湿热、虚寒，还是虚寒之中夹有热邪，可以用理中汤加连理汤或者理中汤加上白头翁和秦皮，然后加车前子就解决了。如果面仍然青——从鼻梁到上嘴唇这一带都是发青的，是脾胃虚寒的，皮肤摸上去发潮，就说明没有葛根汤证，用理中汤；若肛门周围发红，说明体内有湿热，加黄连或秦皮、白头翁；如果最近小便很少，脱水不严重就可以用点车前子，不要一看见拉肚子就认为利小便是不行的。

下利，寸脉反浮数，尺中自涩者，必圊脓血。（32）

此条文从脉象论述热利脓血的病机。下利的时候寸脉反浮数说明有表证，还要往里进一步的发展。"尺中自涩者"，是有瘀血，说明病邪已经损伤下焦小肠的血分，要便脓血，就叫痢。尺脉如果沉而涩，我们就用桃花汤，尺脉不沉，说明仅仅只是结肠有了炎症；我们经常见到中毒性痢疾的患者发热憎寒怕冷，寸部脉浮，尺部脉沉弦涩，有表证同时肠道里面已经有脓血，但不便脓血。西医通过灌肠诊断中毒性菌痢，灌肠排出来的排泄物，通过化验或者肉眼观察一下有无脓血，中毒性菌痢的时候肠道是没有脓血排出来的，一派发热憎寒的表现，证实后以中毒性菌痢来治疗。到了肠道疾病的流行期，看见患者出现此种情况，寸部脉浮而紧，尺部脉沉而涩，可判断为中毒性菌痢。张仲景的这个思想现在还指导着西医和中医的临床。

下利清谷，不可攻其表，汗出必胀满。（33）

此条文论述虚寒下利的禁忌。"下利清谷"是脾胃寒，血液循环不好、酶分泌减少，温度也不够，吃下去的东西就穿肠而过，中医叫完谷不化。脾阳不足的情况下不能发汗解表，因为发汗是需要能量的，本来能量已经不足了，再调动能量发汗，就造成能量更加不足，这就是我们讲附子理中汤是可以治疗感冒发烧的机理。太阴感冒一定不要去解表出汗，直接温中就可以，中焦温起来以后，大便正常了——虚寒便秘变得通畅，虚寒腹泻解决了，自己就会微微汗出，表解，热退。

想用解表的办法解决下利的时候，一定要看一看下利出来的排泄物。有一种情况是下利，脉浮大，不能攻其表，下利清谷是正气已虚寒的表现，发汗后徒伤正气，伤了脾阳，肚子就开始胀满，用解表之法治疗下利的时候是要有指征的，是有禁忌证的。

患者可能有下利清谷，也可能有便秘，但属虚寒证，用附子理中汤。至于便秘，我们再想解决便秘的方子——宿便停留到哪儿，我们就用相应的办法来治疗，停留的部位不同，用的药也不同。但是此病的根本是太阴证，用上理中汤，脾胃的阳气回了头，自然会有汗出来，所以不要一看发热就以为有热而去清热，也不要一发热就去解表。无论什么情况，我们都按照相应的办法去治疗。

下利脉沉而迟，其人面少赤，身有微热，下利清谷者，必郁冒，汗出而解。病人必微热，所以然者，其面戴阳，下虚故也。（34）

此条文论述虚寒下利而虚阳浮越的病机变化。"下利脉沉而迟，其人面少赤，身有微热，下利清谷者"，脉沉而迟，脾胃当中的阳气已经很少，如果其人面发赤、身上微热，里寒外热，必然要出现头晕、汗出而解。"所以然者，其面戴阳，下虚故也。"这是本寒标热，阴寒内结，下利清谷是虚寒证，看着是脸上有热，也不敢出汗，虽然是汗出而解，但是结合温里的办法出了汗才能够解掉，不能看见面色微热就贸然用汗法。

此时就给理中汤、桃花汤暖脾肾这一类型的方子才能汗出而解。下利清谷的时候，连黄连、黄芩都不能给，直接给温中的药，如果中焦温不起来，同时加上桂枝通心阳，下面给附子、肉桂。我们叫透过现象看本质，本质是寒，解决本质就行。遇到戴阳、虚阳浮越，一点寒药都不要用，想尽一切办法把阳气温回来。

下利后脉绝，手足厥冷，晬时脉还，手足温者生，脉不还者死。（35）

此条文论述虚寒下利而阳微欲绝的两种转归。下利以后，泄泻了一天或者几个小时，然后不腹泻了，脉绝。这是中毒性菌痢出现休克的表现，手足逆冷，脉绝出现休克，过一段时间脉又回来，手足自温，是中毒性菌痢休克后身体做出的调解，还有救。如果手足暖起来，脉不还，是个暖休克，也要死；中毒性菌痢会出现冷休克、暖休克，就看看脉，如果脉微细的时候或者脉不出的时候，都是死证。

下利腹胀满，身体疼痛者，先温其里，乃攻其表。温里宜四逆汤，攻表宜桂枝汤。(36)

四逆汤方 （见上）

桂枝汤方

桂枝三两（去皮）　芍药三两　甘草二两（炙）　生姜三两　大枣十二枚

上五味，哎咀，以水七升，微火煮取三升，去滓，适寒温服一升，服已，须臾啜稀粥一升，以助药力，温覆令一时许，遍身漐漐微似有汗者益佳，不可令如水淋漓。若一服汗出病差，停后服。

此条文论述虚寒下利兼表证的证治。下利是肠道感染性疾病，辨证思路总的是六经辨证。在《伤寒论》里面其实已经很详细地讲了关于下利的六经辨证的治疗，协热利、下利等都已经讲过，在此处把它当成专篇来讲，是我们在临床上确实有一些肠道感染性的疾病，以下利为主要特点，同时也有一些以下利为主要特征的其他病。这里讲下利的时候一定不要把它和《伤寒论》中的相关知识割裂开来，要在全面、系统学习好《伤寒杂病论》的基础上再去理解此处的内容就更加完整。

下利同时出现腹胀满，太阴篇里面讲太阴之为病，下利、腹胀满，此处的下利是以太阴为明显特征的，尽管是下利的初期，有身体疼痛，是表证，但以腹胀满为特征，身体疼痛的表证伴有腹胀满，是有太阴的表证。但这个病是下利，我们所说的太阴证和太阳表证都是指的证，这里指下利的病，是太阴和太阳同病，遇到这种情况，当先温其里再攻其表，先把中焦的阳气恢复再解表。因为我们用经方的办法解表是调用中焦的阳气，现在中焦阳气已伤，又有病邪的存在，当然不能调集中焦的阳气去解表，把中焦的阳气调走解表后，中焦的邪气亦甚，所以不能先解表，要先温其里。先用四逆辈温其里，再用桂枝汤攻表，这是在《伤寒论》里就可以见得到。可以把四逆汤理解为四逆辈，也可以是茯苓四逆汤，有茯苓、人参、炙甘草、干姜、附子，茯苓解决水气的问题，人参解决中焦的气机不足，四逆汤加上人参解决虚寒。这里的下利有可能是下利清谷的下利，也有可能是细菌性感染，细菌性感染的问题先出现太阴问题的时候也得解决太阴问题，感染用连理汤，四逆辈中加猪胆汁、黄连，就同时解决了。先把里解决以后再解表，解表是桂枝辈，出现了葛根汤证就用葛根汤解表，要灵活地去理解古人的意思。

下利三部脉皆平，按之心下坚者，急下之，宜大承气汤。（37）

此条文论述下利实证的证治。下利出现平脉，脉上无反应，按之心下坚者，急下之，宜大承气汤。遇到用大承气汤急下之的，在阳明病有，在少阴病也有。急下之用大承气汤，很多人不理解，乃是由肠道的毒素刺激引起的脉管痉挛导致的休克，把它攻掉以后，休克就解决了。此处是急性的休克，有效血液循环量没有丢失，而是因为肠道毒素的二次刺激让机体造成了休克，把二次刺激的因素解除掉以后休克就改善了，所以这是一个少阴病的治法。

"急下之"，在张仲景的概念里除了少阴和阳明以外，还有下利，讲的就是痢疾，用泻下法治下利专门针对的是细菌性痢疾。细菌性痢疾的治疗大家会想到的是初痢多宗芍药汤，痢疾初起我们用芍药汤来解决，芍药汤里的底方是桂枝汤，是桂枝汤加上泻心汤去大黄，也可以加大黄、当归，也可以认为是当归建中汤加上黄连黄芩大黄泻心汤，再加点木香。治疗初痢，这就考虑到痢疾有表证，有营卫的不和。痢疾要侵犯到血分，就是在初痢芍药汤里面我们知道痢疾可以用下法，痢疾是下利而不畅，里急后重，有脓血，用泻下的办法把肠道的炎症清理掉乃是治疗泻痢的一个重要的手段，此时要凭脉，脉是平脉或者是阳明的实脉时，完全可以用下法。承气汤并非为拉肚子而设，乃是为了迅速清除阳明的浊气使病邪祛除，邪去正便安，所以用泻法治疗菌痢是张仲景的一大创建，一直影响了一千八百年，直到近代，我们依然用泻法治疗菌痢，这是中医。西医用消炎、抗感染、补充有效血液循环量，然后解毒，也会用激素，补充水电解质来治疗。我们中医是迅速用泻下的办法把肠道里的痢疾杆菌清除出去，这时候对身体是有损害的，丢失了很多的消化液，消化液的丢失对一个虚弱的人来说是危害，但对一个身体比较壮实的人来说，迅速把肠道里炎症代谢产物和病原微生物清理出去，对机体则是个保护。

所以要急下之，有以下几个指征，一个指征是三部脉平，按之心下坚，可以下；第二个指征我们接下来会讲到。

下利，脉迟而滑者，实也，利去欲止，急下之，宜大承气汤。（38）

此条文论述下利当下的脉象。脉滑表明邪气盛，迟表明邪气阻滞了病机，即痢疾杆菌和刺激机体产生的代谢产物让心脏出现了心率的减缓，心血管系统已经有中毒反应，痢疾的炎性代谢产物已经进入到身体内部，对身体造成心血管的中毒。中毒有两种反应，一种是脉迟，一种是脉数，此时是脉迟，脉滑数也可以用，脉滑数乃是三急下汤的正治，脉迟再不管就会导致心输出量的下降，就会休克。所以抢在休克之前急下，用大承气汤把肠道病原微生物和肠道炎性代谢产物清除掉，这就解决了毒素对心血管系统的刺激，就避免患者病情逆转出现休克，到出现休克的时候再治疗就麻烦了，还得用四逆汤把休克解决过来后，病邪还在，还得再次清理，所以一步到位。在临床上，处理过这种患者的大夫一看，患者身体挺壮实的时候，直接用泻法观察情况，随时准备液体输液补充血容量，如果泻得好，问题就都解决了。

在基层工作时，到了暑期，七八月份的时候，肠道病尤其是痢疾患者特别多，当时送来一个高热患者，血象特别高，拍胸片也没有什么问题，盐水灌肠后排出物里有脓，如果看不见东西，取点排泄物去化验一下，脓球满视野，菌痢诊断明确。一看患者很壮实，喘气声粗，用大承气汤泻，泻完以后患者立刻就轻松，就是感觉疲乏，然后应用抗生素、补液补电解质后患者很快就好了，说明泻法很重要。出现中毒性菌痢时泻法很重要，错过这个窗口期后就得解决菌痢引起的休克问题，治疗起来就会很麻烦。

下利，脉反滑者，当有所去，下乃愈，宜大承气汤。（39）

徐方阳三十年金匮要略教程

此条文论述下利脉反滑的治法。此时的脉反滑和上面的迟而滑讲的是下利脉滑，滑数的脉可下，迟滑的脉也可下，平脉还能下，反正不能是弱脉，弱脉如果用下法就是雪上加霜。弱脉一定要先把水电解质补充起来，用上消炎的药后，如果大便还是不畅通，一次便一点而且伴有脓血，不用承气汤，少给点大黄、芒硝，加点木香，让患者往出泻，排一排，这种办法也用；或者就是大黄、木香两味药，不加芒硝，因为便不畅，有泻。在临床中经常用大黄、木香两味药解决泻而不畅、有脓球的问题，就是用这样的办法，但肯定是要输液，或者是接下来给连理汤，黄连理中汤加大黄，有时候看得准时初起用芍药汤，接下来正气虚的时候是理中汤加黄连、黄芩、木香、大黄。还有种特殊的痢疾，叫休息痢，都是这样用。

下利已瘥，至其年月日时复发者，以病不尽故也，当下之，宜大承气汤。（方见痉病中）（40）

此条文论述下利愈而复发的证治。今年患细菌性痢疾病愈，明年夏天又复发，还是同样的症状，为休息痢，肠道里面仍有痢疾杆菌存留的，用泻下法，用大承气汤，当然量要用得少一点，休息痢并不是只有这一种办法。连理汤（黄连理中汤）也是治疗休息痢的，它是治疗休息痢里面的寒热错杂证、虚实夹杂证；而大承气汤是治疗休息痢里面的实证，要准确辨证，这是个实证，脉是滑数脉，或者是平脉。

下利谵语有燥屎也，小承气汤主之。（41）

小承气汤方

大黄四两　厚朴二两（炙）　枳实大者三枚（炙）

上三味，以水四升，煮取一升二合，之滓，分温二服。（得利则止）

此条文论述下利谵语实证的治法。"下利谵语"，下利的时候出现了昏迷、谵语，大量的毒素刺激大脑所致，用小承气汤治疗。温病学叫急下存阴，我们叫急下存阳。因为下利要调动更多的生命机能来自我恢复，把病理代谢产物和病原微生物都排走以后，就能调动生命力自我的恢复。

排出毒素主要是排出细菌性痢疾的毒素，细菌性痢疾的毒素使人休克，大肠杆菌的毒素使人拉肚子但不会出现休克、昏迷谵语。昏迷谵语是热盛神昏，还有就是沙门菌属、霍乱菌属感染，腹泻过多也会出现谵语，这种谵语分情况，看是阳明问题还是厥阴问题，有阳明问题就用泻法。

下利便脓血者，桃花汤主之。(42)

桃花汤方

赤石脂一斤（一半锉，一半筛末）　干姜一两　粳米一升

上三味，以水七升，煮米令熟，去滓，温服七合，内赤石脂末方寸匕，日三服；若一服愈，余勿服。

此条文论述虚寒痢疾的证治。这是虚寒性的痢疾，桃花汤主之，用赤石脂吸附肠道的炎性产物和病原微生物，同时赤石脂也可以对肠道炎性创面起到保护作用。我们现在用的八面蒙脱石散就是起的这个作用，所以经常用蒙脱石散治疗肠炎，虚寒证也可以用它，干姜、粳米、党参等都可以用。粳米和赤石脂起互动的作用，赤石脂的水溶性比较低，它的混悬液包含的赤石脂也不多，用上粳米，粳米可以把赤石脂吸附住，粳米就作为黏附剂让赤石脂最大程度地溶到药液里，使有效的赤石脂作用达到最大化，喝下去后，因为有粳米，赤石脂就可以黏附到这个炎性创面上，对炎性创面起到保护作用，因为此处是虚寒证，创面是苍白的，又有出血，水肿、苍白就是虚寒性的炎症，水肿、苍白、有渗出、渗血，便有脓血便。

这讲的虚寒证，然后讲实热证，前面讲的是治疗痢疾的特殊方法——泻法治疗，用大小承气汤，对于少见的虚寒证用补法、收敛法，用止泻的办法治疗痢疾，下面讲痢疾热证的治疗。

热利下重者，白头翁汤主之。(43)

白头翁汤方

白头翁二两　黄连三两　黄柏三两　秦皮三两

徐方阳三十年金匮要略教程

上四味，以水七升，煮取二升，去滓，温服一升。不愈，更服。

此条文论述湿热痢疾的证治。热痢下重，肛门火辣辣的、口渴、心烦等热毒证用白头翁汤治疗。白头翁加黄连、黄柏、秦皮，秦皮既清热又收敛止泻，白头翁止血，秦皮是寒性的止泻，桃花汤里的赤石脂是暖性止泻。此方全是清热解毒利湿气的药物，若日久出血又有腹痛可加芍药、阿胶，有黄连阿胶汤的意思在里面。此时是局部有炎症，急性的热利。这也是一个模块，应用时需参考全身状况，局部有问题局部解决，全身有问题就要全身解决。

下利后，更烦，按之心下濡者，为虚烦也，栀子豉汤主之。（44）

栀子豉汤方

栀子十四枚　香豉四合（绵裹）

上二味，以水四升，先煮栀子，得二升半，内豉，煮取一升半，去滓，分二服，温进一服，得吐则止。

此条文论述下利后虚烦的证治。按之心下濡，心下是软的，用理中汤理中焦，烦用栀子豉汤。要分两步解决，下利后更烦是有虚热存在，先用栀子豉汤解决烦，再治疗虚。如果患者就是太阴问题，当先温其里，寒热并用，栀子豉汤与理中汤合用。

这时候用栀子豉汤，患者实际上是缺乏营养，现在是输营养药，过去用豆豉，豆豉就是豆类发酵之后易于吸收的优质蛋白。这种患者得病前经常处于应激状态，病虽然好了人还处于应激亢奋状态。解决亢奋就要用栀子，栀子降低应激，同时，患者缺乏营养也是一种虚性亢奋，用淡豆豉。

下利清谷，里寒外热，汗出而厥者，通脉四逆汤主之。（45）

通脉四逆汤方

附子大者一枚（生用）　干姜三两（强人可四两）　甘草二两（炙）

上三味，以水三升，煮取一斤二合，去滓，分温再服。

此条文论述寒厥下利，阴盛格阳的证治。下痢的是清谷，没有脓血，里寒外热，外热表明脸色有些涨红、汗出，是戴阳证，用通脉四逆汤。通脉四逆汤里用的是生附子大者一枚，为了增加温的力量把附子的量加大且用生的，然后把干姜的用量也加大，干姜的量大于甘草。

四逆汤贯穿于整个经方体系，读懂四逆汤对于理解经方有着至关重要的意义。我们就讲甘草和生姜配起来是最小版的四逆汤，所以炙甘草、生姜、大枣，平平凡凡的这么几味药，经方的很多地方都有它。从这里面就知道我们人只要得了病就面临着生命力的不足，后天决定强壮程度、对疾病的抵抗力。所以要解决后天——解决胃气、运化机能，就要沿着炙甘草、生姜、大枣的路子，有热加黄连黄芩，有宿便化滞就加大黄，有虚加人参，有浊邪、痰浊加半夏，就成了泻心汤。如果什么也没有，只营卫不和，就是桂枝汤。所以从炙甘草、生姜、大枣到四逆汤，是我们认知生命、认知疾病的门，你理解了它就理解了疾病。

下利肺痛，紫参汤主之。（46）

紫参汤方

紫参半斤　甘草三两

上二味，以水五升，先煮紫参，取二升，内甘草，煮取一升半，分温三服。（疑非仲景方）

下痢肺痛，肺痛同时出现了下痢，有了肺痛出现下痢不好理解，肠道有了痈脓，肠道化脓性的感染出现了下痢，或者是化脓性肠炎出现了下利。这个临床上也有，如出血性肠炎，有出血，可伴有黏液，肠黏膜上的黏液排出来，这个时候要用到紫参，紫参有清热、凉血的作用。曾经在临床上见过一例叫蛋白丢失性出血性肠炎，用了桃花汤，桃花汤用到姜的时候，泻止住了，但是仍可以看到有红色的血液排出，后来用的黄土汤有效，但肠炎恢复得很慢，后来把黄土汤里的黄连和黄芩的量减少，去了黄连加了紫参就有效。这儿提示紫参在治疗肠炎时有用武之地，其实在肺痿肺痈篇里也提到过用紫参治疗。肠炎有出血时可以用黄土汤、桃花汤或白头翁汤等，寒热错杂时要考虑到紫参也有用武之地。

气利，诃梨勒散主之。（47）

诃梨勒散方

诃梨勒十枚（煨）

上一味为散，粥饮和，顿服。（疑非仲景方）

此条文论述虚寒性肠滑气利的证治。诃梨勒，现在我们叫诃子，诃子十枚，拿面包住，包上一大团，或分开拿面包住也行，放到灶里头，把它煨熟，叫煨诃子，打成粉，用米汤送服，用于虚寒性腹泻的止泻药。腹泻时带排气，要在辨证的基础上加上诃梨勒，单用诃梨勒的机会不多。长期腹泻，每次腹泻的时候都有矢气排出，腹胀稍微有点缓解，旋即又胀起来，这种患者应该暖下焦，用暖下焦的药物如四神丸再加上诃子。暖下焦的药物，现成的方子有四神丸，方子中有外来药物肉豆蔻，张仲景那个时代还没有肉豆蔻，当时还没有作为外来的舶来品引进，也没有作为香料及中药的认识。诃梨勒也是后来才有的舶来品，后来我们学会把它当中药来使用。砂仁、肉豆蔻、白蔻仁都没有在经方中记载，即是此原因。

附方

《千金翼》小承气汤　治大便不通，哕数，谵语。

用小承气汤治疗大便不通、哕数、谵语，也可以有下痢，下痢而大便不畅是菌痢，谵语而哕是痢疾毒素刺激引起神志的改变，此时不是安宫牛黄丸，而是小承气汤，这是《千金翼方》的内容，与前面小承气汤讲的内容是一样的。

《外台》黄芩汤　治干呕，下利。

半夏半升　干姜三两　桂枝一两　黄芩三两　人参三两　大枣十二枚

上六味，以水七升，煮取三升，温分三服。

还有一个叫"外台黄芩汤"，治干呕下利，此方中人参汤无甘草，桂枝汤无芍药、甘草。张仲景的黄芩汤本来是和芍药在一起整合，黄连汤是和桂枝在一起整合，黄连汤是桂枝加黄连，芍药汤是黄芩加芍药。现在《外台》整出来一个黄芩汤叫外台黄芩汤，是桂枝汤去芍药、甘草，变生姜为干姜，加人参、半夏、黄芩合成，故此方可以治疗胃脘部满闷、心悸、痞满、腹泻，寒热错杂及心阳不通。腹泻的时候，会有腺体的紊乱、微循环障碍，在没有出现微循环痉挛的时候，仅仅出现微循环障碍可仅用桂枝就可以。

如果把桂枝换成柴胡，那是小柴胡汤的变化。现在是桂枝汤的变化，治疗干呕和下利，它解决的是没有炙甘草的时候，表明下利很重，以至于不能用甘草，起的作用太慢，缓释剂来不及。干呕不吐，生姜、半夏可以解决呕，但是不能用生姜，生姜和桂枝让药物趋于走表，所以用干姜暖中降逆，兼清郁热，是治疗的最重要原则。降逆不是主要方面，病变的部位在肠道，把利止住也就不会呕，有泻心汤、人参汤、桂枝汤的意思，用桂枝不用芍药，因为呕有胃脘的症状，用芍药刺激胃会使胃脘痞满、呕的症状加重，主要目的是解决肠道疾病。桂枝可以降冲逆，腹泻伴有腹痛，仿佛可以用芍药，用芍药缓急止痛，但腹痛是炎症引起的，不是主要方面，呕也不是，主要的问题是肠道的虚寒性炎症，所以把虚寒性的炎症解决了，胃脘部的痞满、呕的问题都随之而解了。可以与四物黄连汤相鉴别，来对照使用。

徐方阳三十年
金匮要略教程

316

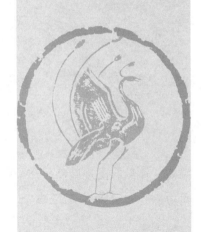

疮痈肠痈浸淫病脉证并治第十八

诸浮数脉，应当发热，而反洒淅恶寒，若有痛处，当发其痈。（1）

感染性的疾病，感染比较严重时应当发热，反有洒淅恶寒，当痛有定处的时候，就是一个局灶性的感染。所以疮疡、化脓性感染疾病的早期也是太阳病，治疗时当发其痈。

师曰：诸痈肿，欲知有脓无脓，以手掩肿上，热者为有脓，不热者为无脓。（2）

我们现在可以拿超声看，古人没有这个办法，就把手放上去，如果感到有热，表明里有化脓。结核就是寒性脓疡，可用阳和汤，先增加能量，让它变成阳证，然后把它透发出来。

肠痈之为病，其身甲错，腹皮急，按之濡，如肿状，腹无积聚，身无热，脉数，此为腹内有痈脓，薏苡附子败酱散主之。（3）

薏苡附子败酱散方

薏苡仁十分　附子二分　败酱五分

上三味，杵为末，取方寸匕，以水二升，煎减半，顿服。（小便当下）

"其身甲错"，表明病程日久。腹部有慢性感染时，腹膜就要进行包裹，炎症病灶最后会形成增生、瘢痕。发炎需要能量，慢性感染长期需要能量来进行自我保护及对抗，此时下肢局部血管就会局部痉挛进行代偿，下肢循环就弱了，不荣则肌肤甲错。肌肤甲错表明身体内部可能有慢性炎性的病灶，落脚到肠痈，也可以是慢性的瘀血。"腹皮急，按之濡"，阑尾炎患者不在急性期时，总愿意把身体蜷起来，自述拘急、伸展腰时就会感觉到疼痛，腹部触诊按上去是濡的、软的，又有抵触感又是软的。腹部又摸不到肿块，因为过了急性期，故身无热，但总有一个炎症在刺激机体，机体就循环增快以增加毒素的吸收，故"脉数"。脉数表明有热，身无热是因为身体产热没有增加，机体总的能力已经不够了，但是毒素对身体的刺激还存在。"此为腹内有痈脓"，这就是腹内有痈脓日久，是慢性炎性过程，用薏苡仁败酱散。

薏苡仁败酱散专门针对细菌感染性疾病引起的代谢产物堆积造成的中毒反应进行治疗。一方面，薏苡仁和败酱草解决慢性感染引起的炎性反应；另一方面，身体机能已经有不足，脉数说明有代谢产物刺激机体，机体要加快循环把代谢产物排掉，但机能又不足，故用附子来增强机能、改善循环。

薏苡仁、败酱草和附子的比例是 10∶5∶2。如果患者是虚寒体质，就把附子的量增加了，可以随症加减。薏苡仁败酱散针对慢性化脓性感染，肯定是一个有效的方子，鼻窦炎、痤疮、慢性盆腔炎，任何一个地方的炎症都有效，剩下就是辨证的问题了。机能不足就加附子理中；瘀血加上抵当丸；如果有瘀邪化热又在血分，就是当归贝母苦参丸。这个方子很好用，尤其用以治疗慢性阑尾炎效果更好。

肠痈者，少腹肿痞，按之即痛，如淋，小便自调，时时发热，自汗出，复恶寒。其脉迟紧者，脓未成，可下之，当有血。脉洪数者，脓已成，不可下也。大黄牡丹汤主之。（4）

大黄牡丹汤方

大黄四两　牡丹一两　桃仁五十个　瓜子半升　芒硝三合

上五味，以水六升，煮取一升，去滓，内芒硝，再煎沸，顿服之，有脓当下；如无脓，当下血。

讲急性的肠痈——转移性的右下腹痛疼痛，当少腹部满闷、恶心、疼痛还没有转移的时候，是少阳证。我在临床上发现，此证一开始是上消化道的恶心、呕吐、疼痛，是大柴胡汤证，但是你一定得给得非常及时，给得稍微晚一点就会发生转归。出现上腹部的症状时对中医来讲，可用柴胡理中汤、小柴胡汤或大柴胡汤。

我们对好几个患者进行过回顾性的研究，就是因上腹部的症状来诊，摸脉就是柴胡证，但是这个情况稍纵即逝。上午把药拿了，说下午下了班再熬吧，结果就成了阑尾炎，再吃柴胡剂就不管用。若是实证，少阳与阳明合病就是大柴胡汤，阑尾的瘀滞就排出去了，就不会形成局灶性的炎症；若是能量代谢不足引起半表半里堆积的代谢产物增多，可用附子理中汤加上小柴胡汤，只要脉证符合就能用。"按之即痛，如淋"，触诊会沿着肌筋膜波及输尿管，但小便没问题。脾胃虚寒、太阴和少阴体质的人，一定要用中药治疗，因为西医手术、输液更加重了太阴和少阴的问题。阳明、实热证，用大黄牡丹皮汤的效果和做手术、消炎的效果是持平的。

此方中有调胃承气汤的意思，它把炙甘草去掉了，因需要迅捷地把胀气排出来。无论是何细菌感染引起的急性炎症，都有红肿热痛，炎性代谢产物就会进入血管，对血管壁造成刺激，可以用牡丹皮来解决；出现瘀血的状况用桃仁来解决；代谢产物即为痰，代谢产物除了热就是痰，我们讲代谢物是湿邪、浊邪，可以用冬瓜仁来解决；患者机能不足，防止它进入三阴，就得给增强机能的药物，可以大黄牡丹皮汤和附子理中汤连用；若患者是厥阴的体质，把乌梅丸中黄连和黄柏直接换成大黄牡丹皮汤即可。

患者有脓要往外透发，若脓已成、脉浮数，要用什么办法往外解毒呢？清理脓的办法我们讲过——当归赤小豆汤、术附汤、薏苡仁败酱散、生姜甘草大枣加桔梗、桔梗加上枳实、芍药。所有的"脓"，中医就用这样的办法来治疗。桔梗是个中性的草药，如果把比较表浅的脓往外排，可加炙甘草、生姜、大枣。一看到炙甘草、生姜、大枣就应该知道有炙甘草、生姜、大枣、人参、干姜、附子在里面，就应该知道要增强胃气；加上枳实、芍药就应该知道脓比较深，往外排比较费力气，费劲，要从肠道排出。

大黄牡丹汤也可以用来治疗胆囊炎、胆管化脓症、急性胰腺炎等，不是只能治疗阑尾炎。大黄牡丹汤可以和附子理中汤、柴胡剂、乌梅丸、祛瘀血汤、抵当汤等连用。如果有浆膜腔渗出，可连用十枣汤，大陷胸汤。

问曰：寸口脉浮微而涩，然当亡血，若汗出，设不汗者云何？答

曰：若身有疮，被刀斧所伤，亡血故也。（5）

病金疮，王不留行散主之。（6）

王不留行散方

王不留行十分（八月八日采）　蒴藋细叶十分（七月七日采）　桑东南根白皮

十分（三月三日采）　甘草十八分　川椒三分（除目及闭口，去汗）　黄芩二分　干姜

二分　芍药　厚朴各二分

上九味，桑根皮以上三味烧灰存性，勿令灰过，各别杵筛，合治

之为散，服方寸匕。小疮即粉之，大疮但服之，产后亦可服。如风寒，

桑东根勿取之。前三物皆阴干百日。

排脓散方

枳实十六枚　芍药六分　桔梗二分

上三味，杵为散，取鸡子黄一枚，以药散与鸡黄相等，揉和令相

得，饮和服之，日一服。

排脓汤方

甘草二两　桔梗三两　生姜一两　大枣十枚

上四味，以水三升，煮取一升，温服五合，日再服。

接下来讲金创，现在用这个方子几乎没有用到的可能性，受了外伤现

在一般不会来找中医，所以本人没有这样的实践经验。"寸口脉浮微而涩，

然当亡血，若汗出"，出汗、有浮弱脉会当成桂枝汤证来治，本来有亡血然

后再出汗，亡血家是不能发汗的，他已经有毛细血管的损伤，这个时候再

一刺激扩张会加重出血。出现这种情况概因医者以为是太阳病，用汗法治

疗得更坏了。"设不汗者云何？答曰：若身有疮，被刀斧所伤，亡血故也。"

亡血的、受了金创的脉是微浮而涩。涩，我们都知道，创伤处有瘀血，即

使没有瘀血，凝血机制启动也会出现瘀血一样的情况。出血，故脉弱。此

时瘀血、出血并见就会出现劳脉——脉浮。

若不会用王不留行散，可按虚劳去治。其实排脓散、排脓方的使用方

法给大家都讲过了，尽管《金匮要略》的条文里面没有给出如何使用，但

是它一定不是单独使用，而是作为一个模块和其他方子整合起来使用。

　　浸淫疮，从口流向四肢者，可治；从四肢流来入口者，不可治。（7）
　　浸淫疮，黄连粉主之。（方未见）（8）

　　最后讲湿疹——浸淫疮（黄水疮）。"从口流向四肢者，可治；从四肢流来入口者，不可治"，离心性的病好治，治疗过程中，躯干部的情况越来越轻、末梢越来越重说明疾病开始好转。遇到浸淫疮，即渗出性的湿疹，用黄连粉。黄连有解毒、燥湿作用，既可以用水调黄连粉，亦可用油脂，视情况而定。湿对湿，干对干，不干不湿两相掺，处于两者之间的就用膏剂。

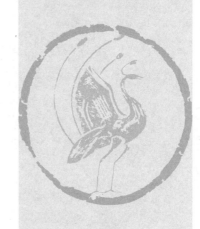

跌蹶手指臂肿转筋阴狐疝蛔虫病脉证治第十九

跌蹶、手指臂肿、转筋、阴狐疝、蛔虫病放到一篇里来讲。跌蹶是什么呀？跌就是脚背，蹶就是脚后跟——末梢的问题。手指臂肿、转筋——四肢的问题。阴狐疝，就是疝气，疝气就像狐狸一样，凸出来以后不会有红肿热痛，属阴证，故名阴狐疝。蛔虫病，一般情况下蛔虫进了胆道之后引起胆道蛔虫症，胆道系统的痉挛才去治疗。所有的问题都牵涉到肌筋膜痉挛的问题。

这些疾病是阳证的时候，就是半表半里的阳性证，是黄芩汤证或柴胡汤证。但此时我们解决的是它的阴证——厥阴。看起来是几个没有什么联系的单个病种，谁跟谁都连不到一块去，结果它们有一个内在联系——肌筋膜有关的末梢病。古人早就搞清楚了，这是肌筋膜的问题。

师曰：病跌蹶，其人但能前，不能却，刺腨入二寸，此太阳经伤也。(1)

脚后跟有了问题，拿脚尖还能吃力地往前走，但不能后退。腨，小腿肚，找一个压痛点放血能迅速缓解，实际上是脚后、足弓上的肌筋膜痉挛造成血液循环不畅，放血通过改善血液循环缓解肌筋膜痉挛。脚后跟的问题是太阳经的问题，治疗时往往就用桂枝加葛根汤、桂枝加天花粉汤或者用葛根汤。把寒、瘀滞一散，脚后跟的循环就改善了，若有运动性的损伤，就加点养肝肾的药。

还有一种情况是背上受风寒，太阳经的肌筋膜矢量线——压力的传输系统出现了障碍了，实证就是葛根汤，虚证就是桂枝加天花粉汤。

病人常以手指臂肿动，此人身体眴眴者，藜芦甘草汤主之。(2)

藜芦甘草汤方　(未见)

此时不光肿还伴有胸动——帕金森、震颤麻痹可以见到这种情况。震颤麻痹的患者因为肌筋膜呈现紧张状态，故患者手指常有憋胀感。这个肌筋膜系统受寒的痉挛或受过精神刺激，为了满足大脑皮层的阳气的运动，然后全身的肌筋膜就痉挛，最后痉挛的结果是肌筋膜再松弛不了了。受刺激初期可予炙甘草汤、乌梅丸或者桂枝加龙骨牡蛎汤加上吴茱萸、附子，把肌筋膜的痉挛松解了以后就又恢复正常了。张仲景是最早认识到震颤麻痹的，可惜方子丢了。

转筋之为病，其人臂脚直，脉上下行，微弦。转筋入腹者，鸡屎白散主之。（3）

鸡屎白散方

鸡屎白

上一味，为散，取方寸匕，以水六合，和，温服。

我们经常半夜睡觉着凉了，或者游泳去，会有抽筋的情况。这种转筋都很轻。这个人的腿、脚，都直了，疼得很厉害。此时脉上是直上直行的弦脉。肌筋膜的痉挛造成血管绷得很紧，就是直上直下的。一种是受寒引起的痉挛，还有一种是缺钙的痉挛。缺钙的痉挛我们中医讲叫慢脾风，脾的机能下降，不能给肝提供精微。它反复发作，如果受寒会发生急性的痉挛，用鸡屎白散。鸡屎白散也是作为模块来使用。鸡屎白是碳酸钙和肠道黏液的混合物，它有消化酶、有黏蛋白，是个生物钙。如果小孩又缺钙又脾胃不好，用砂半理中汤用点鸡屎白。

阴狐疝气者，偏有小大，时时上下，蜘蛛散主之。（4）

蜘蛛散方

蜘蛛十四枚（熬焦）　桂枝半两

上二味，为散，取八分一匕，饮和服，日再服。蜜丸亦可。

下面讲阴狐疝，"偏有小大，时时上下，蜘蛛散主之"。我没有用过蜘蛛，倒是用过其他的虫类药。蜘蛛身体里可以合成很多品质很好的黏蛋白，而此病的关键是合成肌筋膜黏蛋白的机制不够好，蜘蛛帮你启动合成修复肌筋膜薄弱环节所需要的蛋白的机制。桂枝改善微循环，通心阳。

问曰：病腹痛有虫，其脉何以别之？师曰：腹中痛，其脉当沉，若弦，反洪大，故有蛔虫。蛔虫之为病，令人吐涎，心痛发作有时，毒药不止，甘草粉蜜汤主之。（5）

甘草粉蜜汤方

甘草二两　粉一两　蜜四两

上三味，以水三升，先煮甘草，取二升，去滓，内粉、蜜，搅令和，煎如薄粥，温服一升，差即止。

蛔厥者，当吐蛔，今病者静而复时烦，此为脏寒，蛔上入膈，故烦，须臾复止，得食而呕，又烦者，蛔闻食臭出，其人当自吐蛔。蛔厥者，乌梅丸主之。（6）

乌梅丸方

乌梅三百枚　细辛六两　干姜十两　黄连一斤　当归四两　附子六两（炮）川椒四两（去汗）　桂枝六两　人参六两　黄柏六两

上十味，异捣筛，合治之，以苦酒渍乌梅一宿，去核，蒸之五升米下，饭熟捣成泥，和药令相得，内白中，与蜜杵二千下，丸如梧子大，先食饮服十九，日三服，稍加至二十九。禁生冷滑臭等食。

古人治疗肠道寄生虫就有两类药，一类是轻粉，含铅制剂，还有一类是驱虫的中药。古人的生活不是很卫生，不得蛔虫的人比较少，根据消化机能阶段性地生蛔虫。如果肠管功能差——脾阳虚，吃进去的食物不能被很好地分解、吸收，经常有水谷精微在肠管里面，虫子就有很好的生存环境了。

讲蛔厥，得了蛔虫病，哪里有营养，它就往哪个地方蹿，往上蹿的时候，我们身体也有一个保护机制，就开始痉挛。因为肠管是个节律性的，松弛的时候，它也不动了，再紧张它又动，故"病者静而复时烦"。阶段性地发作，阶段性地缓解。"此为脏寒"，寒时蛔虫才往上跑，所有的痉挛都叫寒。"蛔上入膈故烦",不是入膈是而入胆道里去了。"蛔闻食臭出,其人自吐蛔",这是个胆道蛔虫病,有的就从鼻孔蹿出来。胆道一痉挛易引起胆道的坏死,所以此时痛不能用吗啡止痛,要用阿托品解痉挛嘛。

我们中医就认为这时候要用川椒。"蛔厥者,乌梅丸主之。"乌梅丸,我们都清楚了,一般用川椒来止疼,因为它是很好的麻醉药,对蛔虫有麻醉作用且不影响胆道的裂伤,不会引起胆道的痉挛。张仲景太有智慧了,读经方会让人觉得真是太美、太神了,这里面的药哪一个都不能去掉。黄连、黄柏拿不掉,因为本来就有毒、有感染——炎性反应。厥阴病的方子本质上是寒证,所以它先有痉挛,疼痛痉挛用川椒才能解决。

反复疼痛就会导致肌筋膜和血管全部痉挛,就用附子、干姜、细辛、人参,然后痉挛导致分泌减少了,增加分泌用乌梅。干姜、人参、附子、乌梅、桂枝、细辛是给人吃的,让肠管一不要痉挛,二可以改善血液循环,三可以改善筋膜痉挛,四增加分泌。给蛔虫吃川椒,它吃了以后就安静下来了。黄连、黄柏清除炎症。长期的疼痛会造成胃气不足,人参解决缺氧状态下的机体细胞的代谢问题。乌梅丸既是厥阴篇的主方,又是治疗胆道蛔虫的专方。

经方扶阳三十年
金匮要略教程

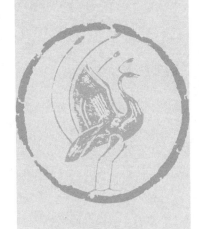

妇人妊娠病脉证并治第二十

师曰：妇人得平脉，阴脉小弱，其人渴，不能食，无寒热，名妊娠，桂枝汤主之；于法六十日当有此证，设有医治逆者，却一月，加吐下者，则绝之。（1）

此条文论述妊娠的诊断及恶阻的证治。妇人月经过后一月，摸到平脉、阴脉小弱，阳浮而阴弱，脉稍弱。因为胎囊已经开始孕育，血液要进行重新分布，流向子宫、卵巢的血液就丰富起来。怎么鉴别是妊娠呢？脉是平脉，无食欲，口渴，口渴也是因为妊娠以后体内激素的变化，胎囊的出现，在体内增加了一个代谢器官，所以微微感到热、口渴，又不想吃东西，没有寒热往来，没有外感证。妊娠后用桂枝汤调和营卫，桂枝汤调和营卫能解决气血的重新分布。"于法六十日当有此证"，妊娠最晚六十天时就有此证，有的人怀孕四十多天就开始有这些问题。故妊娠第三个月非常重要，出问题都是出在前三个月，容易出现流产。所以此时医生用药的时候一定要小心，得首先掌握是不是妊娠，此时胎囊刚刚形成，身体的调节还没有完全到位，乳房要膨胀，要为怀孕做准备，这个时候也是气血的重新分布；子宫、盆腔器官相互位置会发生变化，腹腔器官也要进行调整，为盆腔器官的变化留出足够的空间来，还不能刺激子宫快速蠕动而影响到子宫的位置。妇女提重物、受惊吓、用药不当都容易造成流产，这是非常重要的问题。

桂枝汤毫无疑问是经方体系里面最重要的一个方子，了解桂枝汤就会了解整个经方，因为它是群方之主。桂枝汤由三部分组成，桂枝甘草汤、芍药甘草汤和炙甘草、生姜、大枣这三部分组成。炙甘草、生姜、大枣主要是增强胃气的，它增强胃气不是说把胃气增强，而是让胃气往外宣发，用生姜散水气——首先把肠管里面的水气往外散，水气不仅是 H_2O，还有以溶液状态为主要形态的电解质、营养物质、维生素，一直把其从肠管里散到组织当中去。平人只吃点桂枝汤就可以，问题就在于很多人都在乱治，还有就素体脾胃阳虚、寒凉的妇女而言，本来脾胃已伤、虚寒体质，然后又要孕育新的生命，没有那么多胃气来满足胎儿的发育，身体为保护母体，就产生了排异反应。在两个月快到三个月的时候就会出现流产——胎儿停止发育，对母体来说这是警告——脾胃弱，可以在下一次怀孕之前吃附子理中丸，桂枝汤把炙甘草、生姜、大枣换成附子理中丸。如果因为上一次流产以后瘀血停留下来可加桃仁；有瘀血的停滞就会有水气的停留，可加茯苓；有瘀血停滞还会让子宫周围的血管壁有炎症，可加上牡丹皮，就是附子理中丸加上桂枝茯苓丸可以解决胎儿停止发育造成的流产，也是解决习惯性流产很重要的一个底方，这是一个基本的思路。

妇人宿有癥病，经断未及三月，而得漏下不止，胎动在脐上者，为癥痼害。妊娠六月动者，前三月经水利时，胎也。下血者，后断三月衃血也。所以血不止者，其癥不去故也。当下其癥，桂枝茯苓丸主之。（2）

桂枝茯苓丸方

桂枝　茯苓　牡丹去心　桃仁去皮尖，熬　芍药各等分

上五味末之，炼蜜和丸，如兔屎大，每日食前服一丸。不知，加至三丸。

此条文论述妊娠与癥病的鉴别，以及癥病的治法。桂枝茯苓丸，桂枝、茯苓、芍药等量，去炙甘草、生姜、大枣加牡丹皮、桃仁，调节气血由向外宣散变成向里收，加不加炙甘草、生姜、大枣是非常重要的问题。"妇人宿有癥病"，指妇人素有瘀血。"经断未及三月，而得漏下不止"，断了经还不到三个月，怀孕还不到三个月，出现漏下不止，这叫妊娠出血。"胎动在脐上者，为癥痼害"，妊娠六个月才开始有胎动，妊娠三个月没有胎动，妊娠三个月胎动在脐上是瘀血引起的，三个月时子宫的位置没有上到肚脐，五个月平脐，六个月上脐，所以胎动的位置不对，这不是真正的胎动，是

因为素有瘀血引起的身体改变。妊娠由瘀血引起的改变，就叫"癥痼害"。"妊娠六月动者"，怀孕六个月胎动，"前三月经水利时"，有的人怀孕头三个月还要来月经，摸脉是平脉（"阴脉小弱，其人渴，不能食，无寒热，名妊娠"），前三个月来月经，跟正常来月经不一样，多多少少来一点。这里需把妊娠怀孕和妊娠癥痼分开，妊娠有癥痼，其脐上有悸动；妊娠前三个月照样有月经来，那不是癥，是生理现象，（妊娠头三个月少量出血）是定期就来了，出血有时间规律，漏下不止是没完没了的，总有点出血。"后断三月下衃血也"，怀孕三个月还在出血，那是固有瘀血，"所以血不止者，其癥不去故也。当下其癥，桂枝茯苓丸主之"。过了三个月，仍出血不止，脐上有悸动，可以用桂枝茯苓丸。但不是说非要用桂枝茯苓丸，后面还有妊娠保胎用药，桂枝茯苓丸和保胎的药是一体。

桂枝茯苓丸在治疗妇女癥瘕应用很多，子宫肌瘤是对子宫内膜的一个自我保护反应，身体越强壮的妇女，瘀血离子宫内膜就越远，离外面包的浆膜就越近。中医的办法就是以桂枝茯苓丸为基础方，因为有瘀血，所以血管壁就会有炎症，引起水气的增加——血不利则为水，治疗时要减轻血管壁炎症、散水气、排瘀血、改善微循环。

中医通过摸到涩脉，看见肌肤甲错、固定性的疼痛等知道身体当中有瘀血。妊娠以后的出血，除了是先兆流产，就是子宫肌瘤和宫外孕，故要排除其他情况。先兆流产从脉上就可以排除——不是平脉，经方没有给出典型的方子来，时方是泰山磐石散，要用黄芪还有固肾的药物。如果有寒，用建中类的方子，怀孕以后就会有热，把中阳建起来，热会增加，用黄芩清热，用白术解决脾虚有湿——代谢产物的堆积，黄芪激发机能以后需要加上柴胡，相当于黄芪建中汤加上小柴胡汤；如果还有血不足，加上当归、川芎就跟补中益气汤相似。此方就是用六经辨证从太阴入手，增强太阴的气化，让郁热转出少阳，从而达到固胎的作用。若出血不多，子宫肌瘤就用桂枝茯苓丸；先兆流产又有瘀血停留也可用牡丹皮、桃仁，因为我们有增强气化的药物，去掉瘀血，新血才能生；可以把桂枝茯苓丸作为经方里面祛瘀血的基础方，把熟大黄、水蛭、虻虫甚至芒硝加上，就到达祛瘀血的极致。

妇人怀娠六七月，脉弦发热，其胎愈胀，腹痛恶寒者，少腹如扇；所以然者，子脏开故也，当以附子汤温其脏。（3）

附子汤方

附子二枚（炮，去皮，破八片） 茯苓三两 白术四两 芍药三两 人参二两

上五味，以水八升，煮取三升，去滓，温服一升，日三服。

此条文论述妊娠阳虚寒盛腹痛的证治。妊娠妇女，其人胎前多热，生产以后气血又要重新分布，原来分布在子宫、盆腔器官里面多余的血都要通过汗液的形式排出去。妇人要出汗，出汗多就怕风，所以产后怕风、产后多虚、胎前多热就是这个道理。"其胎愈胀"，是"其腹愈胀"，腹部感觉到胀，胎是感觉不到胀的。腹胀、腹痛、恶寒是腹中有寒，脾胃素有寒气，故"少腹如扇"。这个病当时的名字叫"子脏开"，子脏指子宫，是张仲景那个年代的认知，认为是子宫的门开了，灌进冷风，那是因为平素脾胃寒，营卫不和。此时应用附子汤治疗过去的宿疾，附子汤就是附子、芍药、人参、茯苓、白术。茯苓、白术就是安胎之圣药，芍药、茯苓、白术有当归芍药散的意义，利掉腹部的水气，加上附子温阳通经散寒利水气，实际上解决的是下焦的寒湿停聚，下焦寒的动力从中焦脾胃来，所以用茯苓、白术、人参来增强气化，芍药解决静脉系统的痉挛，同时芍药量大缓解肚脐以下部分的痉挛，上腹部饱胀疼痛是不用芍药的。

不要因为胎前有热，就不用温热散寒药；如果患者原来就有宿便，是阳明问题，应清热，清热通便对胎儿更好，原来有湿气就可以健脾利湿气。

师曰：妇人有漏下者，有半产后因续下血都不绝者，有妊娠下血者，假令妊娠腹中痛，为胞阻，胶艾汤主之。（4）

芎归胶艾汤方（一方加干姜一两，胡氏治妇人胞动，无干姜）

芎䓖二两 阿胶二两 甘草二两 艾叶三两 当归三两 芍药四两 干地黄四两

上七味，以水五升，清酒三升，合煮取三升，去滓，内胶，令消尽，温服一升，日三服。不差，更作。

此条文论述冲任虚寒所致妇人三种下血的证治。"师曰，妇人有漏下者"，漏下是先兆流产，"有半产后因续下血都不绝者"，流完产以后，胎盘残留。"假令妊娠腹中痛"，又有此类情况，是胶艾汤。前面提到用桂枝茯苓丸，是祛癥瘕；妇人漏下，血虚有寒用胶艾汤。一定要分清楚是宿有癥瘕还是有生理性的妊娠来月经，还是妇人有漏下，还是血虚有寒。胶艾汤由四物汤加艾叶、阿胶、炙甘草组成，有炙甘草的时候，就有理中汤的伏笔，这是治疗子宫出血，血虚有寒的重要处方。

妇人怀妊，腹中㽲痛，当归芍药散主之。（5）

当归芍药散方

当归三两　　芍药一斤　　茯苓四两　　白术四两　　泽泻半斤　　芎䓖半斤（一作三两）

上六味，杵为散，取方寸匕，酒和，日三服。

此条文论述妊娠肝脾不和所致腹痛的治法，当归芍药散是治疗妇人血虚、水气不利的常用方。没有出血不用阿胶，无寒气也不用艾叶，子宫中的寒气用艾叶，脾胃中的寒气用大建中。当归芍药散不仅能治腹痛，还可以治疗妊娠腹痛、下焦水气不利引起的头晕。头晕多是耳朵里的半规管水肿，半规管水肿是水气，利水气的药很多，如五苓散、泽泻汤，苓桂术甘汤、半夏白术天麻汤，其中就有一个当归芍药散，效果很好。很多妇人月经过后头晕严重，用当归芍药散，当归芍药散证，左脉弱而弦或者弱而滑，滑则为水，弱而滑无热者适用。

当归芍药散对妊娠急慢性腹痛都有效，妊娠腹痛有很多原因，多是受惊吓、受刺激（机械刺激、精神刺激），刺激后就会出现疼痛。有的是急性疼痛，这是先兆流产的一种表现；有的就是绵绵而痛，疼上一阵就过去，也是先兆流产的表现。绵绵而痛不一定是子宫的收缩，它可能是肠管的痉挛，但是肠管的痉挛会刺激肠管出现异常蠕动波，异常蠕动波亦会刺激子宫，引起子宫收缩，出现流产。所以妊娠腹痛就是先兆流产的一个表现，要加以高度重视。

妊娠出血、妊娠腹痛、妊娠咳嗽、妊娠癫痫、妊娠咳嗽、妊娠头痛等妊娠期间出现这么多的问题。妊娠头痛，是血管的痉挛，血管也是平滑肌的痉挛，当归芍药散加上祛风止疼的药物就解决妊娠头痛；妊娠咳嗽是气道的痉挛，支气管的痉挛。当归芍药散治疗妊娠病很有效，因为子宫是平滑肌，任何平滑肌的痉挛和运动障碍都会引发子宫收缩导致流产。平滑肌的痉挛会有瘀血、水气的停聚，故有热就用黄芩清热；有瘀的用桂枝茯苓丸，用桃仁、丹皮；有水气停聚用茯苓、白术、泽泻，这是去除代谢产物不让它影响子宫内环境，其实他们都有一个相关的问题，就是平滑肌痉挛。

妊娠呕吐不止，干姜人参半夏丸主之。(6)

干姜人参半夏丸方

干姜一两　　人参一两　　半夏二两

上三味，末之，以生姜汁糊为丸，如梧子大，饮服十丸，日三服。

此条文论述胃虚寒饮的恶阻证治。古人把干姜、人参、半夏做成成药，解决妊娠恶阻。妊娠呕吐是很常见的疾病，大部分妊娠妇女都有不同程度的呕吐，个别要严重一些。妊娠呕吐比较重的是虚寒证，呕吐不止，一吃就吐，不停地吐。有的妇女吐到生下小孩就不吐了，生下来的小孩胖乎乎的，一点儿也不影响，所以吃的食物都没有进入到身体，是把孕妇自身消耗了，但是小孩不影响。胎盘屏障可以起到保护性的作用，能阻止很多不良成分进入胎盘。其中中药分子量比较大，通过胎盘屏障的可能性更小，用药的时候是很安全的，就是记住不要扰动平滑肌的痉挛，这是主要问题。至于半夏伤胎，有半夏的应用指征的时候就不会伤胎，半夏作用在黏膜上，黏膜分泌黏液，分泌不利的时候就是痰浊，或者体内其他地方有这些黏质的蛋白、多糖蛋白，不正常的蛋白异常堆积，都可以刺激肠黏膜分泌增加。因为全身的肌筋膜系统是一体的，此处分泌增加，其他地方就往此处排，所以半夏并不伤胎，只要有使用半夏的指征就可以用。半夏不刺激平滑肌的痉挛，芍药能缓解平滑肌的痉挛，人参干姜是理中汤，做成丸药本来就变得缓和，所以甘草可以不用。妊娠呕吐这么严重，不要用缓释剂，就用半夏来解决，小半夏汤、半夏生姜汤、大半夏汤都可以作为妊娠呕吐的专用方来使用。不要用那些小分子的药物，而且不要刺激平滑肌使其痉挛，比如用巴豆、大黄就受影响。

妊娠小便难，饮食如故，归母苦参丸主之。（7）

当归贝母苦参丸方（男子加滑石半两）

当归　贝母　苦参各四两

上三味，末之，炼蜜丸如小豆大，饮服三丸，加至十九。

此条文论述妊娠血虚热郁的小便不利证治。当归贝母苦参丸是解决尿道口、下尿道炎症的。妊娠后随着子宫体的增大，就要压迫尿道和膀胱，女性尿道本来就短，尿道受到挤压后容易有炎症，排尿不通畅，微生物容易滋生，易形成局部的炎症。在妊娠期三四个月以后一直可用当归贝母苦参丸来解决，苦参燥湿，当归养血活血。我们说肺系的病变用贝母，贝母是把支气管黏膜里面的痰稀释了以后让它往外排的，它能解除支气管平滑肌的痉挛，还有稳定气道黏膜。尿道有了炎症，尿道平滑肌也会痉挛，就会变得小便短、尿痛、尿急、尿不尽，尿不尽是因为尿道黏膜有了炎症，一受刺激平滑肌就痉挛，一痉挛就尿不尽，尿不出来，这就是有平滑肌的问题。所以用贝母能解决尿道黏膜的慢性水肿，急性水肿我们不用它，慢性水肿就是痰浊样的水肿。单纯的水肿用茯苓、泽泻，用猪苓汤、五苓散；痰浊样的改变就要用到贝母。如果把苦参换成桔梗的，当归贝母桔梗丸治疗妇人血虚咳嗽，桔梗是排痰的，贝母也有这个作用。

第一次出现小便难，用当归五苓散、当归猪苓汤就可以，里面是水气，没有痰浊。贝母可以很好地治疗小便不利的问题，经常坐着的四十来岁男性患者，会有前列腺的问题出现，最早的时候一定不要用金匮肾气丸，单味的贝母就可以解决问题，川贝更好，就能解决腺体的水肿。开始是水肿，以后会有瘀血、增生，增生对中医来说就是痰浊，贝母有化痰作用，也可以解决炎性的分泌。

故妊娠小便难，它有五苓散证、猪苓汤证，如果五苓散和猪苓汤不管用的时候，要想到当归贝母苦参丸。

妊娠有水气，身重，小便不利。洒淅恶寒，起即头眩，葵子茯苓散主之。（8）

葵子茯苓散方

葵子一斤　茯苓三两

上二味，杵为散，饮服方寸匕，日三服，小便利则愈。

此条文论述妊娠水气的证治。葵子茯苓散，就是葵子和茯苓，葵子是寒性利水药，茯苓淡渗利水药。现在有妊娠、小便不利，起则头眩，为妊娠头晕。妊娠眩晕症很多见，怀二胎、三胎的妇女较多见，身体胖但体弱，妊娠三四个月开始就头晕，这是耳蜗的事情，多为耳石症。中医很容易治疗这种病，讲的内容特别多，只要能利水气的，从半夏白术天麻汤到泽泻茯苓、泽泻白术、泽泻苍术汤，到苓桂术甘汤、桂姜枣甘汤，都能解决这些问题。它是水气痰浊，无非是水气和痰浊在何处，就在何处清除它。现在又有葵子茯苓散，葵子是有强壮性的作用，不伤正气。我们讲了水气病篇里面那些方子，再讲有无伤胎气的，有无影响平滑肌的，刺激皮肤，引起平滑肌痉挛，如没有就可以来用，有的妊娠晚期脚腕肿，鸡鸣散是可以用的，这是特发性水肿；如果腹部寒，少腹如扇者，要和附子汤连用；如果是小便不利，下肢水肿，血压又高，就要和真武汤连用。

妇人妊娠，宜常服当归散主之。（9）

当归散方

当归　黄芩　芍药　芎䓖各一斤　白术半斤

上五味，杵为散，酒饮服方寸匕，日再服。妊娠常服即易产，胎无苦疾。产后百病悉主之。

此条文论述血虚湿热胎动不安的治法。当归、黄芩、川芎，其实是当归芍药散去茯苓泽泻加上黄芩，如果养胎有热要加黄芩；有水气直接用当归芍药散；如果有寒加上大建中；寒热错杂的就用当归散和大建中合用，这就是妊娠养胎的办法。

妊娠养胎，白术散主之。（10）

白术散方 （见《外台》）

白术　芎䓖　蜀椒三分（去汗）　牡蛎二分

上四味，杵为散，酒服一钱匕，日三服，夜一服。但苦痛，加芍药；心下毒痛，倍加芎䓖；心烦吐痛，不能食饮，加细辛一两、半夏大者二十枚。服之后，更以醋浆水服之。若呕，以醋浆水服之；复不解者，小麦汁服之；已后渴者，大麦粥服之。病虽愈，服之勿置。

此条文论述脾虚寒湿所致胎动不安的治法。白术散是白术、川芎、川椒、牡蛎。白术散，针对妊娠有寒；当归散用于妊娠有热者。张锡纯讲川椒有降气的作用，和细辛连到一起，一升一降，升降都没有动力的时候加吴茱萸，用干姜有可能引起大便干，而川椒不会，川椒是双向调节平滑肌蠕动；方中牡蛎有钙质，兼之安神、收敛。张仲景用大建中汤治疗寒性的肠梗阻，肠梗阻一定是不大便，有肠痉挛，在肚皮上可以看到像手足顶出来的异常蠕动波，川椒是调节肠管蠕动非常好的药物，特别是寒性的肠痉挛，所以在治疗妊娠病当中经常大小建中汤和当归芍药散合用。

总之，妊娠易服桂枝汤，一开始发现妊娠，体质弱，汗出恶风，用调和营卫的桂枝汤；妊娠三个月以上就可以用当归芍药散，此时正是容易受惊吓引起腹痛流产；妊娠四五个月有热，水气不多用当归散；随着胎儿不断长大，一边有热，一边对肠道营养的需求更多，婴儿的营养来自胎盘，胎盘是来自血液，血液是通过小肠吸收进入某个静脉才能补给，它的第一关是在小肠，小肠虚寒就不能为胎盘提供足够的营养，所以大建中在妊娠养胎中有重要的位置。

妇人伤胎，怀身腹满，不得小便，从腰以下重，如有水气状，怀身七月，太阴当养不养，此心气实，当刺泻劳宫及关元。小便微利则

愈。(见《玉函》)(11)

　　此条文论述妊娠伤胎的证治，但医家对此争论不一。有人说怀孕后是不能扎针的，扎劳宫和关元后会泄胎气，但此时有水气，水气的堆积会引起子宫内环境不好，影响胎儿。如果在劳宫和关元针刺，能利水气，小便微利，实现利小便而改善子宫内环境，一直有人认为是错误的，故此条文有存留疑问。

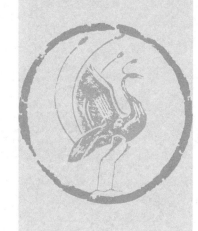

妇人产后病脉证治第二十一

问曰：新产妇人有三病，一者病痉，二者病郁冒，三者大便难，何谓也？师曰：新产血虚，多出汗，喜中风，故令病痉；亡血复汗，寒多，故令郁冒；亡津液，胃燥，故大便难。（1）

　　张仲景讲的妇人病痉已经很少见了，所谓妇人病痉是产后的破伤风感染。当时生产卫生条件特别差，产后感染非常多，产后如果被破伤风杆菌感染，患产后破伤风，产妇会很快死掉；小孩剪脐带的时候感染破伤风杆菌，也会得一个"四六风"，就是四到六天的时候发病，然后惊厥、呼吸衰竭、死亡，因为女性的生理特点，女性也得这个病。因感染破伤风杆菌得的痉病和我们在《金匮要略》痉湿暍病篇中痉病治疗的时候有区别，要考虑到妇人的生理状况，这种病在妇人里面是一个常见病，也是特有的，只要说妇人病痉就指的是产后破伤风。产后抗病能力差，生产的过程当中产道开放，过去又没有无菌操作技术，虎克（荷兰人）发现微生物、巴斯德发明灭菌法之前我们对微生物一无所知，中医对微生物的认知就是风寒暑湿燥火的六淫之邪。生产时容易被感染的，感染最多的、最要命的就是破伤风，过去产妇的死亡率是非常高的，现在有无菌操作技术，产后破伤风的发病率就被大大地降低。

　　怀孕后母体会产生排异反应，还要控制排异反应，身体当中免疫内分泌系统要进行调节，避免流产；怀孕期间为了满足胎盘、胎儿的生理需要，需要更多有效血容量参与到身体的循环当中去，做出一系列的调节，子宫壁在增厚、扩大，子宫体积在增大。产后排异反应结束，身体又要重新做出调整，为泌乳要进行调整。原来体积增大的子宫要回缩到胎前的状态当中去，那么大的子宫要修复到胎前的状态，子宫里有大量的蛋白、多糖、脂肪要进行重新吸收，而满足子宫壁和子宫体供血的血液也都要进行重新分布，首先有效血液循环量减少，其次子宫壁膨胀的细胞要收缩。然后为哺乳做准备，怀孕时乳房虽然随着胎儿的增大，乳房发育，但是它没有乳汁的分泌，想要有乳汁的分泌，乳房里面的气血要进行重新分布。实际上产后是气血重新分布的过程，乳房的气血分布要增加，子宫的气血分布要减少，子宫的气血分布减少叫作子宫的复旧。在这个过程当中，最好的途径就是要通过排汗，血为汗之源，气血重新分布，一部分多余的体液能够从汗腺里排泄出来，所以产后的妇女都是多汗，这是产后的特点。妇人产后气血虚，并不是说生产的过程中失去了大量的血导致的，很多妇人产后也没有大量的出血，血虚是和她怀孕期间气血运行的旺盛做出的比较。在调节过程当中，产妇就变得比较虚弱，我们的体液免疫、细胞免疫、生理的激素等变得不平衡，由怀孕时期的激素水平要达到哺乳期的激素水平，身体内部处于这样大量的自我调节状态的时候，防御疾病的能力下降，所以我们把这种防御疾病的能力下降又有汗出称"产后多虚"。而妇人得病以后都是得血分上的病，就叫"新产血虚"，不是失了多少血造成的失血性的血虚，这个调节的状态我们把它界定为血虚。

　　第二个是病郁冒，郁冒就是眩晕、昏冒，感觉到疲乏眩晕，脑供血不足就是这种表现。张仲景讲"亡血复汗、寒多，故令郁冒"，郁冒也是出汗多、血虚，生产的过程消耗体力，出汗多影响体力，生产过程中的失血也影响体力，体力下降，身体要做出调节，满足重要器官的供血，有的地方就痉挛，生孩子之前身体不好，为保证身体正常运行，某些器官要代偿，从而产生了寒气，成为痉挛的状态，影响了产后的康复、产后的气血重新分布，就出现了病郁冒。出汗的时候如果受了风就是外寒，汗是水气，一受寒，水气排不出去。或者是身体的其他部位为了实现调节的正常，器官里的微循环主动收缩，产生寒，可是收缩的结果导致气血运行不畅，种种原因合起来就容易病郁冒。我们现在认为眩晕是耳蜗淋巴水肿，淋巴水肿只是个表象，其实是全身的气血运行不通畅，我们针对淋巴水肿治疗点在肠道，用泽泻、苍术，一泄一排气，眩晕就好转。缺血性的贫血、一过性的大脑供血不足，或者是耳蜗的淋巴水肿等这些原因引起的眩晕就叫郁冒。

　　然后讲"亡津液，胃燥，故大便难"。出汗的过程就是亡津液，亡津液的同时就要伤阳气，阳气是个受损的过程，是阳气推动血液循环里面多余的水液往外排，这就是汗出得多了，多余血液循环量要减少，血浆的蛋白代谢也要跟上，糖、脂肪、电解质的代谢也得跟上，实际上是代谢的调整过程，这种调整的过程，患者看上去很虚弱，再出汗，这种以出汗异常为主的虚弱，张仲景把它叫作亡津液，也叫亡阳。当然产后没有到亡阳的地步，只是亡津液，这是导致大便干的一个因素，还有一个因素是生产前子宫膨大挤压肠道；其二生产的过程当中子宫在不断地收缩，把小孩生出来，都会引起肠管的麻痹，亡津液的时候又会导致肠管的血液循环减少，综合起来会导致肠管运动功能障碍，这一系列的问题，就引起大便难，这都与生产的过程有关。

这就是产后三个常见病。

产妇郁冒，其脉微弱，不能食，大便反坚，但头汗出，所以然者，血虚而厥，厥而必冒。冒家欲解，必大汗出。以血虚下厥，孤阳上出，故头汗出。所以产妇喜汗出者，亡阴血虚，阳气独盛，大便坚，故当汗出，阴阳乃复，呕不能食，故当汗出，阴阳乃复，大便坚，呕不能食，小柴胡汤主之。（方见呕吐中）（2）

此条文论述产妇郁冒与大便坚的病机及证治。血虚用小柴胡汤，并不是真正的血虚，而是有效血液循环量在进行重新调节的过程中出现的一系列问题。如果血虚应当补血，用当归补血汤，当归加黄芪先复其气，而张仲景给的小柴胡汤，看上去是脱节的。产后其脉微弱，呕不能食，大便反坚，脉微弱乃是少阴病或少阴和太阴合病，呕不能食是少阳的问题，大便反坚是阳明的问题，看上去是少阳与阳明的合病。但头汗出是柴胡桂枝汤证，但是柴胡桂枝汤证一定不是脉微弱，柴胡桂枝汤证寸、关部的脉是盛，尺部脉是不足，这是血虚故也，指的是气血的重新分布，表现出来是血的机能差。

"冒家欲解，必大汗出。"冒家解的时候肯定要大汗出。但脉微弱，还不能大汗出；如果脉微弱而大汗出，就用四逆辈加上养血药解决脉微弱。但此时是个生理现象，它不是病理问题，所以张仲景就讲头汗出是"血虚下厥，孤阳上出"。"血虚下厥"是指子宫收缩，子宫血液的分布减少，同时心的输出量还要增加，增加了以后才能把汗排出来，所以才造成子宫的复旧，这就叫亡阴血虚，阳气独盛，故当汗出。同时还伴有大便坚、呕不能食，阴阳乃复，这个病才能解决，给出的方子小柴胡汤，调节神经的边缘系统，稳定膜系统，肌筋膜系统松弛，给气血的重新分布提供有利的环境，这个病就好了。生孩子的过程，简单的理解就是肌筋膜收缩的过程，只要让半表半里的肌筋膜系统松弛，所有的问题就都解决了。小柴胡汤治疗后阴阳得和、津液得通，大便也通，汗也正常。张仲景给出的方子，小柴胡汤，虽出乎意料之外，但却合情合理。

病解能食，七八日更发热者，此为胃实，大承气汤主之。（方见痉中）（3）

此条文论述郁冒病解后转为胃实的证治。病解能食，生产后，症状一天一天在好转，七八日更发热者，指产后妇人感染，新生儿感染中医说是"四六风"，小孩在出生后四到六天发病，产妇要在第七八天开始发病，这里指的是妇人产后感染。最简单的感染不是病痉，不是破伤风，是宫腔内的感染。宫腔内的感染是在生产过程当中，与助产士把微生物带到产道当中有关，还与胎盘剥离不干净有关，胎盘滞留，成为微生物繁殖的温床。郁冒是轻症，用小柴胡汤，郁冒等所有的问题就都解决了，但如果出现感染，破伤风，在当时的医疗条件下是治不好的，十不存一。但是还没有引起惊厥的时候，只要是感染，不管是破伤风杆菌的感染还是其他细菌的感染，等出现发热的时候就用大承气汤，只能这样用了，没有其他更好的办法，一旦病痉，惊厥发作，就是死路一条，所以要赶在发作病痉之前治疗。小柴胡汤调节不好，就用承气法；有瘀血可合用桃核承气汤；如果气血虚，也可以与大建中汤合用，后面的当归生姜羊肉汤也是解决这个问题的。所以用承气法就是赶快把停留在子宫、留滞在肠道的东西排走，防止二次中毒。排走以后，不给破伤风杆菌或其他致病菌提供温床，这就是中医治疗感染的办法，最后存正气，保津液，把患者保下，然后让身体和疾病拖延，拖到病原微生物不再繁殖，患者的身体没被拖垮，变成一个慢性炎症，虽有慢性炎症但把命保下了，在当时的历史条件下，这也是个办法。

这是实证，然后讲虚证。

产后腹中疼痛，当归生姜羊肉汤主之；并治腹中寒疝，虚劳不足。（4）

当归生姜羊肉汤方（见寒疝中）

此条文论述产后血虚里寒的腹痛证治。当归生姜羊肉汤治疗产后腹中疼痛，大承气汤治疗的是实痛，此处为虚痛，如患者发热又身体虚，当归生姜羊肉汤和大承气汤合用；阳虚寒凝用大建中汤，血虚可以用当归生姜羊肉汤。我们在前面讲过呕吐腹痛寒疝，腹中的寒疝也有虚寒性的、血虚的，故寒疝还有一个治疗方法——当归生姜羊肉汤，这里跟前面是互文的形式。

产后腹痛，烦满不得卧，枳实芍药散主之。（5）

枳实芍药散方

枳实（烧令黑，勿太过）　芍药等分

上二味，杵为散，服方寸匕，日三服，并主痈脓，以麦粥下之。

此条文论述产后气血郁滞成实的腹痛证治。上一条文讲虚痛，此条讲实痛。大便不通，终极处方叫大承气汤；此时的产后妇人腹痛，是痉挛性的疼痛，生产的过程中子宫要痉挛，产后子宫复旧的过程当中，也要引起子宫的收缩，这种收缩就引起绵绵作痛，就是当归生姜羊肉汤证或者黄芪建中汤证；如果要是实痛，可以加枳实，芍药量是桂枝量的两倍。当归生姜羊肉汤的脉是弱脉，枳实芍药散的左关部脉是实脉。

子宫的痉挛性疼痛还可以通过肌筋膜的联系引起肠管的痉挛，血管痉挛导致子宫肌肉缺血，缺血就引起子宫痉挛性的疼痛，不通则痛。实证、有炎症，不会用黄芪，可以用益母草，既能清热又能活血。我们很多痉挛性的疼痛，就用枳实芍药散，不光是妇人的痉挛性疼痛，所有痉挛性的疼痛皆可用此方。

子宫里面的感染引起的痈脓，如果在急性期，实证是大承气汤，虚证就用大建中汤和当归生姜羊肉汤。过了急性期不发热，在体表的，用手摸一摸不烫手，还有波动感，就是痈脓，治疗痈脓的办法很多，其中一个就是枳实芍药散，在体内深部的痈脓通过号脉可知道。所以有了枳实芍药散和当归生姜羊肉汤的交集，化痈脓的时候，如果仅仅是腹痛，烦满不得卧，用枳实芍药散，并用小麦粥送服；如果是虚痛，枳实芍药散加上当归生姜羊肉汤。枳实和芍药的配伍，芍药可以解痉挛，枳实可以促进肠道的蠕动，促进平滑肌的蠕动，把痈脓这个病理代谢产物排走。

师曰：产妇腹痛，法当以枳实芍药散，假令不愈者，此为腹中有干血着脐下，宜下瘀血汤主之；亦主经水不利。（6）

下瘀血汤方

大黄二两　桃仁二十枚　䗪虫二十枚（熬，去足）

上三味，末之，炼蜜和为四丸，以酒一升，煎一丸，取八合，顿服之，新血下如豚肝。

此条文论述产后瘀血内结腹痛的证治。血虚腹痛，用当归生姜羊肉汤；实痛，两个办法，一个是枳实芍药散，一个是大承气汤，还有一个办法，如果用了枳实芍药散还不好，这是有干血，用下瘀血汤主之。大黄、桃仁、䗪虫，我们用水蛭代替䗪虫。为什么不用䗪虫呢？䗪虫分为牛虻（牛和羊身上的虻虫）、粪虻，粪虻不能入药，一般用牛虻，但现在应用不多，就是因为控制不了质量。故祛瘀血汤用大黄、桃仁、水蛭，现在妇人有瘀血的非常之多，因为进行终止妊娠的妇人很多，就觉得年轻身体还好，也不影响下次来月经和怀孩子，但是终止妊娠极容易导致瘀血的停聚。特别指出有瘀血者其人如狂，容易出现精神方面的改变。

产后七八日，无太阳证，少腹坚痛，此恶露不尽；不大便，烦躁发热，切脉微实，再倍发热，日晡时烦躁者，不食，食则谵语，至夜即愈，宜大承气汤主之；热在里，结在膀胱也。（7）

此条文论述产后瘀阻兼阳明里实的证治。产后发热烦躁，少腹坚硬，没有身体疼痛又不大便，是阳明问题；切脉微微有点实，"再倍发热"，隔一天发热更厉害，晚上向好，白天严重，这是产后感染，产后感染性的发热，用大承气汤。"热在里，结在膀胱"，热结到膀胱用大承气汤主之，同时还有少腹坚痛、烦躁，下瘀血汤和大承气汤一起主之，瘀血和热邪可以一起祛除。患者在瘀血的基础上已经引起感染，感染的部位是"结在膀胱"，所谓"结在膀胱"就是"结在子宫"，那时候没有这个概念，认为膀胱就是子宫，用下瘀血汤和大承气汤一起主之。

实际上这些问题讲的都是治疗"痉"，真正抽搐起来，我们没有办法治疗，但窗口期我们有办法，中医治疗产后破伤风的窗口期就在于此。

产后风，续之数十日不解，头微痛，恶寒，时时有热，心下闷，干呕，汗出，虽久，阳旦证续在耳，可与阳旦汤。（即桂枝汤，方见下利中）（8）

此条文论述产后表虚中风持续不愈的证治。阳旦汤即桂枝汤，只要有桂枝汤证，桂枝汤调和营卫是必用的。因为新产妇人一直面临的问题就是气血的重新分布，也就是调节营卫。

产后，中风发热，面正赤，喘而头痛，竹叶汤主之。（9）

竹叶汤方

竹叶一把　葛根三两　防风　桔梗　桂枝　人参　甘草各一两　附子一枚（炮）　大枣十五枚　生姜五两

上十味，以水一斗，煮取二升半，分温三服，温覆使汗出。颈项强，用大附子一枚，破之如豆大，煎药扬去沫。呕者，加半夏半升洗。

此条文论述产后中风兼阳虚的证治。竹叶汤治疗产后发热，产后宫腔内感染引起的；出现了表证但不是感冒，乃是子宫内的感染。"面正赤"是阳明问题，"喘而头痛"说明还有表证，看上去是外感证，实际上是宫腔感染的前驱症状，用竹叶汤，即竹叶一大把，葛根三两，也就是四十五克，防风、桔梗、桂枝、人参、甘草、炮附子、生姜、大枣。在临床上用这个方子治疗过一例坏死性淋巴结炎的发热，刚开始按六经辨证治疗仿佛有效又没效，后来想到竹叶汤是治疗产后感染的，产后感染最终的治疗目的是预防产后破伤风，是和小柴胡汤、大承气汤、枳实芍药散、当归生姜羊肉汤及祛瘀血汤并列的一个方子，此方非常有用。我们现在产后感染性发热见得少，但并不说这个方子就没有用武之地，长期慢性的感染，尤其是坏死性淋巴结炎，有表证，每次发热之前都有寒战、恶寒、头疼，然后有汗出，用这个方子效果就非常好。我们给那个患者用上此方后体温从39℃多逐渐降到37℃多再到正常，判断他淋巴结上有问题，建议他做淋巴结的病检，结果病检结果是此病，在此方的基础上，配合羟氯喹、激素类药物经治疗半年后痊愈。

妇人乳中虚，烦乱呕逆，安中益气，竹皮大丸主之。（10）

竹皮大丸方

生竹茹二分　石膏二分　桂枝一分　甘草七分　白薇一分

上五味，末之，枣肉和丸弹子大，以饮服一丸，日三夜二服。有热者，倍白薇，烦喘者加柏实一分。

此条文论述虚热烦呕的证治，乳中虚表现为小孩一含乳头母亲就烦躁，没奶又胃气弱，故烦躁，这种情况经常有。这样的患者一般乳汁多而稀薄，多为胃气盛，薄是脾阴不足。这是产后抑郁症的先兆，一刺激乳头本来应该是乳腺泌乳，结果母亲烦躁，本来哺乳时乳汁排出来后胀满的乳房有种松弛的感觉，有一种愉悦感，这是建立亲子关系最好的一种方式，结果患者对这个过程是感到痛苦的，可用竹皮大丸。这个方子可以把它看成竹叶石膏汤去麦冬、人参，加白薇、桂枝甘草汤，桂枝甘草汤通心阳，石膏清胃热，改善乳房微循环，乳汁分泌得快一点，乳房能很快膨胀，膨胀就形成张力，张力是一种痛苦，然后小孩一吸乳头，把乳腺的张力释放，马上就有幸福感，当然就不焦虑不烦躁，从而预防产后抑郁症。

实际上，临床中此方可和很多药一起应用，虚寒可加附子理中丸，瘀血可用桂枝茯苓丸等。单就此方而言，竹茹和石膏都是清热除烦的药物，把胃热一清就不烦了，是清胃而安中的方子。遇到这种情况不可以用麦门冬汤，麦门冬降气，乳汁就减少，凡是能引起腺体分泌减少的药物都可以引起乳汁的分泌减少。

产后下利虚极，白头翁加甘草阿胶汤主之。（11）

白头翁加甘草阿胶汤方

白头翁　甘草　阿胶各二两　秦皮　黄连　柏皮各三两

上六味，以水七升，煮取二升半，内胶令消尽，分温三服。

此条文论述产后热利伤阴的治法。产后本来汗出得就比较多，如果再下利，会产生亡血、失津液，此时用白头翁汤加甘草阿胶汤主之，白头翁汤治厥阴利、血分的利，再加上养血和中的阿胶、甘草解决产后利，有腹痛可以加枳实芍药散、没有腹痛就去芍药。产后利是产后肠道感染，可以是因为饮食不当引起的，也可以是因为宫腔的感染影响到肠道引起的。

所以这一篇里面看似讲了三个病，实际重点讲了一个病：病痉。病郁冒都会治，把多余的水气、痰浊利出去，把不足的气血补起来，就这样就治愈郁冒。病大便难更好治，产后妇人大便难就一个方子麻仁丸、麻仁滋脾丸。再加上治疗产妇的所有问题都有，当归芍药散、枳实芍药等，一系列的方子都用上，就解决了大便难。

附方

《千金》三物黄芩汤　治妇人在草蓐，自发露得风。四肢苦烦热，头痛者，与小柴胡汤，头不痛但烦者，此汤主之。

黄芩一两　苦参二两　干地黄四两

上三味，以水八升，煮取二升，温服一升，多吐下虫。

过去条件简陋，妇人生产的时候是在草堆里面。所以《圣经》讲故事，讲耶稣生到马槽里面，是对玛利亚的一种款待，实在没有住的地方，在露天的地方，马槽是让产妇能生产的最好环境。马槽比床、木板还安稳、遮风，里面可以铺上一些草，这个草是经过太阳反复晒过的，相对无菌。过去女人生产的过程当中，就把那稻草锤得碎一点，捣得软一点，放在炕上烧上火，焙得很酥很软，干燥的环境下致病微生物就极少，然后生产的时候就叫落草。小孩是落到草上的，实际上妇女的身底下是垫着草，农村里面用的是小麦的秸秆，用棒槌把这个麦秸秆捣扁、捣碎了，烘干祛除木质部分，就剩下纤维组织，经过反反复复的干燥，和我们现在用那个卫生纸、卫生巾意思是一样的，也是一个消毒的过程，可以吸附出血。

草蓐，草蓐指围产期，围产期身子底下都垫着草。围产期的发热，如果头疼有表证者，用小柴胡汤，头不疼但烦躁者是阳明问题，用三物黄芩汤，这些都是清热燥湿的药物，干地黄是抑制交感神经兴奋，抑制炎性反应，不让炎性反应过重，因为我们没有抗生素，所以用干地黄降低疾病的反应性。用黄连、苦参清热利湿，把病原及病理代谢产物清除掉，这样病原微生物的刺激就减少到最小，三物黄芩汤在当时的历史条件下是非常好的方子。

《千金》内补当归建中汤 治妇人产后虚羸不足，腹中刺痛不止，吸吸少气，或苦少腹中急，摩痛引腰背，不能食饮。产后一月，日得服四五剂为善，令人强壮宜。

当归四两　桂枝三两　芍药六两　生姜三两　甘草二两　大枣十二枚

上六味，以水一斗，煮取三升，分温三服，一日令尽，若大虚，加饴糖六两，汤成内之，于火上暖令饴消。若去血过多，崩伤内衄不止，加地黄六两、阿胶二两，合八味，汤成内阿胶。若无当归，以芎劳代之；若无生姜，以干姜代之。

林亿觉得那么多方子都不足以解决产妇的问题，如当归补血汤、黄芪建中汤，再加个当归建中汤治疗"妇人产后虚羸不足，腹中刺痛不止，吸吸少气，或苦少腹中急，摩痛引腰背，不能食饮"。当归建中汤是在小建中汤的基础上加了当归，就是以养血为主要目的；内补黄芪建中汤，建中汤里加当归——当归建中汤。黄芪建中汤益气、补气，当归建中汤是养血入血分把胃气增强以后，让当归带到血分中去。

总结：病痓要在出现症状之前，赶在窗口期赶快治疗；病郁冒的治疗之前也讲过，只要注意妇人产后的生理特征给予相应调理就可以了；病大便难用麻仁滋脾丸，最多再加上当归建中汤。

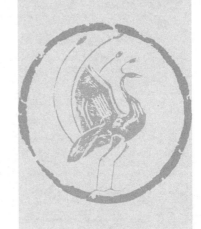

妇人杂病脉证并治第二十二

本篇内容不是很多，妇人的杂病除了经带胎产以外，其余的杂病与男子相同，在《伤寒论》《金匮要略》里面已进行了大量的阐述，此篇就讲在经带胎产期妇人中风等疾病的一系列特殊的变化。

妇人中风七八日，续来寒热，发作有时，经水适断，此为热入血室。其血必结，故使如疟状，发作有时，小柴胡汤主之。（方见呕吐中）（1）

此条文论述热入血室的证治，也就是妇人中风感冒，妇人中风特指的是在月经期间的中风。妇人经期外感用小柴胡汤主之，如果说还有项背身疼痛，可以在此基础上加葛根，但是不要忘了小柴胡汤。这个时候正好是月经期"血弱气尽腠理开"的状态，妇人中风所处的是小柴胡汤证的状态，容易让邪气进入，所以此时小柴胡汤主之。患者发热、恶寒、身疼痛，开出来小柴胡汤没有错，因为病情最后又会转到小柴胡汤上来的，用当归芍药散再加上大小建中汤，或者加上麻黄汤去治疗，也没错，但是最后还得用小柴胡汤来收功。用小柴胡汤来化裁经期感冒，这是首先应当想到的。

妇人伤寒发热，经水适来，昼日明了，暮则谵语，如见鬼状者，此为热入血室，治之无犯胃气及上二焦，必自愈。（2）

此条文论述热入血室的证候和治禁。妇人患伤寒发热，然后经水适来。"暮则谵语，如见鬼状者，此为热入血室"，这是阳明问题，治疗一是把引起阳明表现的瘀滞去掉；二是用小柴胡汤来解决。"治之无犯胃气及上二焦，必自愈。"讲了两个方面，一是下焦的问题，二是治疗的时候无犯胃气。此时是大柴胡汤证，可用大柴胡汤加上祛瘀血的合方。

妇人中风，发热恶寒，经水适来，得七八日，热除脉迟，身凉和，胸胁满，如结胸状，谵语者，此为热入血室也，当刺期门，随其实而

取之。(3)

此条文论述热入血室，表热已罢的证治。"热除"，不再发热，本应热除后病好转。"脉迟"，迟是阳气不足，血脉运行有阻力，是三阴问题，表已经解，在三阴的状态下，热入里。"胸胁满，如结胸状，谵语者"，实际上可以认为是外邪，还有一种情况是月经开始来的时候宫腔就有感染的状态，此时感染被激发，随着月经的排出，代谢产物也排出，宫腔里的感染没有减轻，可能已经波及腹膜、浆膜腔，会影响到肌筋膜，这时当刺肌筋膜的聚会点期门，让瘀滞容易排出去，然后再视其虚实而定。

"当刺期门"，张仲景实际上非常重视期门，只要柴胡类方触及不到的地方，一定是刺期门。讲少阳病的时候，涉及肌筋膜，少阳病的症状主要表现在胸胁部，肝经的走行不是直上直下的，是交错而行的，胸胁的肌筋膜走行很复杂，肋间筋膜是交叉的，胸腔里有四层的胸膜反复折叠，横膈膜上行包绕了胸腔，下行形成了腹膜，故胸腔是膜系统当中结构最复杂的枢纽，期门和章门就成了枢纽的换能点。

阳明病，下血谵语者，此为热入血室，但头汗出，当刺期门，随其实而泻之，濈然汗出者愈。(4)

此条文论述阳明病热入血室的证治。"谵语"是阳明腑实证和下瘀血汤证的症状，阳明腑实证是通过大便排出而解，此时是宫腔的炎症波及肠道，就是妇科的炎症引起阳明证。但头汗出，也要刺期门，随其虚实而治之。期门是肌筋膜的汇聚点，它是调节妇科子宫和男性生殖系统的重要节点。但头汗出，齐颈而还，下血谵语，柴胡桂枝干姜汤和祛瘀血汤的合方。"热入血室"有谵语、日晡所发热、大便不通等阳明的情况，但是不要觉得有这些情况就用承气汤，此为提示这是热入血室表现出来的阳明问题，不是阳明病。

前面讲"无犯胃气"，阳明病是胃家实，热入血室的通方是小柴胡类方。这里提出阳明病，是要和前面的条文进行互文，提示大柴胡汤应用的指征是可能有的，但是单纯的大柴胡汤在此时此刻也不能解决根本问题，要无犯胃气。故时时刻刻保护胃气，祛实邪也是在护胃气。月经时外感，就相当于一个人同时有两个病存在，恢复需要很强的胃气。

妇人咽中如有炙脔，半夏厚朴汤主之。（5）

半夏厚朴汤方（《千金》作胸满，心下坚，咽中帖帖，如有炙肉，吐之不出，吞之不下）

半夏一升　厚朴三两　茯苓四两　生姜五两　干苏叶二两

上五味，以水七升，煮取四升，分温四服，日三夜一服。

此条文论述咽中痰凝气滞的证治。妇人的梅核气表现为咽部异物感，半夏厚朴汤主之，由半夏、厚朴、茯苓、生姜、紫苏组成。治疗的时候一定要考虑到妇人特有的瘀血问题，半夏厚朴汤是改善症状的，用来解决表浅问题的，如肝脏的疏泄功能差，胃气上逆而致的妇女咽部异物感。根本解决要考虑到妇人的生理特点，有血分、水分的病，这个仿佛是气分的病，但是气分的病要考虑到水分和血分的问题，才能根本上解决这个妇人的咽部异物感。

妇人脏躁，喜悲伤欲哭，象如神灵所作，数欠伸，甘麦大枣汤主之。（6）

甘麦大枣汤方

甘草三两　小麦一斤　大枣十枚

上三味，以水六升，煮取三升，温分三服。亦补脾气。

此条文论述脏燥的证治。甘麦大枣汤是抗焦虑的方子。甘麦大枣汤甘而缓之，起抗焦虑作用，这是解决一切焦虑的一个最基本的方式。躯体性焦虑——癔病、围月经期出现此类情况，此方可作为一个模块使用，用甘缓的药物，对敏感的神经系统起缓的作用，使人的情绪放松下来。

妇人吐涎沫，医反下之，心下即痞，当先治其吐涎沫，小青龙汤主之；涎沫止，乃治痞，泻心汤主之。（7）

小青龙汤方（见肺痈中）

泻心汤方（见惊悸中）

此条文论述上焦寒饮误下成痞的先后治法，吐涎沫是寒，小青龙汤主之，以小青龙汤外可以解表，内可以化饮，无表证者苓甘姜辛五味汤亦可主之。子宫腺体和上皮系统拘挛，调节的时候经常用一些麻黄剂来解决，子宫的炎症影响波及上皮系统和循环系统，引起水饮的停留，表现为妇人吐涎沫，健脾和胃暖脾都不管用，实际上原因是子宫、盆腔有了小青龙汤证。麻黄汤和小青龙汤可以用来治疗妇科子宫上皮系统和腺体、循环系统出现病变，以渗出为特征的疾病。妇科炎症吐涎沫是个表证，这不是脾胃寒吐涎沫，乃是妇科的炎症、月经不调从而吐涎沫，等涎沫止以后再治痞，这里面有脾胃的问题，但是需要先把表打开，需要采取六经病辨证。

妇人之病，因虚、积冷、结气，为诸经水断绝。至有历年，血寒积结，胞门寒伤，经络凝坚。在上呕吐涎唾，久成肺痈，形体损分；在中盘结，绕脐寒疝，或两胁疼痛，与脏相连；或结热中，痛在关元，脉数无疮，肌若鱼鳞，时着男子，非止女身；在下未多，经候不匀，令阴掣痛，少腹恶寒，或引腰脊，下根气街，气冲急痛，膝胫疼烦，奄忽眩冒，状如厥癫，或有忧惨，悲伤多嗔，此皆带下，非有鬼神。久则羸瘦，脉虚多寒，三十六病，千变万端，审脉阴阳，虚实紧弦，行其针药，治危得安，其虽同病，脉各异源，子当辨记，勿谓不然。（8）

此条文总论妇人杂病的病因、证候与治则，为本篇之总纲。妇人之病，就是因体寒（虚）、积冷、结气引起的经水断绝，血寒积结胞门。虚、积冷、结气是因，经水断绝、血寒积结胞门为果。所有的妇科病最后都归结到一点——血寒积结胞门，所以妇科的炎症是这样治疗，妇科的肿瘤治疗方案都给我们提供了。

常年的月经不来是寒疾，肺痈的本质是寒气凝结在上，女性的肿瘤问题和慢性炎症都是因为寒凝、血凝导致的。把妇科问题、颈肩腰腿痛的问题都指出来，都是因为有寒凝血瘀在里面，表现的症状非常多，可以有情感、精神状态的表现。此皆带下的脉凝结不通，肿瘤的问题也是寒凝日久形成的瘀滞。"久则羸瘦，脉虚多寒，三十六病，千变万端，审脉阴阳，虚实紧弦，行其针药，治危得安，其虽同病，脉各异源，子当辨记，勿谓不然。"这一篇不是张仲景的行文风格，是后人加进去的，对我们妇科病也是一个提示，见到妇科病要想到寒凝血瘀，男人也有寒凝血瘀这种情况，这篇内容虽然不是张仲景的内容，但是放在这儿很有指导意义，不管结到脐周、下焦还是胁下、肺等，表现出来的不同症状都是寒凝血瘀引起的。

　　《伤寒杂病论》通篇讨论研究的是感染性疾病、炎症性疾病。现在一般人的病变总结起来大概分两种，一种是炎症，一种是肿瘤，肿瘤也可沿用炎症的办法去治。肿瘤不能与人体和谐共存，实际上是炎症引起的，肿瘤的代谢产物不断刺激身体，让身体的肌筋膜痉挛，血管系统痉挛，使得身体当中正常的功能细胞不断地缺氧，缺氧的过程当中就导致能够和肿瘤共感。肿瘤的转移有的情况是肿瘤细胞种植到那个地方，有的时候是共感，此处肿瘤化，彼处的细胞生存也感受到危机感即缺氧，受这个细胞信号的影响以后，也发生肿瘤化。因为肿瘤细胞代谢释放出去的代谢产物就叫气、血、痰、火、湿、食，影响正常机体功能细胞的运转造成缺氧，最后导致大量的细胞肿瘤化，这就是肿瘤的结局。把肿瘤代谢产物看成和炎性因子是一样的，也是气、血、痰、火、湿、食，中和其代谢产物的偏性、毒性，然后温阳化气，使正常细胞不肿瘤化，就有可能使得正常细胞和肿瘤细胞争夺营养，最后就可以生存。

　　问曰：妇人年五十所，病下利数十日不止，暮即发热，少腹里急，腹满，手掌烦热，唇口干燥，何也？师曰：此病属带下。何以故？曾经半产，瘀血在少腹不去，何以知之？其证唇口干燥，故知之。当以温经汤主之。（9）

温经汤方

吴茱萸三两　当归二两　芎䓖二两　芍药二两　人参二两　桂枝二两　阿胶二两　生姜二两　牡丹皮二两（去心）　甘草二两　半夏半斤　麦门冬一升（去心）

　　上十二味，以水一斗，煮取三升，分温三服，亦主妇人少腹寒，久不受胎，兼取崩中去血，或月水来过多，及至期不来。

此条文论述冲任虚寒兼有瘀血所致的崩漏证治。唇口干燥不是阳明问题，乃是瘀血问题，但欲漱水不欲咽，想喝水又能咽下去是瘀血化热，热扰阳明出现了假阳明，依然唇口干燥想喝水，但是水饮不多，有热证在里面，用温经汤。妇人50岁左右处于更年期，病下利不止，可以看成病下血不止或病带下不止。带下不止就是我们讲的妇科慢性炎症，病下血不止可以是妇人月经不调、崩漏，也可以是下利不止，妇人的炎症波及肠道引起下利不止都可以的，也可以是妇人小便失禁。但有个特点是少腹里急、腹满，按上去疼，手掌发热，这是带下病，一定是妇科的炎症。因为曾经半产，瘀血在少腹不去，予温经汤。

现在这种患者太多了，多次行人工流产；而古人是自然的生育，怀孕干活的时候会发生流产，我们现在人工调节生育，半产这种情况更多，所以说现在妇科肿瘤的发病率比较高的。肿瘤发病率最多的因素，一个是外在的感染，HPV病毒的感染。另外一个是半产，中止妊娠。所以温经汤的使用非常广泛，不只是更年期出现的问题，还用于炎症、肿瘤和带下病，这个方子可以扩展到治疗女性进入青春期的所有问题，用此方为主治疗全有效。女同志的焦虑、抑郁、月经不调、不孕等全能用这个方子一路打通。温经汤加上祛瘀血汤，温经汤加上柴胡桂枝干姜汤，温经汤加上当归芍药散里面的茯苓、白术、泽泻，茯苓、白术、泽泻祛水气，又有瘀血又有水气可以加上祛瘀血汤。所以治疗妇人的病一定要抓住曾经半产，而治疗妇人曾经半产，有瘀滞停留在里面，症状表现可以非常多。这个方子非常好，可以和大建中汤、祛瘀血汤、柴胡桂枝干姜汤、当归芍药散一起使用，还可以与土瓜根汤一起使用，是调月经、带下的总方，也是治疗妇科因半产而患所有病的总方。

吴茱萸用量最大，用到三两。本来是口唇干燥，手心发热，大部分的医家认为是阴虚，张仲景独具慧眼，认为是寒凝，用吴茱萸暖肌筋膜、暖肝经，打开肌筋膜，散去瘀滞，把瘀血引起的交感神经虚性亢奋解除。麦门冬用一升，麦门冬、吴茱萸用的量大，是方子中最醒目的地方，麦门冬让迷走神经的张力发生变化，让人平静下来，终极处方温经汤，一定不是两地汤，用地骨皮和地黄是改善症状，解决不了终极问题。

接下来的方子都可以和吴茱萸汤进行配合使用。

带下，经水不利，少腹满痛，经一月再见者，土瓜根散主之。（10）

土瓜根散方 （阴㿗肿亦主之）

土瓜根　䗪虫　桂枝　芍药各三分（一作三两）

上四味，杵为散，酒服方寸匕，日三服。

此条文论述饮瘀血而致经水不利的证治。土瓜根散是桂枝茯苓丸的升级版，桂枝茯苓丸就有瘀滞，这里除了有瘀滞以外，还有瘀滞引起的炎症，阴道分泌物增多。土瓜根治疗白带，而且白带一定不是清稀的，如果清晰的白带可用茯苓、泽泻、白术来解决，浊的白带要加土瓜根。此方的立意和桂枝茯苓丸的立意相同，桂枝茯苓丸药物用量轻而薄，土瓜根是寒凉的，增加分泌，排走浊气。在桂枝茯苓丸里用的是牡丹皮、桃仁、赤芍，这里用的是血肉有形之品䗪虫，䗪虫展开就是大黄、桃仁、水蛭、虻虫，展开以后的视野就开阔了，就知道带下病除了清利湿热以外，还可以化瘀滞。黏稠的黄带用土瓜根解决，现在没有土瓜根用天花粉，增加分泌把炎性代谢产物排出去，把瘀血排去，把分泌的炎性代谢产物排出，推陈出新，然后用桂枝芍药调和营卫，病就恢复。给我们治疗复杂的、慢性的、久不治愈的炎症提供了一个范本，土瓜根还可以跟温经汤在一起联用。

寸口脉弦而大，弦则为减，大则为芤，减则为寒，芤则为虚，寒虚相搏，此名曰革，妇人则半产漏下，旋覆花汤主之。（11）

旋覆花汤方

旋覆花三两　葱十四茎　新绛少许

上三味，以水三升，煮取一升，顿服之。

此条文论述半产漏下的脉象和治法。这句话是倒装的，指妇人半产漏下出现了革脉，寸口脉轻按弦而重按大，本来妇人半产漏下、有瘀滞会出现虚弱脉芤脉，还有涩脉，瘀滞的脉。此时出现脉弦而大，脉大为劳，气血不足，半产漏下后不断的失血出现革脉，给出方子旋覆花汤主之。

方中有茜草，即新绛。茜草能止血活血，还能养血，可治疗血虚导致的芤脉。妇人半产漏下，此时急需一味活血止血药，而茜草即有此作用。而血虚的状态下，容易气逆，比如贫血的人由于胃肠道缺血，即容易反胃、呕吐，而诸花皆升，旋覆独降，利用旋覆花通降胃气的作用，防止气逆。葱有通阳的作用，失血芤脉的状态下，阳气不能通达，葱白味辛，能通阳气，令阴得阳则愈，其较桂枝通络作用更强，乃白通汤用之治疗阴盛格阳之证之治法。此种血虚芤脉的患者容易虚热，当瘀血去、失血止，而荣血渐生乃愈，因阴可配其阳也，而血虚初得容易导致里寒而虚热上冲，即虚性亢奋，用葱通阳回阳可以治之。

此证亦可用黄芪桂枝汤加上桂枝茯苓丸，或者是当归、黄芪治疗虚劳的药物再加上祛瘀血的药物来治疗。

妇人陷经，漏下黑不解，胶姜汤主之。（12）

此条文论述妇人陷经的证治。月经还没有完，但是排出来的是黑颜色。黑，也是瘀滞，既有可能是热瘀，也有可能是寒瘀。"不解"，好长时间好不了，或是前面的办法皆不效，用胶姜汤，胶艾四物汤，推测方药可能为炙甘草、炮姜、党参、阿胶、附子，炮黑姜加上阿胶来止血，祛瘀生新就用炮姜，同时可以加一点桃仁祛瘀血。

妇人少腹满如敦状，小便微难而不渴，生后者，此为水与血俱结在血室也，大黄甘遂汤主之。（13）

大黄甘遂汤方

大黄四两　甘遂二两　阿胶二两

上三味，以水三升，煮取一升，顿服之，其血当下。

此条文论述妇人水血俱结血室的证治。大黄甘遂汤方是治疗妇科炎症和妇科肿瘤的一个总方。妇科有炎症，会渗出，盆腔会产生积液，会看到少腹如敦状，甘遂解决浆膜腔的渗出、积液，大黄排除瘀血，推陈致新，关键是阿胶，阿胶是入血分的，把这两味药带到血分去，是治疗妇科肿瘤和炎性渗出的一个非常有用的方子，还可以和土瓜根在一起使用。方中可以加䗪虫、桂枝、芍药，既加强了祛瘀血力量，也解决了浆膜腔渗出问题，桂枝、芍药调节动静脉血流比例，阿胶引诸药入血分，也可以用当归等药入血分，但都不如用阿胶更迅捷。我们也可以用这种思路解决男性的问题，大黄、枳实、甘遂加上浙贝解决前列腺的问题。对于少腹满，大黄甘遂汤还可以跟温经汤在一起联用。甘遂解决水气的停留，在经方体系里面，商陆、甘遂、大戟、芫花，就到顶端；用大黄化瘀滞，没有阿胶不起作用。有的人觉得自己小腹满，小腹满可以是气滞、血瘀、寒凝，大便还好、小便不利，去大黄用上甘遂；如果小便利、大便不利，去甘遂用上大黄，还有水气就加用茯苓。

妇人经水不利下，抵当汤主之。（亦治男子膀胱满急有瘀血者）（14）

抵当汤方

水蛭三十个（熬）　虻虫三十个（熬，去翅足）　桃仁二十个（去皮尖）　大黄三两（酒浸）

上四味，为末，以水五升，煮取三升，去滓，温服一升。

此条文论述经闭属于瘀结实证的治法。既经水不利，又少腹如敦状，抵当汤合大黄甘遂汤一起使用。经水不利的原因有很多，当归芍药散解决的是血分有水气，温经汤解决的是寒凝血瘀。少腹触按、摸脉有瘀滞，其人如狂，烦躁焦虑，最根本原因是瘀血引起的，用抵当汤，还可以再加上芒硝、甘遂，就无坚不摧、无往不利，预防攻邪的药伤正气可以合用温经汤。膀胱满急就是小便不利，然后有瘀血者，老年人前列腺肥大以后就有这种症状，此方可以治疗前列腺肥大，凡是下焦有瘀血的都可以用。膀胱满也就是少腹满急，少腹里急又有满，有四种状况即寒、热、水气、瘀血，张仲景面面俱到，全考虑到。

妇人经水闭不利，脏坚癖不止，中有干血，下白物，矾石丸主之。（15）

矾石丸方

矾石三分（烧）　杏仁一分

上二味，末之，炼蜜和丸枣核大，内脏中，剧者再内之。

此条文论述干血内郁，湿热带下的外治法。用了内服药依然不分泌，盆腔内仍有很多黏稠的代谢产物堆积，炎性反应更加严重，排不出来，就在阴道内放上矾石丸。矾石是燥湿的，往外拔痰湿、拔水气的；杏仁是润燥的，往外排的。黏膜皱褶里面那些湿气、浊气被矾石吸附出来，张力一下得到释放，再给他用上内服药让炎性产物往外排，炎性产物就有了去处。土瓜根汤内服上只是肚子胀，就是排不出来，阴道下坠难受得厉害，用上这个外用药，会感觉到带下一下变多，排得特别多，第二天就好转了。其实这是一个非常好的治疗白带的外用药，现在都失传了。张仲景的妇人杂病篇里面的内容是成体系的，从有发热的急性感染到慢性感染都给出治疗方案。

妇人六十二种风，及腹中血气刺痛，红蓝花酒主之。（16）

红蓝花酒方　（疑非仲景方）

红蓝花一两

上一味，以酒一大升，煎减半，顿服一半，未止，再取。

此条文论述妇人腹中血气刺痛的治法，这应该不是张仲景的内容。红蓝花到了唐宋朝以后通过中外文化的交流才从伊朗引进来，中国人引进来先是当化妆品和调味品使用，后来才作为药物使用，所以张仲景应该没有用过。所以说这些东西是后人的，不是张仲景的，它有用所以拿过来，现在经常用红花代替桃仁、大黄、水蛭，比较平和。红蓝花酒，对此花既有水提取，又有乙醇提取，可活血。

妇人腹中诸疾痛，当归芍药散主之。（17）

此条文论述妇人腹中诸痛的治法。

妇人腹中痛，小建中汤主之。(18)

此条文论述妇人脾胃阳虚里急腹痛的证治。

妇人腹中诸疾痛，与月经相关的各种疾病，需要考虑到当归芍药散；吐涎沫要考虑到小青龙汤，不要考虑到泻心诸法。当归芍药散是治疗妇人诸疾的一个通方，妇人腹中痛，要考虑加上小建中汤，小建中汤类方和当归芍药散有一个互相交连的一个地方，虚和寒两者是孪生的，虚寒导致代谢产物的堆积也是伴生的。所以小建中汤和当归芍药散去水气去瘀血是分不开的，这儿只是给出一个不同的侧面来讲。

当归芍药散是个模块，养血且缓解疼痛，无论寒痛还是热痛皆可。小建中汤讲的是虚寒痛。当归芍药散可以与清热的药来一起使用，但是小建中汤是来应对虚痛的，以肚脐周围的疼痛为主，应激会使肠管的供血出现障碍，小建中汤解决肠管里黏膜下的毛细血管循环障碍，桂枝和芍药等量是走表，芍药多就是走里的，"里"特指小肠。

问曰：妇人病，饮食如故，烦热不得卧，而反倚息者，何也？师曰：此名转胞不得溺也。以胞系了戾，故致此病，但利小便则愈，宜肾气丸主之。(19)

肾气丸方

干地黄八两　薯蓣四两　山茱萸四两　泽泻三两　茯苓三两　牡丹皮三两　桂枝一两　附子(炮)一两

上八味末之，炼蜜和丸，梧子大，酒下十五丸，加至二十五丸，日再服。

此条文论述妇人转胞的证治。"饮食如故"，饮食没有什么问题，没有外感、内伤病，"烦热不得卧"，燥热得睡不着，说不来哪里难受，不能平躺也不能坐着，只能倚息——半躺。"转胞不得溺"，转胞指膀胱、盆腔器官、卵巢蒂扭转，主要是因为下焦寒凝引起的挛缩和扭转，如果寒凝治疗的及时，这个病是能好的，肾气丸主之，下焦的虚寒，就是用肾气丸。如果还不行，同时又有瘀血，加上祛瘀血的药，大建中汤加上肾气丸、祛瘀血药物来解决这个问题。

其中输尿管及膀胱属于下焦，腹膜包裹的脏器全部来源于同一个血液循环，腹膜内部供应腹膜脏器的供血系统我们就把它归在中焦，所以此处的问题，配合理中汤、建中汤等都可解决。腹膜后组织的供血系统和神经支配的系统是另一个系统，受骶丛神经的支配，它的供血和神经都归到下焦。下焦的虚寒就是附子、金匮肾气丸。在虚劳篇里崔氏八味丸治疗少腹拘急。

所以肾气丸不仅是男人用，女人也有用的时候。有一种腹痛为卵巢囊肿蒂扭转，疼得厉害就影响到小便，叫转胞不得溺。肾气丸、大建中汤、祛瘀血汤合在一起，有水肿还可以合用五苓散，用了后实在不管用可以采取手术治疗。

蛇床子散方　温阴中坐药。（20）

蛇床子仁

上一味，末之，以白粉少许，和令相得，如枣大，绵裹内之，自然温。

此条文论述阴冷寒湿带下的治法。前面讲了外用药矾石丸，这里讲蛇床子散。很多患者讲小肚子凉，一直凉到外阴部，用外用药，用点灸法，一直到下面都暖不起来，还可以用蛇床子、川椒坐浴。蛇床子散加上铅粉，做成枣那么大，用又薄又细的绢裹上，纳入阴道，蛇床子温中，兴奋黏膜改善机能，故能够消炎，让黏膜细胞代谢旺盛，就会使阴道黏膜下的血液循环改善。寒是炎症引起的，同时寒还可以引起炎症，妇科阴道里面微生物感染导致的炎症引起外阴寒冷的感觉。铅粉是一个非常好用的广谱杀菌剂、杀虫剂，滴虫、微生物都可以得以解决。

少阴脉滑而数者，阴中即生疮，阴中蚀疮烂者，狼牙汤洗之。（21）

狼牙汤方

狼牙三两

上一味，以水四升，煮取半升，以绵缠箸如茧，浸汤沥阴中，日四遍。

此条文论述下焦湿热而阴中生疮的证治，怀疑狼牙实际上是一个乌头类的东西而起到止痛的效果。这儿存疑。妇科得了肿瘤，发生菜花样改变，用乌头碱、铅丹抹一抹，外洗，又能止疼又能活血散寒，古人确实用狼牙治病，此时用其治阴中蚀疮烂。

胃气下泄，阴吹而正喧，此谷气之实也，膏发煎导之。（22）

此条文论述阴吹的病因和证治。阴吹，妇人慢性阴道炎，往起站的时候就"嘟嘟嘟嘟"往外吹气，就像放屁一样，外用膏发煎导之，用猪油一直把头发熬得溶解了以后纳入阴道，用此方太麻烦。可以用提升中气的药如黄芪、升麻等，暖中焦的药如大建中汤，再用外用的消炎药。阴道壁松弛，酸性环境会破坏，有产气菌的感染，不断地产气，坐下后阴道壁更松弛，能存起气来，往起一站，腹压一高，气就排出来。阴道既有感染又有中焦的寒，所以就想办法来解决这个问题。乳酸杆菌胶囊和消炎药交替使用，乳酸杆菌胶囊恢复阴道正常的环境，然后再结合中医辨证的方法内服也有效。不一定非要用猪发膏，猪发膏用过几次也有效，但是还得辨证，这个病妇科见得多。现在可以做手术，阴道壁特别松弛以后做整形术，把一部分阴道壁切掉然后缝起来。子宫有脱垂的话，把子宫周围的韧带切去一段再重新缝合，这都是妇科整形术。

小儿疳虫蚀齿方 （疑非仲景方）（23）

雄黄　葶苈

上二味，末之，取腊月猪脂熔，以槐枝绵裹头四五枚，点药烙之。

小儿疳虫蚀齿，就是龋齿。有了龋齿，牙周围就会有水肿，同时牙上有"黑洞洞"即感染。雄黄与葶苈子两味药也是用猪油熬好，雄黄杀虫，葶苈子利水气。

后 记

2011年，笔者被调往山西省中西医结合医院工作。在新的工作岗位上，始终不敢忘记自己的初心，决心珍惜新的工作平台，在保持自我持续成长的同时，分享自己的体会、感悟，为中医科学化、经方现代化做一点力所能及的事情。

笔者在基层临证时所依靠的就是在读书、临证、反馈中逐渐融汇、构建成形的经方体系。刚来到医院便开始思考：如何将传统的经方语言现代化，让更多医生能够感受到经方的魅力，掌握经方的法度，收获经方的疗效。

从2014年6月份开始，笔者便开始每周三下午在山西省中西医结合医院举办经方培训课程。在紧张的上午门诊结束之后，稍作休息，下午便在医院进行连续3小时的讲课，结合临床实践，系统讲授《伤寒论》《金匮要略》条文，把自己平生所学及三十年经验传授给中医学习者、爱好者，得到了他们的积极响应，而他们对学习的热情也感染了我。

本书由学生们根据授课期间的录音、录像以及文字讲稿汇集、整理而成，由最初的口语版整理成现在的书面语言内容。在此期间，他们付出了辛勤的劳动，这本书同时也凝聚着他们的劳动成果，在此，向这些勤奋好学的学生们表示感谢。

经方扶阳三十年金匮要略教程

370